パーシャルデンチャー治療 失敗回避のためのポイント47

―診断・前処置・印象・設計・応急修理と術後管理の問題解決法―

山下秀一郎／佐々木啓一／鱒見進一
谷田部 優／馬場一美／服部佳功　編著

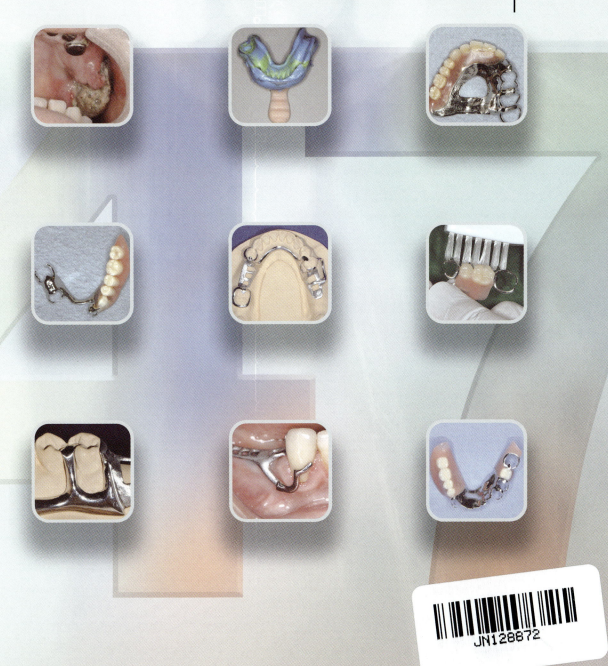

クインテッセンス出版株式会社　2017
QUINTESSENCE PUBLISHING

Berlin, Barcelona, Chicago, Istanbul, London, Milan, Moscow, New Delhi, Paris, Prague, São Paulo, Seoul, Singapore, Tokyo, Warsaw

序文

現在のパーシャルデンチャーによる補綴治療のスタンダードとその延長線上にある臨床のヒントを習得してクオリティーの高い義歯を提供しよう

　パーシャルデンチャーを用いた補綴治療の目的は，失われた口腔機能の回復，外観の改善，残存組織の保存などがその代表的なものとなります．なかでも機能的で安定した咬合を確立することは最初に考えるべき事項であり，ほかの治療目的が円滑に達成されるための前提となります．パーシャルデンチャーが適用となる歯の欠損様式は，1歯欠損から1歯残存と幅広く，実は上下顎の欠損様式を計算すると約2億6千8百万通りのパターンとなります．したがって，咬合を確立するといっても，一律同じように考えれば良いというものではなく，欠損様式や対合接触関係を考慮しながら義歯の設計を考える必要があります．さらにそこには，残存歯や欠損部顎堤の負担能力を併せて評価する必要があるため，さらにバリエーションが広がるといって良いでしょう．

　パーシャルデンチャーが総義歯と異なるのは，残存歯列と人工歯列との間における調和のとれた咬合関係の確立が要件となる点です．とくに遊離端欠損義歯症例においては，義歯が支台歯へと連結されていることにより，咬合時の負荷は被圧変位量の異なる支台歯と顎堤粘膜の両者に対して伝達され，いわゆる歯根膜粘膜支持型の補綴装置であることが特徴となります．安定した咬合を確立するためには，まず歯根膜と粘膜の両支持要素における被圧変位量の差を補償し，両者が補綴装置のなかで調和できる環境を整えなければなりません．

　このようにパーシャルデンチャーによる補綴治療はさまざまな因子を有しているために，患者さんの満足度やQOLには大きな開きがあるのが現状です．本書は，日常臨床のなかでどのような点に注意をすれば患者さんに喜んでもらえる義歯治療が実現するのかについて，治療の進行過程に準じて解説を行いました．教科書的な内容とは異なり，「失敗しないためには何に気をつけるべきか」に焦点を絞り，「なるほど，そういうことだったのか」と読者の皆さんに納得してもらえるような内容をまとめています．美味しく食事をするということは，日常生活のなかでの大きな喜びです．現在使用中の義歯に不自由を感じながらも何とか使用している患者さんを多数見かけますが，おそらく「ごはんが美味しくないなー」という毎日を過ごしているのではないでしょうか？　このような患者さんに対して，クオリティーの高い義歯を提供し，「先生のお陰でようやく噛めるようになりました」という一言をかけてもらうと，歯科医師冥利に尽きると思います．本書が患者さんのQOL向上に少しでも役に立つことを願っております．

　本書を執筆するにあたり，本企画の趣旨に快くご賛同いただいた東北大学大学院の佐々木啓一教授，九州歯科大学の鱒見進一教授，東京医科歯科大学の谷田部　優臨床教授，昭和大学歯学部の馬場一美教授，東北大学大学院の服部佳功教授，ならびに各教室員の方や教室出身の先生方に深謝いたします．

いずれの先生も補綴関連の学会で役職を担われると同時に，多くの臨床研究や基礎研究に関する業績をもち，国内外において第一線でご活躍の方々です．また，さまざまな専門書の執筆にも携わっておいでです．パーシャルデンチャーに関する専門書は数多く出版されていますが，前述のようにバリエーションが広い分だけ考え方も多岐にわたっているのが現状です．したがって，首尾一貫した概念の基に1冊を仕上げることが，本書の企画の段階でもっとも頭を悩ませた点でした．本書の最大の特徴は，大学で教鞭をとっておられる生粋の専門家を中心に執筆をお願いした点です．読者のみなさんには，現在のパーシャルデンチャーによる補綴治療のスタンダードを理解してもらうと同時に，その延長線上にある臨床のヒントを沢山つかみ取ってもらえれば幸いです．

　本書は，診断編(Diagnostic Edition)，治療編(Treatment Edition)，メインテンス編(Maintenance Edition)の3部構成となります．初診で来院した患者さんをメインテナンスにまで導く間で必要となるキーポイントを47項目に絞り，それぞれの項目を写真や模式図を多用して原則見開き数ページで完結するようにしました．目の前の患者さんの欠損様式と同じ症例を見つけて，その設計を当てはめるといった症例集ではありません．むしろ，義歯の設計は二次元的に規格化されたものではないということを理解していただきたいのが本書の本当の目的です．卒業間もない若い先生はもとより，ベテランの先生でも義歯はどうも苦手とお考えの皆さんに，ぜひとも本書を活用していただきたいと願っております．

　末筆になりますが，本書の出版の機会を与えて下さったクインテッセンス出版株式会社会長の佐々木一高氏，社長の北峯康充氏，ならびに企画，編集，校正とご尽力をいただきました第2書籍編集部の大塚康臣氏に心より御礼申し上げます．また，執筆にご協力いただいた当講座の教員および非常勤講師の先生方に厚く感謝いたします．

2017年10月
編著者・著者代表　山下秀一郎

編著者略歴

山下秀一郎（やました　しゅういちろう）

1984 年	東京医科歯科大学歯学部卒業
1988 年	東京医科歯科大学歯学部歯科補綴学第 1 講座医員
1992 年	東京医科歯科大学歯学部歯科補綴学第 1 講座助手
1997 年	米国テキサス大学ヘルスサイエンスセンターサンアントニオ校歯科矯正学講座博士研究員として研究留学
1999 年	松本歯科大学歯学部歯科補綴学第 1 講座講師
2001 年	松本歯科大学総合診療科助教授
2002 年	松本歯科大学総合歯科医学研究所顎口腔機能制御学部門（兼）助教授
2003 年	松本歯科大学大学院顎口腔機能制御学講座,総合診療科（兼）助教授
2004 年	松本歯科大学大学院顎口腔機能制御学講座,総合診療科（兼）教授
2007 年	松本歯科大学歯学部歯科補綴学第 2 講座（兼）教授
2011 年	東京歯科大学口腔健康臨床科学講座教授
2011 年	東京歯科大学口腔健康臨床科学講座主任教授
2013 年	東京歯科大学水道橋病院副病院長
2015 年	東京歯科大学パーシャルデンチャー補綴学講座主任教授

現在に至る

●所属学会など

口腔病学会，日本補綴歯科学会（指導医），日本顎関節学会（指導医），日本口腔インプラント学会（専門医），日本歯科医学教育学会など

佐々木啓一（ささき　けいいち）

1981 年	東北大学歯学部卒業
1985 年	東北大学大学院歯学研究科修了，東北大学歯学部助手
1991 年	東北大学大学院歯学部講師
1994 年	東北大学大学院歯学部助教授
2000 年	東北大学歯学部教授，東北大学大学院歯学研究科教授
2004 年	東北大学大学院歯学研究科副研究科長
2009 年	東北大学病院総括副病院長
2010 年	東北大学大学院歯学研究科長・歯学部長

現在に至る

●所属学会など

日本口腔顔面痛学会理事長，日本顎口腔機能学会理事，日本補綴歯科学会，日本歯科医学会，日本老年歯科医学会評議員，日本顎顔面補綴学会理事，Asian Academy of Craniomandibular Disorders 理事，Japan Academy of Orofacial Pain 会長など

鱒見進一（ますみ　しんいち）

1981 年	九州歯科大学卒業
1985 年	九州歯科大学大学院歯学研究科修了，九州歯科大学歯科補綴学第 1 講座助手
1992 年	文部省在外研究員　UCLA Dental Research Institute
1993 年	九州歯科大学歯科補綴学第 1 講座講師
2001 年	九州歯科大学歯科補綴学第 1 講座助教授
2003 年	九州歯科大学歯科補綴学第 1 講座教授
2004 年	九州歯科大学口腔機能学講座顎口腔欠損再構築学分野教授

2008 年　九州歯科大学理事，附属病院長
2010 年　九州歯科大学大学院研究科長
2012 年　九州歯科大学理事，副学長
2013 年　九州歯科大学附属図書館長兼任
2016 年　九州歯科大学副学長
現在に至る

●所属学会など

日本顎顔面補綴学会理事長，日本補綴歯科学会，日本顎関節学会理事，日本顎口腔機能学会理事，日本磁気歯科学会理事，日本睡眠歯科学会理事，九州歯科学会会長など

谷田部 優（やたべ　まさる）

1983 年　東京医科歯科大学歯学部卒業
1985 年　東京医科歯科大学歯学部文部教官助手
1991 年　歯学博士（東京医科歯科大学）
2000 年　東京医科歯科大学歯学部附属歯科技工士学校非常勤講師兼任
2002 年　千駄木あおば歯科開業
2009 年　東京医科歯科大学歯学部臨床教授
現在に至る

●所属学会など

日本補綴歯科学会（専門医，指導医），口腔病学会，日本歯科医学会，日本磁気歯科学会，
日本歯科審美学会など

馬場 一美（ばば　かずよし）

1986 年　東京医科歯科大学歯学部卒業
1991 年　東京医科歯科大学大学院修了
1996 年　文部省在外研究員米国 UCLA
2002 年　東京医科歯科大学講師
2007 年　昭和大学歯学部教授（歯科補綴学講座）
2013 年　昭和大学歯科病院副院長
現在に至る

●所属学会など

日本補綴歯科学会常任理事，日本デジタル歯科学会理事，日本顎関節学会理事，日本顎口腔機能学会理事，
日本歯科医学会評議員

服部 佳功（はっとり　よしのり）

1987 年　東北大学歯学部卒業
1991 年　東北大学大学院歯学研究科修了，歯学部助手
2003 年　東北大学歯学部講師
2005 年　東北大学歯学部助教授
2007 年　東北大学大学院歯学研究科口腔機能形態学講座加齢歯科学分野准教授
2014 年　東北大学大学院歯学研究科口腔機能形態学講座加齢歯科学分野教授
現在に至る

●所属学会など

日本補綴歯科学会理事，日本顎口腔機能学会理事，日本老年歯科医学会理事，The Japan Academy of Orofacial Pain など

著者一覧(掲載順)

遠藤耕生／東北大学病院口腔機能回復科高齢者歯科治療部・東北大学大学院歯学研究科口腔機能形態学講座加齢歯科学分野
有田正博／九州歯科大学口腔機能学講座顎口腔欠損再構築学分野
槙原絵理／九州歯科大学口腔機能学講座顎口腔欠損再構築学分野
横山紗和子／昭和大学歯学部歯科補綴学講座
安部友佳／昭和大学歯学部歯科補綴学講座
川田哲男／大手町かわた歯科
依田信裕／東北大学大学院歯学研究科口腔機能形態学講座口腔システム補綴学分野
日原大貴／東北大学大学院歯学研究科口腔機能形態学講座口腔システム補綴学分野
田坂彰規／東京歯科大学パーシャルデンチャー補綴学講座
木山朋美／東北大学大学院歯学研究科口腔機能形態学講座口腔システム補綴学分野
重光竜二／東北大学大学院歯学研究科口腔機能形態学講座口腔システム補綴学分野
小川　徹／東北大学大学院歯学研究科口腔機能形態学講座口腔システム補綴学分野
長田純一／東北大学大学院歯学研究科口腔機能形態学講座口腔システム補綴学分野
渋川義宏／医療法人社団友歯会　しぶかわ歯科医院
小山重人／東北大学病院・顎顔面口腔再建治療部
佐藤奈央子／東北大学病院・顎顔面口腔再建治療部
藤関雅嗣／医療法人社団　藤惣会　藤関歯科医院
堀田宏巳／東京歯科大学パーシャルデンチャー補綴学講座
加藤光雄／加藤光雄歯科診療室
松本貴志／昭和大学歯学部歯科補綴学講座
池谷賢二／昭和大学歯学部歯科補綴学講座
森岡俊行／東京歯科大学パーシャルデンチャー補綴学講座
河野稔広／九州歯科大学口腔機能学講座顎口腔欠損再構築学分野
山口哲史／東北大学大学院歯学研究科口腔機能形態学講座加齢歯科学分野
髙橋正敏／東北大学大学院歯学研究科口腔修復学講座歯科生体材料学分野
横山政宣／東北大学大学院歯学研究科口腔機能形態学講座口腔システム補綴学分野
冨士岳志／松本歯科大学歯科補綴学講座
松井裕之／東北大学大学院歯学研究科口腔機能形態学講座口腔システム補綴学分野
宮嶋隆一郎／九州歯科大学口腔機能学講座顎口腔欠損再構築学分野
八木まゆみ／九州歯科大学口腔機能学講座顎口腔欠損再構築学分野
久保　圭／東北大学大学院歯学研究科口腔機能形態学講座口腔システム補綴学分野
石河理紗／東北大学大学院歯学研究科口腔機能形態学講座口腔システム補綴学分野
貴田岡亜希／東北大学大学院歯学研究科口腔機能形態学講座口腔システム補綴学分野
久志本那奈／昭和大学歯学部歯科補綴学講座
田中恭恵／東北大学大学院歯学研究科口腔機能形態学講座加齢歯科学分野
相澤なみき／東北大学病院診療技術部歯科技術部門技工室
西山弘崇／昭和大学歯学部歯科補綴学講座
福西美弥／昭和大学歯学部歯科補綴学講座
鈴木　祐／大岸歯科クリニック
米田博行／新潟大学大学院医歯学総合研究科抱括歯科補綴学分野
猪狩洋平／東北大学大学院歯学研究科口腔機能形態学講座加齢歯科学分野
佐藤雅之／エムデンタルクリニック
赤堀仁則／赤堀歯科医院
佐藤史典／東北大学病院口腔機能回復科高齢者歯科治療部・東北大学大学院歯学研究科口腔機能形態学講座加齢歯科学分野
藤居剛志／東北大学大学院歯学研究科口腔機能形態学講座加齢歯科学分野
福島　梓／東北大学大学院歯学研究科口腔機能形態学講座口腔システム補綴学分野
塙　総司／東北大学大学院歯学研究科口腔機能形態学講座口腔システム補綴学分野
柴本　彩／東北大学大学院歯学研究科口腔機能形態学講座口腔システム補綴学分野

目次

序文……………………………………………………………………………………………………2
編著者略歴……………………………………………………………………………………………4
著者一覧………………………………………………………………………………………………6
パーシャルデンチャー治療を考える………………………………………………………………12

第1部　診断編（Diagnostic Edition）

Diagnostic Edition 1／なぜアイヒナー（Eichner）の分類が診断に役立つのか（谷田部 優）……………18
　Ⅰ．欠損修復における欠損の分類…18／Ⅱ．アイヒナーの分類とは…19／Ⅲ．アイヒナーの分類での前歯の扱い…20／Ⅳ．欠損の診断としてのアイヒナーの分類…20／Ⅴ．ブリッジ，インプラントを含めたアイヒナーの分類の解釈…21

Diagnostic Edition 2／パーシャルデンチャー製作に必要なエックス線診断〜パノラマエックス線とデンタルエックス線画像を用いた情報収集〜（遠藤耕生／服部佳功）……………………………………22
　Ⅰ．なぜエックス線画像による診断が必要なのか…22／Ⅱ．エックス線画像から何を診るのか－学会のガイドラインから－…22／Ⅲ．パノラマエックス線とデンタルエックス線画像の検査ポイントと撮影法…23

Diagnostic Edition 3／旧義歯から得られる情報とは（有田正博／槙原絵理／鱒見進一）………………26
　Ⅰ．まずはじっくり聴きましょう…26／Ⅱ．旧義歯をコピーする…27／Ⅲ．人の振り見て我が振り直せ…27

Diagnostic Edition 4／インプラントを埋入して支台とする症例〜すれ違い咬合へのIA-RPDの適応〜（横山紗和子／安部友佳／馬場一美）……………………………………………………………30
　Ⅰ．増えるすれ違い咬合患者…30／Ⅱ．インプラントアシステッドリムーバブルパーシャルデンチャー（IA-RPD）…30／Ⅲ．適応症…31／Ⅳ．診断…32／Ⅴ．治療…34／Ⅵ．メインテナンス…35

Diagnostic Edition 5／無歯顎と部分欠損の違いは何か〜歯冠を有する残存歯の存在と義歯構成要素の設計〜（川田哲男／依田信裕／日原大貴／佐々木啓一）…………………………………………36
　Ⅰ．支持・把持・維持をどこに求めるか…36／Ⅱ．パーシャルデンチャーの設計…36

Diagnostic Edition 6／欠損を放置した場合の問題点と短縮歯列の考え方〜口腔内の障害と短縮歯列への補綴介入〜（安部友佳／馬場一美）………………………………………………………………40
　Ⅰ．欠損を放置した場合の障害…40／Ⅱ．欠損歯列への補綴介入と短縮歯列…42

Diagnostic Edition 7／パーシャルデンチャー製作時には残存組織の保護を最優先に考えるべきか（田坂彰規／山下秀一郎）……………………………………………………………………44
　Ⅰ．パーシャルデンチャーの設計原則…44／Ⅱ．残存組織の保護のためのパーシャルデンチャー：動揺の最小化…44／Ⅲ．残存組織の保護のためのパーシャルデンチャーの衛生的配慮…45／Ⅳ．残存組織の保護のためのパーシャルデンチャーの剛性化…47

Diagnostic Edition 8／自分で難症例だと思い込んでいないか〜診断の第一歩はどこを診るのか〜（木山朋美／重光竜二／小川 徹／長田純一／佐々木啓一）……………………………………48
　Ⅰ．難症例とは何か…48／Ⅱ．難症例の診断と補綴設計を見据えた咬合平面・咬合位の設定…49／Ⅲ．患者の幸せのために行動する…52

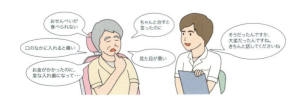

CONTENTS

第2部　治療編（Treatment Edition）

Treatment Edition 1／歯周病患者のパーシャルデンチャー治療～失敗しないための支台歯の検査・診断のポイント～（渋川義宏）……54

Ⅰ．支台歯の評価…54／Ⅱ．歯周組織検査…54／Ⅲ．骨植が悪い支台歯への対応…56／Ⅳ．歯周病患者における補綴治療の開始時期…57

Treatment Edition 2／外科的前処置の歯科臨床上のガイドライン～全身の既往症・投薬歴を踏まえた前処置を～（小山重人／佐藤奈央子／佐々木啓一）……58

Ⅰ．外科的前処置…58／Ⅱ．全身状況への対応…60／Ⅲ．周術期ならびに薬剤関連顎骨壊死への対応…62

Treatment Edition3／欠損歯列の検査と装置設計（欠損補綴）のための検査（藤関雅嗣）……64

Ⅰ．欠損原因の推測から前処置へ…64／Ⅱ．欠損歯列の検査…64／Ⅲ．装置設計（欠損補綴）のための検査…64／Ⅳ．欠損歯列と欠損補綴（装置設計）のための検査後にオーバーデンチャーを装着した症例…65

Treatment Edition 4／リカントゥアリング，ガイドプレーン，レストシート～何を最初に行うのか～（堀田宏巳／山下秀一郎）……68

Ⅰ．前処置の順位…68／Ⅱ．間違えない前処置のポイント…68／Ⅲ．形成はエナメル質の範囲内にとどめる…71

Treatment Edition 5／支台歯に対するクラウンの設計（田坂彰規／山下秀一郎）……72

Ⅰ．支台歯に対する歯冠補綴治療の適応…72／Ⅱ．完成義歯の設計を考慮した支台歯クラウンの製作…73

Treatment Edition 6／支台装置の要素としての支持構造・把持構造（加藤光雄／山下秀一郎）……76

Ⅰ．支持・把持・維持を担う構造とは…76／Ⅱ．支持を担う構造…76／Ⅲ．把持を担う構造…77／Ⅳ．維持を担う構造…78／Ⅴ．設計の手順…79／Ⅵ．なぜ支持機能・把持機能が重要なのか…79

Treatment Edition 7／アンダーカット量再考～アンダーカット量の通説の意味するもの～（加藤光雄／山下秀一郎）……82

Ⅰ．0.25 mm，0.5 mm，0.75 mmはどこから来たのか…82／Ⅱ．アンダーカット量を探し求めてはならない…82／Ⅲ．アンダーカット領域に形状に注目せよ…83

Treatment Edition 8／リジッドコネクション～遊離端欠損症例における欠損の長さによる処置方針の違い～（加藤光雄／山下秀一郎）……84

Ⅰ．リジッドコネクションとリジッドサポート…84／Ⅱ．リジッドコネクションとリジッドサポートは一体ではない…84／Ⅲ．リジッドコネクション・ウィズ・ヒンジ…85／Ⅳ．短い遊離端欠損と長い遊離端欠損症例における処置方針…86／Ⅴ．クラスプ義歯…87／Ⅵ．遊離端欠損症例…87

Treatment Edition 9／患者の訴えから考えるクラスプ義歯，遊離端義歯，中間義歯設計のポイント（加藤光雄／山下秀一郎）……90

Ⅰ．ヒストリーを聴いて想像する…90／Ⅱ．片側性義歯と両側性義歯…91／Ⅲ．アタッチメント義歯…91／Ⅳ．短い遊離端義歯…91／Ⅴ．長い遊離端義歯…92／Ⅵ．中間義歯…93

Treatment Edition 10／パーシャルデンチャーの義歯床の役割～床外形はどのように設計するのか～（加藤光雄／山下秀一郎）……94

Ⅰ．「総義歯に準じる」はすべてに通用するわけではない…94／Ⅱ．変曲点を結ぶ曲線を探せ…94

Treatment Edition 11／すれ違い咬合患者のパーシャルデンチャーの設計～約27年にわたるすれ違い咬合との闘い～（藤関雅嗣）……96

Ⅰ．すれ違い咬合は欠損歯列の臨床的終末像…96／Ⅱ．すれ違い咬合に適応するパーシャルデンチャーの設計…96／Ⅲ．すれ違い咬合の長期症例…96／Ⅳ．義歯設計の軌跡…97

目次

Treatment Edition 12／少数歯残存症例におけるパーシャルデンチャーの設計の考え方〜咬合支持，加圧因子，受圧条件を考慮したパーシャルデンチャー治療〜（藤関雅嗣）……………………………102
 Ⅰ．少数歯残存症例…102／Ⅱ．症例…102

Treatment Edition 13／咬合高径の挙上を要する症例（山下秀一郎）……………………………………106
 Ⅰ．残存歯と咬合高径…106／Ⅱ．咬合高径の評価…107

Treatment Edition 14／歯周治療後に補綴治療により咬合回復を行った症例（山下秀一郎）……………110
 Ⅰ．残存歯の連結固定…110／Ⅱ．残存歯の歯周治療と補綴治療による咬合回復…111

Treatment Edition 15／治療用義歯が必要な症例と設計のポイント（松本貴志／安部友佳／馬場一美）………116
 Ⅰ．治療用義歯の目的…116／Ⅱ．治療用義歯の新製と修理による対応…116／Ⅲ．治療用義歯の適応症…117／Ⅳ．治療用義歯設計のポイント…119

Treatment Edition 16／即時義歯が必要とされる症例〜審美障害，咬合支持喪失に対応する即時義歯製作法〜（池谷賢二／安部友佳／馬場一美）……………………………………………………………………120
 Ⅰ．即時義歯…120／Ⅱ．即時義歯の適応症…120／Ⅲ．即時義歯設計のポイント…122／Ⅳ．即時義歯による治療過程における注意点…123

Treatment Edition 17／支台装置における支持・把持・維持（森岡俊行／山下秀一郎）…………………126
 Ⅰ．義歯の動きを抑制するのは支持と把持…126／Ⅱ．支台装置…126／Ⅲ．支台装置の支持…126／Ⅳ．支台装置の把持…128／Ⅴ．支台装置の維持…128

Treatment Edition 18／アタッチメントによる対応〜症例に合ったアタッチメントの選び方〜（槙原絵理／鱒見進一／河野稔広）……………………………………………………………………………130
 Ⅰ．クラスプの問題点…130／Ⅱ．テレスコープクラウン…130／Ⅲ．磁性アタッチメント…131

Treatment Edition 19／ノンメタルクラスプデンチャーを正しく用いるには（谷田部優）………………134
 Ⅰ．ノンメタルクラスプデンチャーの現状…134／Ⅱ．材料の特性を知って選択…134／Ⅲ．適応症例を間違えるな…135／Ⅳ．設計の重要ポイント…136

Treatment Edition 20／義歯材料を選択する際に考えるべきポイント〜金属と人工歯のBest Combinationへのヒント〜（山口哲史／高橋正敏／服部佳功）………………………………………………………138
 Ⅰ．材料も義歯の性能を担保する…138／Ⅱ．金属…138／Ⅲ．人工歯…141

Treatment Edition 21／概形印象がうまく採れない原因を考える〜失敗しない印象採得法とチェックポイント〜（横山政宣／冨士岳志／松井裕之／佐々木啓一）………………………………………………144
 Ⅰ．概形印象の目的…144／Ⅱ．既製トレーの選択基準とその取り扱い方法…144／Ⅲ．概形印象採得の実際…147／Ⅳ．印象がうまく採れなかったときのチェックポイント…148／Ⅴ．概形印象のチェックポイントとして，どこをみたら良いかわからない…148

Treatment Edition 22／研究用模型の製作と義歯設計の概形線記入（宮嶋隆一郎／八木まゆみ／有田正博／鱒見進一）……………………………………………………………………………………………150
 Ⅰ．研究用模型の目的と製作手順…150／Ⅱ．義歯設計の概形線記入…151

Treatment Edition 23／個人トレー製作時の要件〜正確な筋圧形成のためのリリーフ，ブロックアウト，トレーの形態と印象材の選択〜（河野稔広／有田正博／八木まゆみ／鱒見進一）………………154
 Ⅰ．リリーフ，ブロックアウト…154／Ⅱ．トレーの形態…154／Ⅲ．印象材の選択…155

CONTENTS

Treatment Edition 24／パーシャルデンチャーの印象採得の考え方（久保 圭／石河理紗／貴田岡亜希／佐々木啓一）……156

Ⅰ．パーシャルデンチャーの印象の特徴…156／Ⅱ．概形印象採得と個人トレー製作…156／Ⅲ．個人トレーの口腔内試適…157／Ⅳ．ボーダーモールディング…158／Ⅴ．最終印象採得…159／Ⅵ．オルタードキャストテクニック…159

Treatment Edition 25／パーシャルデンチャーの咬合採得〜咬合支持との関連で考える〜（山下秀一郎）……160

Ⅰ．咬頭嵌合位と中心咬合位の定義…160／Ⅱ．咬合採得に必要な咬合支持域の知識…160／Ⅲ．アイヒナーの分類を用いた上下顎歯列の位置関係の具体的な記録法…161

Treatment Edition 26／作業用模型に対する設計線の記入（久志本那奈／安部友佳／馬場一美）……164

Ⅰ．義歯設計の原則…164／Ⅱ．サベイング…164／Ⅲ．設計線記入の際のポイント…166／Ⅳ．連結子記入の際の注意点…167／Ⅴ．クラスプ記入の際の注意点…168／Ⅵ．義歯床記入の際の注意点…168／Ⅶ．フィニッシュライン記入の際の注意点とメタルタッチ…169／Ⅷ．維持格子記入の際の注意点…169／Ⅸ．リリーフすべき部位…169

Treatment Edition 27／ラボサイドワークに誤解を与えない技工指示書の書き方〜正確な技工指示書への記載が治療を成功に導く〜（田中恭恵／相澤なみき／服部佳功）……170

Ⅰ．技工指示書は「伝票」ではなく，「コミュニケーションツール」である…170／Ⅱ．技工指示書とは…170／Ⅲ．個人トレーの技工指示書…171／Ⅳ．咬合床の技工指示書…172／Ⅴ．人工歯排列…172／Ⅵ．メタルフレーム…172／Ⅶ．正確な技工指示書の記載なくして治療の成功なし…173

Treatment Edition 28／フレームワーク試適時のチェック項目〜術者の確認と患者の評価〜（西山弘崇／安部友佳／馬場一美）……174

Ⅰ．試適時の確認…174／Ⅱ．口腔内における試適時のチェック項目…174／Ⅲ．患者の主観的感覚によるチェック項目…177

Treatment Edition 29／ろう義歯試適時には何を調べるのか〜前歯部多数歯欠損症例の機能性・審美性の回復〜（福西美弥／安部友佳／馬場一美）……178

Ⅰ．ろう義歯試適の重要性…178／Ⅱ．試適時のチェック項目…178

Treatment Edition 30／完成義歯の装着と最終調整〜装着時の不適合・異常の原因とその対処法〜（鈴木 祐／米田博行／佐々木啓一）……182

Ⅰ．装着時に不適合を起こす原因とは…182／Ⅱ．装着時の確認事項…182／Ⅲ．スムーズな装着のための調整…184／Ⅳ．義歯の適合確認と各構成部位の調整…184／Ⅴ．咬合調整…186／Ⅵ．機能時の確認…186／Ⅶ．装着直後の異常への対処…187／Ⅷ．装着後の義歯調整…188

第3部　メインテナンス編（Maintenance Edition）

Maintenance Edition 1／初めてパーシャルデンチャーを受け入れる患者に何をアドバイスするべきか（猪狩洋平／服部佳功）……190

Ⅰ．初めての義歯を使用する患者へ…190／Ⅱ．口腔内の管理…190／Ⅲ．義歯の管理…190／Ⅳ．あなたは北風先生？　太陽先生？…192

Maintenance Edition 2／装着後に発生した問題の原因と対処法（谷田部 優）……194

Ⅰ．装着してから治療が始まる…194／Ⅱ．大きくて合わないと言われた…194／Ⅲ．粘膜が痛いと言われた…195／Ⅳ．話しにくい（相手から聞きづらい）と言われた…196／Ⅴ．噛めないと言われた…198／Ⅵ．粘膜を咬んでしまうと言われた…198

Maintenance Edition 3／使用中の義歯が外れやすくなってしまったら（谷田部 優）……200

Ⅰ．むやみにクラスプを曲げない…200／Ⅱ．維持力に頼りすぎていないか…200／Ⅲ．義歯と支台歯に不適合はないか…201／Ⅳ．義歯と顎堤粘膜に不適合はないか…201／Ⅴ．咬合接触関係に問題はないか…202／Ⅵ．クラスプの不適合や破損に対する対応…203／Ⅶ．特殊な義歯での維持力の回復…203

目次

Maintenance Edition 4／診療室でできる人工歯の破折の応急修理法〜破折の種類を見極めろ〜
（服部佳功）……206
Ⅰ．パーシャルデンチャーの人工歯が破折した患者が受診したら…206／Ⅱ．人工歯の脱離…206／Ⅲ．人工歯の破折…207／Ⅳ．義歯床の破折…209／Ⅴ．破折・脱離の背景にある原因は何かを探る…209

Maintenance Edition 5／診療室でできる床やフレームワークが壊れたときの応急修理法（佐藤雅之）……210
Ⅰ．破折の原因を知る…210／Ⅱ．義歯の応急修理法…210

Maintenance Edition 6／診療室でできる支台装置が壊れたときの応急修理法（赤堀仁則）……212
Ⅰ．待ってくれる患者ばかりとは限らない…212／Ⅱ．ワイヤー屈曲で対応できるケース…212／Ⅲ．取り込み印象後，石膏模型上でのワイヤー屈曲で対応できるケース…214／Ⅳ．粘膜調整材の応用で対応できるケース…215

Maintenance Edition 7／増歯への対応（佐藤史典／藤居剛志／服部佳功）……216
Ⅰ．増歯を考えるとき…216／Ⅱ．残存歯の予期しない喪失の場合…216／Ⅲ．あらかじめ増歯が予測される場合…217／Ⅳ．増歯のポイント…219

Maintenance Edition 8／診療室でリラインが適応できる症例とは〜リラインの適応症，禁忌と直接法〜（福島梓／塙総司／柴本彩／佐々木啓一）……220
Ⅰ．リベースはめったにない…220／Ⅱ．リラインの種類…220／Ⅲ．リラインの適応症と禁忌…220／Ⅳ．リラインの可否を判断する検査と診断…221／Ⅴ．リラインの方法…222

Maintenance Edition 9／入れ歯洗浄剤と義歯用ブラシの効果的な使用法（鱒見進一／槙原絵理／宮嶋隆一郎）……224
Ⅰ．支台歯清掃の重要性について…224／Ⅱ．デンチャープラークコントロール…224／Ⅲ．義歯用ブラシと歯磨剤…225／Ⅳ．主な義歯用洗浄剤の種類・作用と注意点…226／Ⅴ．義歯用洗浄剤の選択とデンチャープラークコントロール…227／Ⅵ．丁寧な患者教育…227

索引……229

Column　中心位という用語……143

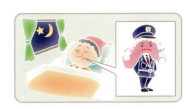

装丁：サン美術印刷株式会社
イラスト：飛田　敏／山川宗夫

パーシャルデンチャー治療を考える

　パーシャルデンチャーが適用となる歯の欠損様式は，約2億6千8百万のパターンがあり，また支持機能を担う支台歯と顎堤粘膜の被圧変位量は10倍近く異なるなど，治療成功へのハードルはほかの歯科治療と比べても高く，多種多様で道のりは険しい．

　さらに，単に"欠損スペースを埋めれば良い"といったパーシャルデンチャー治療は，近年，8020運動の結果による残存歯をもった高齢者の増加，不十分なオーラルケアによる誤嚥性肺炎の発生，さらにフレイルの防止，健康寿命の延伸のための栄養補給機能の改善などの新しい課題に接し，有効な解決策を模索している．今後の我が国の高齢者医療のなかでパーシャルデンチャー治療に求められる役割は，大きく変貌していくことが予想される．それに対応するためにも現在のパーシャルデンチャーによる補綴治療のスタンダードとその延長線上にあるこれからの臨床のための学習が必要である

■アイヒナー（Eichner）の分類に基づいた義歯による欠損修復

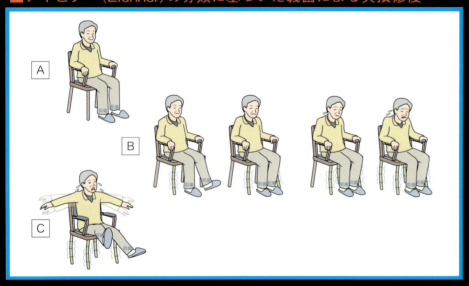

●欠損を診断するうえでアイヒナーの分類は上下の残存歯の分布を聞かなくても機能回復や残存歯保全の難易度をイメージできる．左図はアイヒナーの分類に基づいた義歯による欠損修復のイメージ．椅子の脚は臼歯であり，竹の脚はパーシャルデンチャーに相当する．臼歯の欠損部をしなる竹の脚で修復するのがパーシャルデンチャー治療である（診断編1参照）．

■旧義歯からの情報収集―良いものは真似しよう―

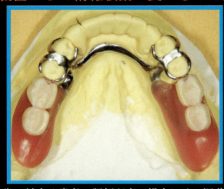 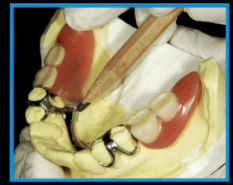

●旧義歯に対する患者の評価が高い場合には，旧義歯の資料を残すことが重要である．義歯を装着した状態での印象採得，模型製作が役立つ．また参考資料として，ろう義歯製作時に歯科技工士に提供できる．上図のように旧義歯を作業用模型に適合させ，外形線を模型上にコピーして情報を収集する（診断編3参照）．

■支台歯間線を軸とした義歯床部の回転・沈下

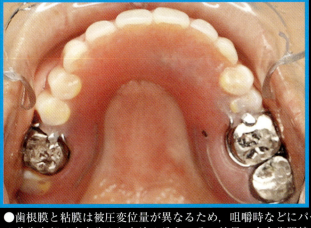
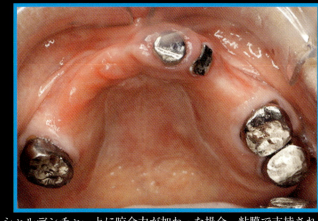

●歯根膜と粘膜は被圧変位量が異なるため，咀嚼時などにパーシャルデンチャー上に咬合力が加わった場合，粘膜で支持される義歯床部は支台歯よりも沈み込む．その結果，支台歯間線を軸とした義歯床部の回転・沈下が起こり，機能時の義歯床下の疼痛や上図のような顎堤吸収につながってしまう（診断編5参照）．

■外科的前処置の検討

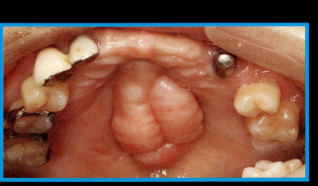
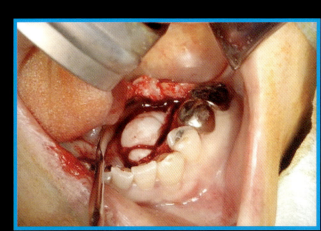

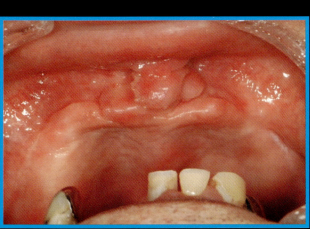
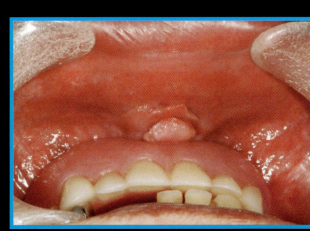

●日本補綴歯科学会編の有床義歯補綴治療のガイドライン（2009年改訂）によれば，著明な骨隆起に対し外科的処置は行ったほうが予後良好とされており，また義歯性線維腫，フラビーガムは必要に応じて切除するとされている．左上図は口蓋隆起，右上図は下顎隆起，左下図は義歯性線維腫（前方）とフラビーガム（顎堤部）であり，右下図は線維腫が義歯と接触している．これらは外科的前処置が望ましいとされているが，患者の全身状態や希望を考慮して対応する（治療編2参照）．

■エックス線画像でみるすれ違い咬合の進行

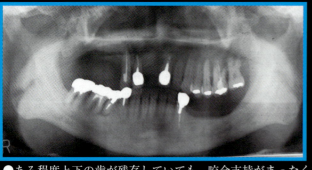
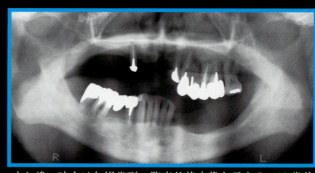

●ある程度上下の歯が残存していても，咬合支持がまったくないすれ違い咬合は欠損歯列の臨床的終末像と言える．10歯前後の欠損で，加圧因子の歯数が多い場合には劇的な状態を呈する．左上図は左右的すれ違い咬合手前の状態．右上図は11年後の状態．欠損部顎堤の吸収と咬合平面の傾きが増加し，左右的すれ違い傾向は強くなっている（治療編11参照）．

■治療用義歯の適応症

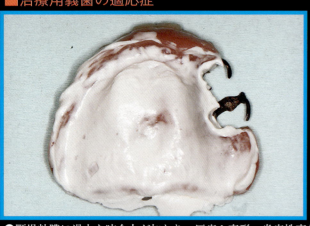
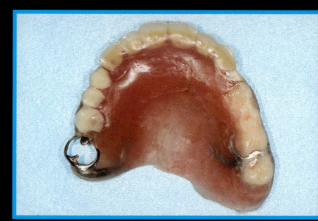

●顎堤粘膜に過大な咬合力が加わり，圧痕や変形，炎症性変化や潰瘍形成，咬合時の粘膜の疼痛の発生により顎堤粘膜が吸収した場合や，人工歯の摩耗や欠損の放置などによる不適切な顎間関係に起因する咬合関係の異常が認められる場合には，治療用義歯を用いて対処する必要がある．左上図には適合状態が不良で，切歯乳頭付近の過圧が認められた義歯．右上図は患者の咬交高径の低下が認められ，人工歯が摩耗していた義歯である（治療編15参照）．

■光学印象を用いた即時義歯製作

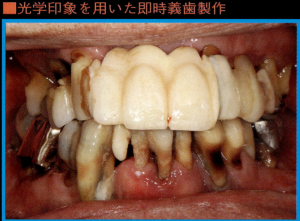
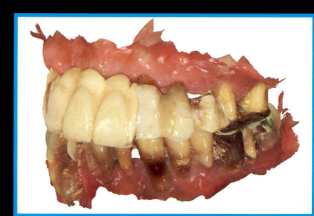

●パーシャルデンチャー領域でも，デジタル技術の発展により，左上図のような歯列をもつ患者でも残存歯に負担をかけることなく，右上図のような口腔内情報を得ることができる（治療編16参照）．

■失敗しない上下顎の概形印象採得法

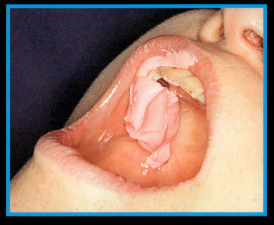
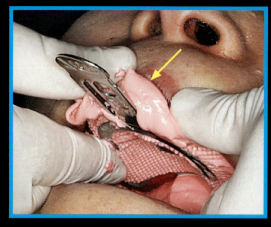
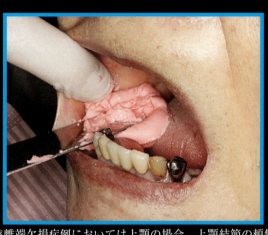
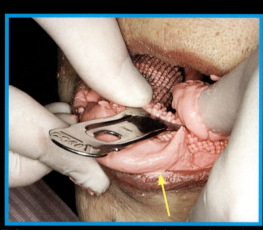

●遊離端欠損症例においては上顎の場合，上顎結節の頬側面，下顎の場合，レトロモラーパッドから舌側の顎舌骨筋線の周辺に印象材が不足するため，あらかじめ口腔内に印象材を直接挿入すると良好な結果が得られる．上段図は上顎，下段図は下顎の印象採得時の状態である（治療編 21 参照）．

■完成義歯の最終調整

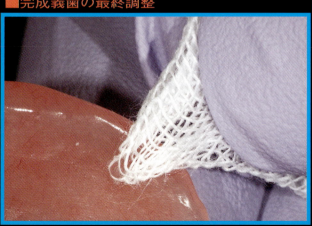
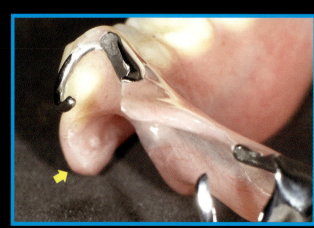

●義歯床粘膜面は技工作業時にはほとんど研磨を行わないため，突起が形成されたままになっていることがある．また前歯部欠損では唇側歯槽部にアンダーカットが形成され，スムーズな着脱を妨げることが多い．左上図はガーゼを用いての義歯床突起の検査．右上図は前歯部唇側歯槽部のアンダーカットに入り込む部分（治療編 30 参照）．

■これからの患者指導

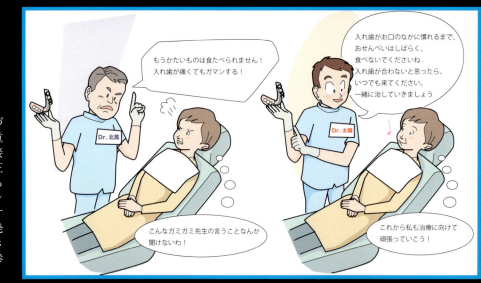

●歯科医師が専門的知識に基づいて，情報提供を行うことは重要であるが，高圧的な態度で接しては，患者の反感を買い，正しい行動をしてくれるとは限らない．インフォームドコンセントに基づく自己決定を基本とする今日の医療では，患者の自発的変化を促す態度で接するべきである（メインテナンス編1参照）．

■金属フレームでの増歯

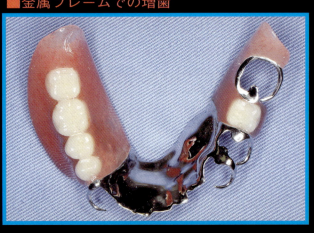

●増歯の難易度は増歯部分と連結する箇所の義歯床がレジンか金属かで大きく異なる．増歯の可能性が高い残存歯の近くにはレジン床を設置しておく．また金属フレームでは，将来増歯が可能となる設計を行う．左図は左側第二大臼歯喪失後にはリングクラスプを脚部で切断して増歯を行う意図で設計されている（メインテナンス編7参照）．

■義歯用ブラシの推奨

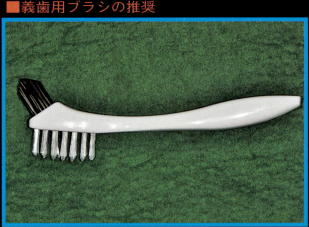
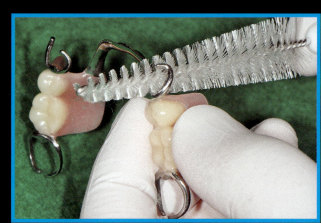

●一般的な義歯用ブラシは2か所に植毛部分がある．大きい植毛部分は，軟毛で，義歯床や人工歯全体を磨く，小さい植毛部分は硬毛で，クラスプや細かい溝などを磨くのに適している．またクラスプ専用のブラシもある．今後はフレイルや要介護状態となった患者において適切な義歯清掃が不可能な場合，その介助者や家族に対し，上図のようなブラシを用いた義歯清掃法の指導が必要になるであろう（メインテナンス編9参照）．

第1部

診断編
(Diagnostic Edition)

　初診で来院された患者さんに対してパーシャルデンチャーを装着するまでの一連の治療の流れを考えたときに，義歯の印象採得が始まれば比較的短期間で義歯の装着まで進むのに対して，印象採得にいたるまでの過程が非常に長いことにお気づきの先生方は多いと思います．大方の場合，その長い過程の大部分は前処置が占めています．

　前処置には広義には外科的，保存的，矯正的などの処置が含まれ，狭義の補綴的前処置の段階になっても，咬合，顎堤，支台歯などに対してさまざまな内容が含まれます．このような多岐にわたる項目を確実にクリアしてゴールである義歯装着に行き着くためには，最初の診断・治療計画の段階でいかに綿密なストーリーを組み立てるかにかかっています．義歯の印象採得を行う以前の段階で，すでに義歯の設計は決まっていなくてはならないのです．ストーリーのないままに製作された義歯を装着した場合には，残存歯の負担過重，咬合の不安定などに端を発した頻回なる義歯調整，義歯破折，挙げ句の果てには支台歯の抜去などが待ち受けています．

　パーシャルデンチャーの最大の特徴は，被圧変位量が10倍近く異なる支台歯と顎堤粘膜の両方に支持機能をもたせる点です．カンチレバーのブリッジのような設計では支台歯が早々に負担過重になるでしょうし，逆に粘膜支持中心に考えれば，顎堤の異常吸収や咬合時の疼痛などを避けることができません．したがって，支台歯の歯根膜支持と顎堤の粘膜支持をうまく両立させていく必要があります．さらに，支台歯は必ずしも健全歯であるとは限らず，顎堤粘膜もフラットで幅広であるとは限りません．その状況によって同じ欠損様式でも義歯の設計はまったく異なってくるはずです．

　パーシャルデンチャー治療の成功の秘訣は，検査で得られた情報から確実な診断と治療計画立案を行い，その後の前処置を適切に進めることです．本編では，最初のステップである診断に関して，8項目を設定し解説を行っています．日常臨床のなかで遭遇するポイントに焦点を当ててこれらの項目を選定しました．

Diagnostic Edition 1

なぜアイヒナー（Eichner）の分類が診断に役立つのか

I 欠損修復における欠損の分類

欠損の状態を分類する方法は海外のみならず，日本でも数多くありますが，世界標準の分類方法としてはケネディー（Kennedy）の分類が有名です．両側遊離端欠損（Ⅰ級），片側遊離端欠損（Ⅱ級），中間欠損（Ⅲ級），左右にまたがる前歯部の欠損（Ⅳ級）にさらに中間欠損が増えるごとに類が追加される分類方法です（図1-1-1）．

たとえば，ケネディーⅡ級1類という表現で，「片側遊離端欠損で1か所中間欠損がある」ことがすぐにイメージできます．義歯の設計を分類し，解説するためには非常に有効であるため，教育，研究，臨床の場で広く使われています．ただし，ケネディーの分類は下顎あるいは上顎の欠損形態の分類であって，平面上での義歯の設計には役立ちますが，対合歯との関係がわからないため，義歯の設計の妥当性は判断しにくいのです（図1-1-2）．つまり，支台歯の選択や義歯の動揺を予測して設計するためには，咬合支持の状態を評価することが必要ということになります．

上下の歯の接触関係を細かく分類すると，と

■ケネディー（Kennedy）の分類

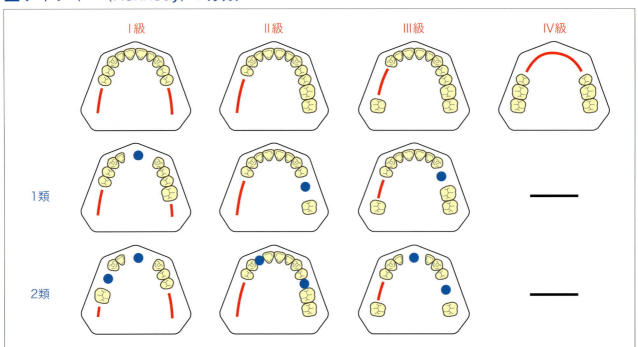

図1-1-1　ケネディーの分類は欠損の状態を端的に表し，義歯を設計するうえで非常に有用である．

なぜアイヒナー（Eichner）の分類が診断に役立つのか

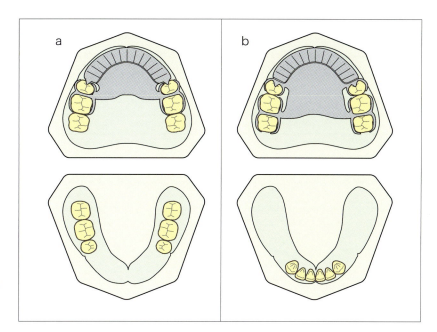

図1-1-2a, b　a, bともに上顎は同じ欠損形態であるが，咬合支持の違いで設計は変わる．

■アイヒナー（Eichner）の分類

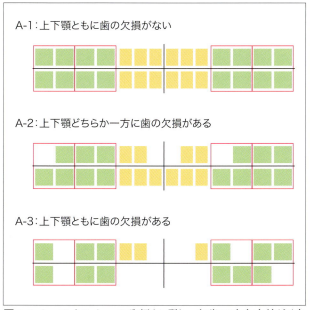

図1-1-3　アイヒナーの分類（A群）．臼歯の咬合支持域（赤枠）が4つすべて存在する．

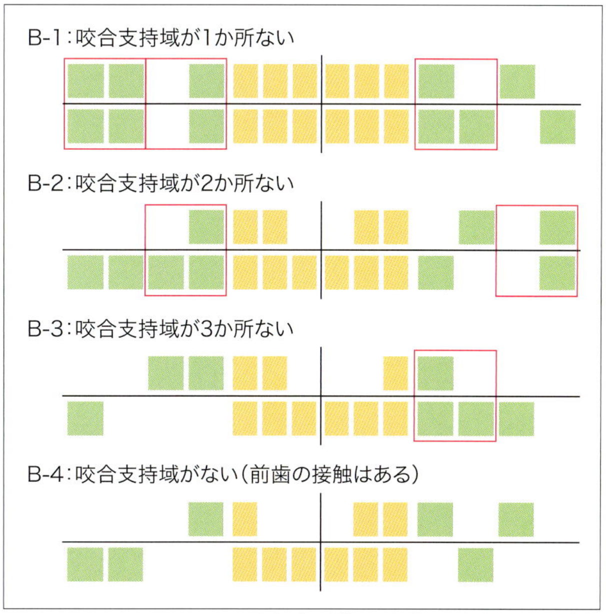

図1-1-4　アイヒナーの分類（B群）．臼歯の咬合支持域（赤枠）が3つ以下である．

てつもない数になってしまいますが，アイヒナーの分類は咬合位を左右の小臼歯と大臼歯の4つの支持域の有無によってわずか10個で表現している優れた分類方法です．

II　アイヒナーの分類とは

1. A群（図1-1-3）

　臼歯の咬合支持域が4つすべて存在している咬合接触関係がこのA群に入ります．これは

19

さらに3つに細分類されています．すなわち，このA群では欠損があったとしても基本的には安定した咬合支持が得られていることを示しています．

2. B群（図1-1-4）

このB群では4つの臼歯の咬合支持域の1か所以上を欠いているものです．智歯も咬合支持に関与している場合は支持域に含めます．支持域を1か所欠いているものから4か所欠いているものまで4種類あり，支持域が少なくなるほど数字は大きくなります．

B群ではさらに咬合支持域がすべてなくなった場合をB-4としていますが，このB-4では前歯の接触が残っています．したがって，臼歯の支持域はないが，咬合高径が一応保たれている状態です．

3. C群（図1-1-5）

このC群ではB-4と同様に臼歯の咬合支持がまったく存在しない場合ですが，さらに前歯での咬合接触も存在しません．したがって，垂直的な顎位が定まらないことになります．

つまり，C群では，術者が適正な咬合高径を診断して設定する必要があります．C群には3種類あり，とくにC-1やC-2は咬合平面に乱れを生じていることが多く，難易度が高い症例が多くあります．

III アイヒナーの分類での前歯の扱い

アイヒナーの分類は臼歯の咬合支持域での分類ですので，前歯の有無は考慮されていません．実際，前歯の接触関係は咬合支持としては不安定であり，正しい咬合高径とは言えないため，修復処置をする際には注意が必要です．

しかし，前歯が残存していると，咬合高径の指標にはなりますし，犬歯が残存しているのと

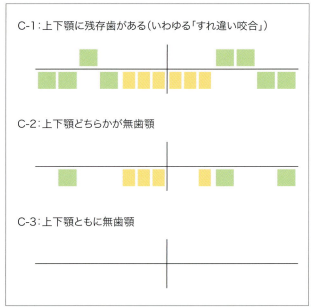

図1-1-5　アイヒナーの分類（C群）．咬合支持域（赤枠）がなく，残存歯の接触もない．

残存していないのとでは，義歯の予後も違ってきます．したがって，B-4の場合，前歯がどのように残っているかを確認することが，欠損を診断するうえで重要になります．

IV 欠損の診断としてのアイヒナーの分類

欠損を診断するうえでアイヒナーの分類が有用なのは，細かい上下の残存歯の分布を聞かなくても機能回復や残存歯保全の難易度をイメージできることです．

アイヒナーの分類を用いた義歯による修復処置を例えて言うならば，図1-1-6に示したような椅子の脚と同じと考えられます．椅子の4本の脚（臼歯）がしっかりしていれば安定して座れますが，脚が1本，2本となくなるにつれて，椅子は自立しなくなりますし，残った脚も壊れる可能性が高くなります．

義歯による欠損部の修復は，この失った椅子の脚を竹のように何かしなるもので直しているようなイメージです．元の椅子の脚が少なくなれば不安定になりますし，まったくなくなれば

■アイヒナーの分類による欠損のイメージ

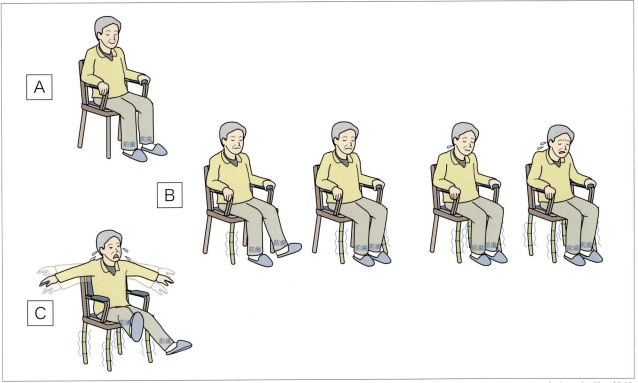

図1-1-6　アイヒナーの分類による義歯による修復のイメージ．椅子の脚（咬合支持域）が少なくなるほど，自立できずに補助（義歯）に頼ることになる．

基準がなくなります．

アイヒナーの分類B-3，B-4，C-1は，義歯として非常に難易度が高いことがわかります．実際，アイヒナーの分類B-2とB-3では将来的な欠損の進行は大きく異なります．臨床では，機能のコントロールやパーシャルデンチャーの設計を考えて，どうしたらB-2からB-3にならないかを事前に診断し，治療計画を立てることが大切です．

V　ブリッジ，インプラントを含めたアイヒナーの分類の解釈

実際の臨床においては，小臼歯や大臼歯が欠損していてもブリッジやインプラントの固定性の補綴装置で修復されていることが少なくありません．本来のアイヒナーの分類は残存歯同士の接触の有無で分類しますが，これらの固定性

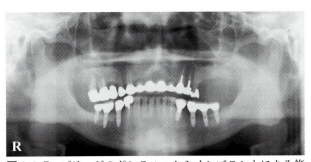

図1-1-7　ブリッジのポンティックやインプラントによる修復物もアイヒナーの分類の支持域に含めたほうが義歯の設計には実際的である．本症例は，本来はB-3であるが，B-1とも分類できる．

の修復物も支持域に含めることによって，より臨床に即した分類とすることができます．

そこで，インプラントやブリッジのポンティックなど，本来は歯が存在しない部位であっても固定性の補綴装置により咬合支持が存在する場合にはアイヒナーの分類の咬合支持域に含めるという考え方もあります（図1-1-7）．

Diagnostic Edition 2

パーシャルデンチャー製作に必要なエックス線診断
～パノラマエックス線とデンタルエックス線画像を用いた情報収集～

I なぜエックス線画像による診断が必要なのか

　補綴装置が口腔で咀嚼などの機能を担うには，その支持組織に機能力を負担する支持能力が必要です．パーシャルデンチャーは歯根膜粘膜負担性の補綴装置で，機能力は支台歯の歯根膜と床下粘膜が分担します．歯根膜や床下粘膜，それらと接する骨の状態は，これら組織の支持能力を左右する重要因子です．

　一方，補綴装置から支持組織に伝わる機能力は，それら組織の維持に関わる因子です．支持組織がその能力に見合った機能力を負担してこそ，補綴装置の安定した長期予後が期待できるのです．歯周組織や欠損部顎堤の支持能力は，その形態的特徴から推察するほかありません．ですから直視できないこれら組織の形態を描出するエックス線画像はパーシャルデンチャーの製作に欠かすことのできない形態検査の手段と言えるでしょう．

II エックス線画像で何を診るのか ─学会のガイドラインから─

　日本補綴歯科学会は，有床義歯補綴診療のガイドライン（2009改訂版）に「形態検査は有効か？」というCQ（Clinical question）を掲げ，「形態検査には，口腔外検査，口腔内検査，既存義歯の検査，模型検査，エックス線写真検査などがあるが，旧義歯による障害の抽出や新義歯の形態決定の重要な情報となるので，可及的にすべての検査を行うのが望ましい」という推奨に，Grade B（中等度の科学的根拠に基づいている）の根拠の強さを添えて記しています[1]．

　つまり義歯設計には形態的な情報は重要であるから，使うことのできるあらゆる方法を駆使して，情報の入手に努めるべきということです．

　さらに「エックス線写真検査は有効か？」というCQには，「欠損部顎堤の歯槽骨，残存歯とその支持組織，顎関節の状態などを検査することが望ましい」と推奨し，具体的に「欠損部顎堤の歯槽骨では，骨密度，骨頂・辺縁形態，皮質骨の厚さなどを調べる．また，顎骨内の病変（嚢胞や腫瘍）や異物（残根，埋伏歯など）の有無，抜歯窩の治癒状態，オトガイ孔の開口位置なども調べる．残存歯とその支持組織では，う蝕，歯髄疾患，歯内療法の良否，既存修復物の適合状態，支台歯の支持組織の状態を調べる．顎関節では，下顎頭の位置や変形の有無などを調べる」との検査項目が列挙されています[1]．

　パーシャルデンチャーの粘膜負担を担う欠損部顎堤では，骨の形態や密度，皮質骨の厚さ，抜歯窩の治癒状態などの情報から支持能力を推測します．そのため歯根膜負担を担う残存歯や歯周組織に対しては，歯周組織の形態的特徴からその健全さを診断し，支持能力を評価しなくてはなりません．そのほか支台歯のう蝕や抜去すべき残根など，補綴前処置の対象となる疾患や，顎堤頂に開口したオトガイ孔など，義歯床

■ パノラマエックス線画像による全顎的検査

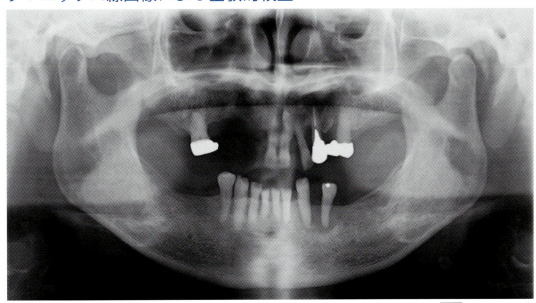

図1-2-1　全顎的な水平性骨吸収のほか，上顎正中部の過剰歯の埋伏，5̲近心の垂直性骨吸収，3̲4̲の根尖まで及ぶ透過像，6̲のFMCの形態不良などが大まかであるが把握できる．

粘膜面のリリーフの対象となる状態の有無も調べるべきなのです．

III パノラマエックス線とデンタルエックス線画像の検査ポイントと撮影法

現在，補綴歯科診療の現場では，歯科インプラント治療にはコーンビームCTなど歯科用CT画像が普及しつつありますが，パーシャルデンチャー製作への使用はまだまだ限定的です．

やはり日常臨床の撮影頻度の高さから考えると，デンタルエックス線画像とパノラマエックス線画像の撮影となりますから，これらを用いての術前診断がもっとも現実的です．

しかし，パノラマエックス線画像は図1-2-1もように広い顎口腔を1枚の写真で捉えられるという特徴をもつ反面，その解像度が低いため，細部を詳細に検査する用途には不向きです．また，前歯部が断層域から外れることから（最近の装置では随分改善されてきていますが），歯周検査目的の使用には適さないという問題が

あります．またデンタルエックス線画像は高解像度ですが，撮像範囲は局所的と言えます．

そこで以下にパノラマエックス線画像とデンタルエックス線画像を用いても可能なパーシャルデンチャー製作のための検査のポイントを述べていきます．

1. パノラマエックス線画像の検査ポイント

パーシャルデンチャーの製作では，欠損部顎堤，残存歯とその歯周組織に加え，腫瘍や嚢胞などの顎骨内病変や，顎関節の変形，下顎窩と下顎頭の相対位置の異常などのスクリーニングを行います．なかでも顎堤の歯槽骨吸収量や，支台歯に用いる可能性のある残存歯のう蝕をはじめ歯周病，歯冠歯根比などについての情報は，義歯の設計や補綴前処置の立案に有用です．

また顎関節部の画像診断の主な検査項目には，下顎頭の形態の異常（骨表面の陥凹，骨棘形成，皮質骨の断裂，皮質骨の肥厚や海綿骨に及ぶ骨硬化），ならびに下顎窩と下顎頭の相対位置の変化が含まれます．

第 1 部　診断編

■顎関節 4 分割エックス線画像

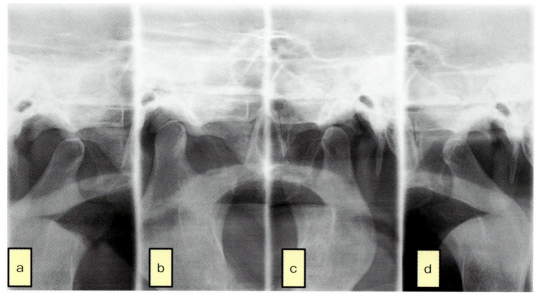

図 1-2-2a〜d　a：開口位での右側顎関節．b：下顎安静位での右側顎関節．c：下顎安静位での左側顎関節．d：開口位での左側顎関節．下顎頭形態のほか，下顎窩と関節結節に対する開口運動時の下顎頭の位置が検査できる．

■デンタルエックス線画像による局所的検査

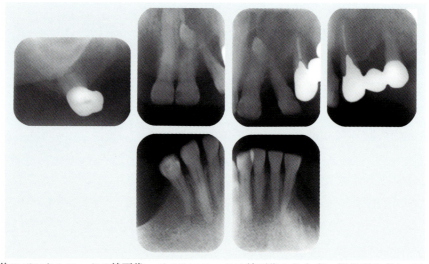

図 1-2-3　4 5 抜歯後のデンタルエックス線画像．パノラマエックス線画像よりも高い解像度を有しており，詳細な検査が可能となる．

　そして，パノラマエックス線画像で上記の部位の検査を行う際の注意点は撮像方向です．ヒト下顎頭の形態はラグビーボール状で，その長軸は水平面内で 15〜20°ほど前外側―後内側方向に傾いています．しかし，通常のパノラマ撮影で，エックス線束は下顎頭を，その長軸よりもむしろ左右側方に近い向きで，斜めに貫きます．

　このため，描出される下顎頭表面の輪郭は，長軸と垂直な断面における輪郭に比べて前後に大きく広がり，骨棘など骨表面の形態変化や，下顎窩に対する下顎頭の相対位置を見誤りやすくなっていることには注意が必要です．

　ただし，パノラマエックス線画像であっても

図1-2-2に示した顎関節4分割エックス線画像のエックス線束は，下顎頭の長軸を貫く方向に設定されていますから，骨形態の変化や下顎頭位の評価に適した撮像が行えることは，覚えておくと良いでしょう．

2．デンタルエックス線画像の検査ポイント

単純撮影法であるデンタルエックス線画像は，撮像範囲は狭いものの，解像度は高く，歯と歯周組織の詳細な検査が可能です（図1-2-3）．

パーシャルデンチャーの製作にあたっては，支台歯に用いる歯を中心に，歯冠や歯根のう蝕（脱灰），硬組織治療痕，根管治療痕や根尖周囲の透過像，歯槽骨の垂直性・水平性吸収，歯槽硬線の消失や歯根膜腔の拡大，根分岐部の透過像の有無や広がりを検査します．

主な目的は，支台歯として活用する場合のリスク評価です．根尖病巣と歯根の三次元的位置関係を検索するなどの目的で歯科用CT画像を撮影することもありますが，目的が義歯製作以外にありますから，本項では触れません．

パーシャルデンチャーの支台歯の生存期間を調査した臨床研究では，咬合支持条件や義歯装着後のメインテナンスの有無，直接支台装置と間接支台装置の別，歯周ポケットの深さなどと並んで，根管治療痕の有無や歯冠歯根比が，義歯装着後の生存期間に影響していたと報じています[2]．

なかでも歯冠歯根比の評価には，歯槽骨が鮮明に描写されるデンタルエックス線画像が最適です．歯の萌出方向（咬合平面に対する歯軸の傾斜）などとともに欠かさず検査し，得られた情報は予後を重視したパーシャルデンチャーの設計に役立てることを心がけましょう．

参考文献

1. 社団法人日本補綴歯科学会(編)．有床義歯補綴診療のガイドライン(2009改訂版)．2009；補綴誌．1(2)：8-9．
2. Tada S, Ikebe K, Matsuda K, Maeda Y. Multifactorial risk assessment for survival of abutments of removable partial dentures based on practice-based longitudinal study. 2013 ; J Dent. 41 : 1175-1180.

Diagnostic Edition 3

旧義歯から得られる情報とは

1 まずはじっくり聴きましょう

　パーシャルデンチャーの製作を希望する患者の治療においては，義歯使用経験は治療の結果に大きく影響します．患者が過去にパーシャルデンチャーを使用していた場合，その義歯の状況について問診および検査することは，その後の治療計画を進めていくうえでもっとも重要です．まずは旧義歯についていろいろと尋ねてみましょう．このとき患者本人の繊細な気持ちを聞き出すために歯科医師自身が問診を行い，スタッフに任せるのはできるだけ避けます．

　問診時にいつ製作したものであるのか，この義歯をどの程度使用しているのか，製作した当初から現在までどうであったのか，修理やリラインなどを受けたことがあるのかについて尋ねます．

　高齢者の場合，その問診に対する答えが機能面，審美面，装着感と多岐にわたり焦点が絞れないことがよくあります．一つひとつ整理しながらゆっくりと聴取します．義歯に対する不満が多い患者は複数の歯科医院を受診している場合もあり，聞くに堪えないことや事実とは異なる話もしますが，まずはこれまでの義歯についての患者自身の物語（ナラティブ）を聴いてみましょう（図1-3-1）．

　旧義歯の設計（支台装置の種類や数や位置，大連結子の形態や走行），義歯床用材料の種類，義歯床の形態や適合性，適合不良から起こる義歯性潰瘍などの傷害，人工歯の種類や大きさ，排列の妥当性などは重要な注目点です．

　これらについては歯科医師の補綴学的評価も大切ですが，患者の主観的評価，すなわち患者自身がどのように思っているのかを聞き逃さないようにすることが大切です．とくに審美性や

■ナラティブを聴いてみよう

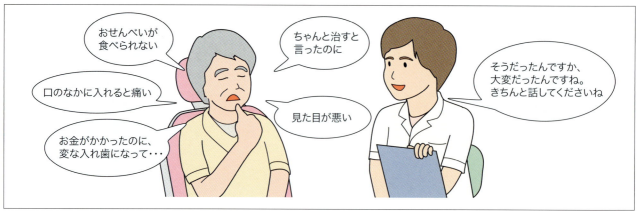

図1-3-1　高齢の患者ほど義歯に対する要求や不満が多いが，まずは患者自身の話を聴いてみよう．

■旧義歯のコピー

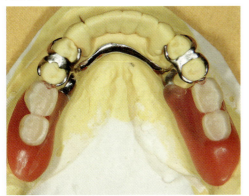

図1-3-2　旧義歯を研究用模型に適合させる.

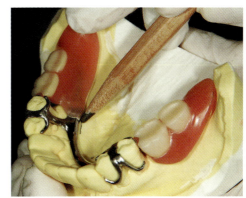

図1-3-3　外形を模型上にコピーする.

装着感などは患者の思いが優先されます．

　自分が以前に製作した義歯であるのか，ほかの歯科医師が製作した義歯であるのかは重要な因子です．自分が製作した義歯であれば，問題点を探るのは比較的容易でしょう．

　新製を希望する患者には，旧義歯にとても不満をもっている患者と愛着をもっている患者に分かれます．そして何年使用しているのかという使用期間はとても重要です．長期間使用し，かつ旧義歯に愛着をもっている患者については，問題点よりも良い点が多いかもしれません．旧義歯の良い点は新義歯に生かすべき重要事項です．数十年も使用している義歯であれば古くなって，あるいは現在では製作されていない義歯かもしれませんが，その特徴を観察し，できるだけ新義歯に活かしていきましょう．

II　旧義歯をコピーする

　多くの患者は長年使用した義歯に対しては愛着をもっています．また新義歯装着後に新義歯と旧義歯とを熱心に比較・分析を行う患者もいます．周知のように高齢者になればなるほど，新義歯への順応に時間がかかり，困難がともないます．旧義歯について患者の評価が高い場合には，旧義歯の資料を残すことが重要です．義歯を装着した状態での印象採得，模型製作が役に立ちます．ろう義歯製作時に歯科技工士に参考資料として提供すると良いでしょう．義歯床辺縁の位置，連結子の走行なども重要です．図1-3-2，3のように旧義歯を研究用模型や作業用模型に適合させ，外形線をコピーすると良いでしょう．

　新義歯を装着したのちに，調子が悪い場合，患者は旧義歯と必ず比較します．人工歯の大きさ，数，排列位置，義歯床の大きさなどが旧義歯と異なる場合，新義歯の機能性の低さ，咀嚼機能の差，咬頬や咬舌の原因はこれらにあると思い込むこともあります．

　事実，上顎前歯部の形態や排列位置は審美性に，大連結子の形態や走行は装着感に大いに影響を及ぼします．旧義歯の情報を参考にして，ろう義歯試適に際しては，患者と相談しながら，旧義歯と比較しながら，しっかりとチェックを行いましょう．

III　人の振り見て我が振り直せ

　他院でパーシャルデンチャーを装着したが，多くの問題を抱えて来院する患者は少なくありません．このような場合は非常に対応に苦慮しますが，つぎの症例のように患者の不満の多い

■信頼を損なってしまった症例

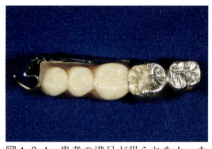
図1-3-4 患者の満足が得られなかったテレスコープ義歯(咬合面観).

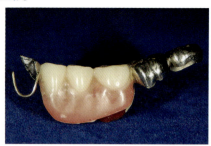
図1-3-5 同頰側面観.

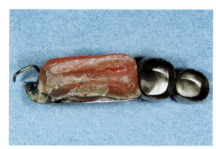
図1-3-6 同粘膜面観.

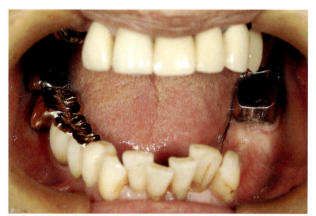
図1-3-7 未装着時の口腔内.

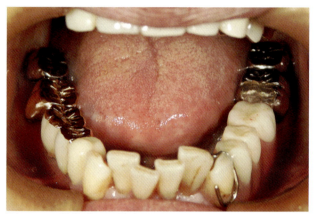
図1-3-8 装着時の口腔内.

パーシャルデンチャーほど学ぶべき点は多くあります.

1. 長年の信頼関係が壊れてしまった症例

患者は75歳の女性．左下臼歯部にテレスコープ義歯を装着していましたが（図1-3-4～6），義歯の安定不良と咀嚼困難を主訴として来院しました．患者の義歯をみるとレジンによる咬合面の修正，義歯床粘膜面部のリラインの跡など，前医の苦労が認められます．患者は，調整してもらっても一向に症状が改善しなかったこと，数十万円を支払ったこと，説明がよくわからないまま治療が進んだこと，そして「自分が望んだ治療でなかった」ことなど多くの不満を話していました．

この義歯を製作した歯科医師と患者は長年の付き合いで，「○○さん一生噛める義歯を入れますね」と初めに言われたそうですが，結果的には1回も噛めなかったということです．この義歯の問題点（図1-3-7, 8）については読者に考えていただくとして，術者が良い設計と思った義歯であっても患者に受け入れられなければ双方にとって不幸な結果を招くといった症例です．長年培ってきた信頼関係も瞬時に消えてしまうのです．

2. 希望や訴えが予想外だったという症例

患者は78歳の女性．クラスプデンチャーのクラスプアームが外観に触れることを訴えたので（図1-3-9），ノンメタルクラスプデンチャーに変更された症例です．

図1-3-10, 11はメタルレストを設置し，メタルの大連結子を用いて，剛性を考慮した適切な設計のノンメタルクラスプデンチャーと思います．また咀嚼時の痛みはなく，装着感も機能性にも問題はないそうです．「だったらいいじゃ

■患者の希望と合致しなかった症例

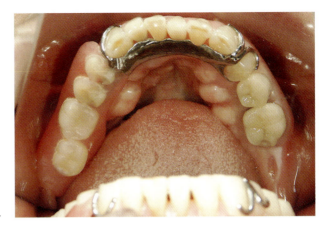

図1-3-9 旧義歯装着時.

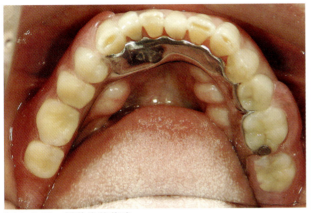

図1-3-10 新義歯装着時.

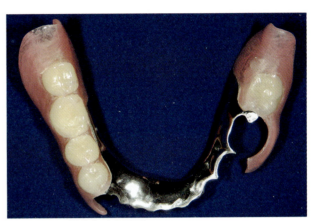

図1-3-11 新義歯咬合面観.

ないか？」と思われるでしょうが，患者はリンガルプレートのメタル色が気になることと全体が大きすぎて口に入りづらいことを繰り返し訴えていました．下顎のノンメタルクラスプデンチャーについては，大連結子やレストの金属が目立つことを問題視する患者もいます．患者の希望や訴えは予想外のことも多いという症例です．

旧義歯の明らかな問題点は新義歯において修正し，良い点（移行すべき）点は新義歯にトランスファーしましょう．術者自身の症例であれ，ほかの歯科医師の症例であれ，失敗症例だからこそ多くのことを学べます．何が問題なのか，患者はどんなことを考えるのか，聞く力と観察力が大切です．「経験は勘を生む」といわれますが，先に進む前にまずは振り返ることが大切です．

Diagnostic Edition 4

インプラントを埋入して支台とする症例
～すれ違い咬合へのIA-RPDの適応～

I　増えるすれ違い咬合患者

たとえ適切なパーシャルデンチャーを製作しても，患者が十分な満足を得ることのできない難症例は存在します．難症例の代表的なものは咬合接触が失われたすれ違い咬合です．

図1-4-1に示した平成23年の歯科疾患実態調査からは，65～70歳の約70％に左右両側に咬合接触がある一方で，70歳以上になると半数以上が左右両側の咬合接触が失われ，すれ違い咬合の患者の割合が増えていることが推測されます．

すれ違い咬合では受圧・加圧のバランスが崩れ機能時の義歯の動き（回転・沈下）が制御できないため，とくに欠損部顎堤に負担過剰な状態が生じて発赤や潰瘍を繰り返します．こうなると，患者の義歯に対する満足度が得られにくいばかりか，経時的に顎堤吸収が進行し，支台歯の喪失や義歯破折が生じやすくなり，長期的に良好な予後も期待できないことが知られています．

II　インプラントアシステッドリムーバブルパーシャルデンチャー（IA-RPD）

近年ではこれらの状態を回避するために，インプラントが用いられることがあります．固定性補綴装置の支台としてではなく，可撤性の有床義歯を助ける目的で使用するインプラントアシステッドリムーバブルパーシャルデンチャー

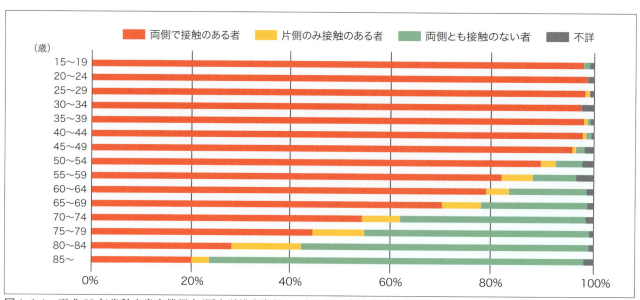

図1-4-1　平成23年歯科疾患実態調査（厚生労働省資料より）による咬合接触状態についての報告．70歳以上になると半数以上で両側の咬合接触が失われ，残存歯間の咬合接触を失っている．

■ IA-RPD の適応症

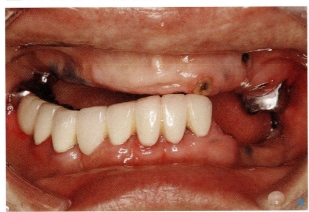
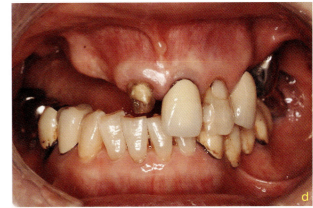
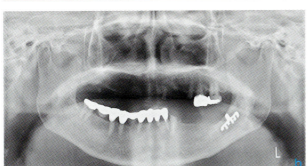
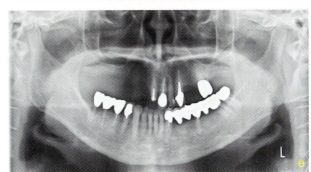
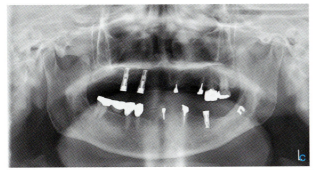
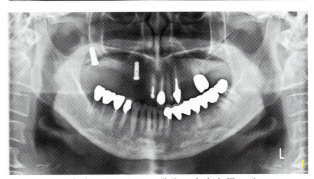

図1-4-2a〜f　遊離端欠損やすれ違い咬合の症例は受圧・加圧のバランスが不安定になるため，義歯の安定を得にくい．

（IA-RPD：Implant Assisted Removable Partial Denture）です[1,2]．

前述のすれ違い咬合のような難症例であっても欠損部に少ない本数のインプラントを埋入することによって義歯の動きを制御することが可能となります．

またすれ違い咬合の症例以外でも遊離端欠損にインプラントを組み込み中間欠損化させることで，義歯形態を単純化し審美性・装着感を改善することも可能です．前歯部の顎堤吸収が顕著な場合，とくに固定性インプラント補綴では骨造成などの大規模な外科処置が必要とされる症例で，床義歯とインプラントを組み合わせることにより，低侵襲かつ低コストで欠損部の形態回復が可能になります．

III　適応症

IA-RPD の適応症として，図1-4-2に示した遊離端欠損症例やすれ違い咬合などの多数歯欠損症例，重度顎堤吸収症例などが挙げられま

■三次元画像検査とインプラントの埋入位置

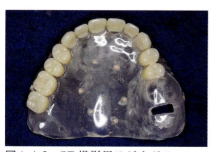

図1-4-3 CT撮影用ラジオグラフィックガイド.

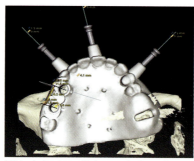
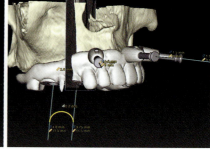

図1-4-4a, b ガイデッドサージェリー用の3Dシミュレーションの1例. a|b

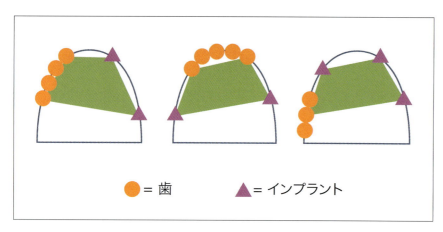

図1-4-5 インプラント埋入位置の例. 残存歯の負担能力を考慮したうえで, 最小限のインプラント埋入本数で, 義歯の動揺を最小化できる位置を検討する. 支台歯間線(Fulcrum Line)に囲まれる範囲が広くなるのが望ましい. 遊離端欠損では沈下への抵抗を考慮して後方への埋入を検討する.

す.

多数歯欠損患者の場合, 通常の固定性インプラント義歯で対応しようとすると, 数多くのインプラントを埋入する必要があり, 侵襲性やコストの問題からインプラント治療を断念せざるを得ない患者は少なくありませんでした.

IA-RPDではこれらの問題が解消されるため, インプラント治療の適応範囲が広がり, より多くの患者がインプラント治療の恩恵を享受できると期待されています.

IV 診断

1. 全身状態の確認事項

基本的に, 一般的なインプラント治療と同様で, 高血圧症(コントロール値:140/80 mmHg以下), 糖尿病(コントロール値:HbA1C 6.9以下)の確認は言うまでもありません.

ただし, 多くの場合, 埋入本数は最小限として骨造成は併用せず, 粘膜の切開剥離も最小限に抑えることが可能となるため, PT-INR 3.0以下の抗凝固薬服用患者や, 易感染性が問題となる全身疾患を有する患者でも, 内科医への対診を行い, 医師の合意を得たうえで, 出血や感染に細心の注意を払えば比較的低リスクで治療を行うことができます. 非可動性粘膜が十分に存在する症例ではフラップレスサージェリーも適応可能です.

2. 口腔内検査とパノラマエックス線画像検査

口腔内検査とパノラマエックス線画像検査を行い, 顎堤や歯周組織の状態, 支台歯や義歯の状態を確認し, IA-RPD治療の適応判定を行います. チェックポイントとして以下①〜④の項目が挙げられます.

■インプラント埋入とアタッチメント装着

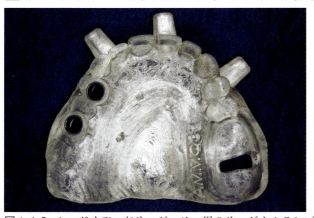
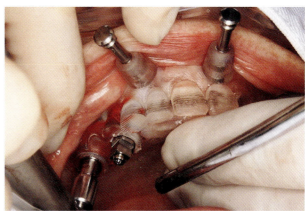

図1-4-6a, b　ガイデッドサージェリー用のサージカルテンプレートを利用したインプラント埋入手術.

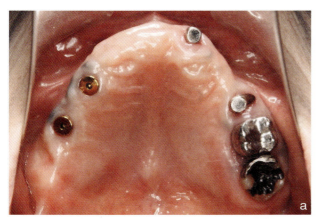
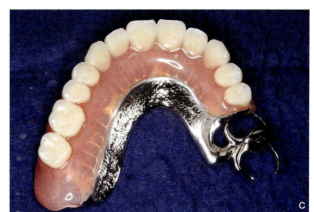
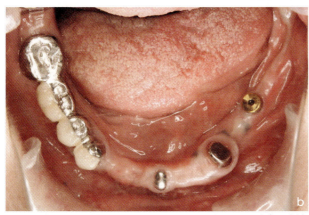
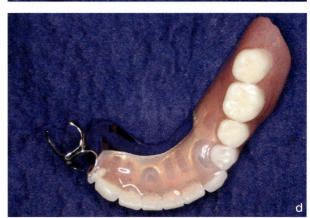

図1-4-7a〜d　磁性アタッチメントを装着した口腔内と新製した金属床義歯.

①埋入部位の骨量（高さ：10 mm以上，幅：7 mm以上が理想的）
②非可動性粘膜の位置
③使用義歯の適合と安定性
④顎堤と義歯の位置関係，義歯の厚み（顎堤吸収が著しい症例では，アタッチメントの位置によって義歯舌側／口蓋側に隆起ができる可能性がある）

3. CTによる三次元画像検査に基づいた埋入計画の立案

　CTによる三次元画像検査を行い，詳細なインプラント埋入計画を立てます．その際には，義歯の形態と顎骨の位置関係が把握できるよう

33

■アタッチメント

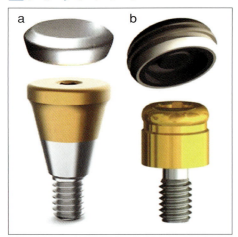

図1-4-8a, b　a：磁性アタッチメント．b：スタッドアタッチメント（ロケーターアバットメント）．

に診断用ステントやラジオグラフィックガイド（図1-4-3）を用いて撮影を行うことが重要です（図1-4-4）．

インプラントの埋入に際しては以下の①～③の項目を考慮して行います．

①インプラント埋入位置は，パーシャルデンチャーの設計指針や有限要素法による基礎的データに基づき左右シンメトリカルな支台の配置が提案されています（図1-4-5）[3～5]．支持を残存歯のどの位置に求めることが可能かを検査し，支台歯間線を考慮すると，支持の増強が望ましい部位が定まります．そのうえで，骨の高さ，幅，質を精査してインプラントの種類やサイズを決定していきます．

②インプラント埋入深度はアタッチメントの高さが義歯床の範囲内に収まる位置（アタッチメントを配置できる適切な位置）およびプラットフォームの骨レベルを考慮して決定します．

③インプラント埋入方向は残存歯のガイドプレーンやアンダーカット領域で規定される義歯の着脱方向から逸脱しない範囲とし，また複数のアタッチメントを設置する場合には方向が揃うようにします．さらに義歯の形態も考慮して決定します．

Ⅴ　治療

1. ステント・サージカルテンプレートを利用した埋入

埋入手術においては，可及的にCT撮影を行ったステントを用いるか，ガイデッドサージェリーを利用します（図1-4-6）．非可動性粘膜が十分にあれば，粘膜パンチングによるフラップレスサージェーリーも可能です．

とくに手術後の治癒期間中に義歯を装着せざるを得ない症例では，オッセオインテグレーションが得られるまで，埋入したインプラントに予測できない荷重がかかることを避ける必要があります．埋入手術を2回法で行って，粘膜で完全被覆するか，高さの低いヒーリングアバットメントを装着し，術後は埋入相当部の義歯床粘膜面を完全にリリーフして創部を保護しつつ，患者には抜糸まで夜間も含め可及的に義歯を装着してもらいます．

抜糸後は，創部をリリーフしつつ軟性裏装材や粘膜調整材を用いて過剰負担を避け，粘膜の治癒が認められる術後約1か月のタイミングでリラインを行います．

2. 新義歯製作とアタッチメント装着のタイミング

粗な骨質などの注意を要する症例以外では，上顎で約3～4か月，下顎で約2～3か月程度の治癒期間を経た後に，必要な場合には二次手術を行い，ヒーリングアバットメントを装着します．

新たに義歯製作を行う場合には，二次手術後粘膜面が治癒した段階で通法に従って印象採得を行います（図1-4-7）．

IA-RPDではアタッチメントを設定した義歯床周辺部に応力が集中しやすいので，応力集中部を起点とした義歯破折の防止のため，アタッチメント周囲を金属フレームで取り囲む設

計を行います．金属床義歯でない場合には，アタッチメント設定部位には補強構造を付与することが推奨されます．

3. 各種アタッチメントの長所と短所

現在，国内で入手可能なアタッチメントのうち，単独で使用可能で，高さを低めに設定できるものとしては，磁性アタッチメントとロケーターアバットメントがあります．これらのアタッチメントを装着するときには粘膜がアバットメント上にクリープして義歯装着を妨げないように，粘膜上に1〜1.5 mm程度アバットメントが出るような高さのものを選択します．

磁性アタッチメント（図1-4-8a）は，維持力が半永久的に減衰しないため交換の必要がほとんどなく，義歯の装着や撤去が比較的容易で，着脱方向の自由度も大きいという特性があります．磁性体であるキーパーによるMRI撮影時のアーチファクトが懸念される場合には，キーパー付きアタッチメントを外して撮影します．

ロケーターアバットメント（図1-4-8b）は，陥凹にはまり込む構造のため把持も強く，強い維持を得たい場合に推奨されますが，定期的なプロセッシングキャップの交換が必要です．また，正確に着脱しないとプロセッシングキャップが変形してしまいますので，器用に手指を動かせない術者においては使用が難しいでしょう．

VI　メインテナンス

通常のインプラントのメインテナンスと同じで，残存歯の状態の確認，義歯の適合／咬合の安定性の確認に加え，プロービング時のインプラント周囲粘膜からの出血などの炎症反応の有無と，エックス線画像撮影による辺縁骨吸収の有無の確認を行います．

もし炎症が認められたらインプラント周囲の機械的清掃と口腔衛生指導を徹底し，再評価を行っていきます．

また咬合力が大きい患者はインプラントへの負担過剰を生じて，義歯内に組み込まれたアタッチメントの緩みや脱離，インプラントに連結されたアバットメントの緩み，脱離や破損が生じることがあります．

IA-RPDの咬合調整を行って咬合力のバランスをとることはもちろんのこと，アバットメントの高さを低くして荷重点を下げることで改善する場合もあります．

すれ違い咬合の欠損形態にIA-RPDを適用した場合には，睡眠時ブラキシズムにも注意する必要があります．夜間，義歯非装着時に対合歯がアバットメントと接触し，損傷する可能性もありますので，ナイトガードの装着を検討します．

参考文献

1. CarrBA, Brown TD. McCracken's Removable Partial Prosthodontics, 13th edition. Elsevier. 2015；Nederland：146-153.
2. Phoenix DR, Cagna RD, Defreest FC. Stewart's Clinical Removable Partial Prosthodontics, 4th Edition. Quintessence Publishing. 2008；USA：259-278.
3. kaufmann R, Friedli M, Hug S, Mericske-Stern R. Pemovable denture with imlant support in strategic positions followed for up to 8 years. 2009；Int J Prosthodont. 22(3)：233-241.
4. Cunha LD, Pellizzer EP, Verri FR, Pereira JA. Evaluation of influence of location of osseointegrated implants associated with mandibular removable partial dentures. 2008；Implant Dent. 17(3)：278-287.
5. Matsudate Y, Yoda N, Nanba M, Ogawa T, Sasaki K. Load distribution on abutment tooth, implant and residual ridge with dital-extension implant-supported removable partial denture. 2006；J Prosthodont Res. 60(4)：282-288.

Diagnostic Edition 5

無歯顎と部分欠損の違いは何か
〜歯冠を有する残存歯の存在と義歯構成要素の設計〜

I 支持・把持・維持をどこに求めるか

　パーシャルデンチャーは，総義歯とは異なり，支持・把持・維持の3要素を顎堤だけではなく残存歯にも求めます．これら3要素の多くを，残存歯に求めるのか，顎堤に求めるのかは，支台歯の存在部位や骨植のほか，顎堤の状態や残存歯列，咬合，そして上下顎の対向関係などを考慮する必要があります．

　1歯中間欠損に対するパーシャルデンチャー，いわゆる1本義歯では，3要素すべてを欠損の隣接歯に委ねます（図1-5-1）．一方，1歯残存に対するパーシャルデンチャーでは，支持・把持・維持は主に顎堤に求め，支台歯となる残存歯には，骨植などによりその求め方を変えます．そのため支台歯の存在部位や骨植の状態などを義歯製作前に十分に診断することが，パーシャルデンチャーの臨床で失敗しないための出発点です．

II パーシャルデンチャーの設計

　パーシャルデンチャーの設計にあたり，支台歯の選定は，とくに臨床経験が少ない歯科医師にとって悩ましいところだと思います．慣習的には，初めに欠損部位とその歯数を基準に考えることが多いと思います．しかし，たとえ欠損部位が同じであったとしても支台歯の骨植や上下顎の対向関係などにより設計は必ずしも同じにはなりません（図1-5-2）．

　画一的な設計ではなく，症例ごとの条件を考慮した設計をすることが残存組織の保全につながり，義歯の寿命にもつながると考えられます．

　考慮しなければならない事項が多い，この複雑さが，パーシャルデンチャーの臨床を難しくしている大きな要因です．

1. 被圧変位量の違いが回転・沈下を起こす

　総義歯装着者の咬合力に比較し，パーシャルデンチャー装着者の咬合力は大きいとされています．ほとんどのパーシャルデンチャーでは，粘膜支持とともに歯根膜支持であることで，咬合力の発現につながり，また歯根膜があることで，歯ざわりなどの繊細な感覚を感じ取ること

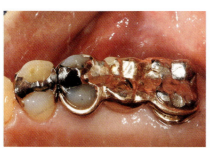
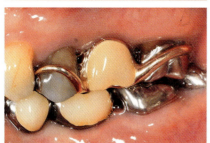

図1-5-1a, b　1歯中間欠損に対するパーシャルデンチャー．

無歯顎と部分欠損の違いは何か〜歯冠を有する残存歯の存在と義歯構成要素の設計〜

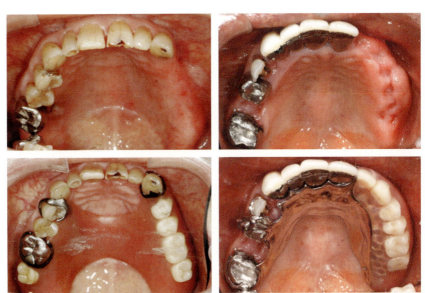

図1-5-2a〜d　上顎のケネディーⅡ級に対するパーシャルデンチャーの2症例.

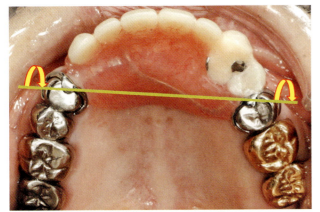

図1-5-3　ケネディーⅣ級における支台歯間線.

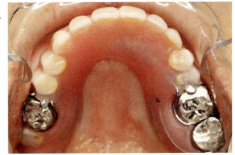

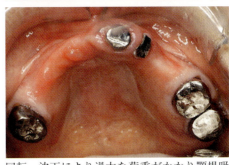

図1-5-4a, b　回転・沈下により過大な荷重がかかり顎堤吸収を起こした症例.

ができ，これらが咀嚼のコントロールにつながっていると考えられます.

　歯根膜と粘膜は被圧変位量が異なり，歯根膜は0.05mm，粘膜は0.2mmといわれています[1]．そのため咀嚼時などにパーシャルデンチャー上に咬合力が加わった場合，粘膜で支持される義歯床部は支台歯よりも沈み込みます．その結果として支台歯上のレスト間を結んだ支台歯間線を軸として，義歯床部の回転・沈下が生じます（図1-5-3）.

　この回転・沈下により支台歯には，支台歯を傾斜させる側方力が，また顎堤粘膜には過大な力が加わることとなり，その結果，機能時の義歯床下の痛みだけでなく，長期的には歯の喪失や顎堤の吸収にもつながるのです（図1-5-4）.

このため，支台歯間線を軸とした義歯の回転制御が重要になります（診断編第7項参照）.

　機能時のパーシャルデンチャーの動揺を抑制するためには，付与する咬合も重要な因子です．支台歯の歯根膜腔と骨植の程度や咀嚼時に歯に加わる負担を推察し，義歯の安定を考慮して咬合様式を決めることが多いでしょう．

　顎堤にのみ支持を委ねる総義歯と異なり，支台歯と人工歯への機能時の力の配分を考えるこ

第1部　診断編

■高難度症例

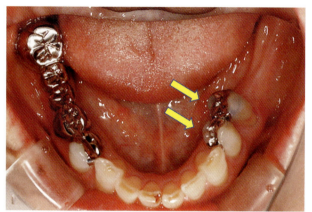

図1-5-5　舌側に傾斜した小臼歯．形態修正を行うか検討する．

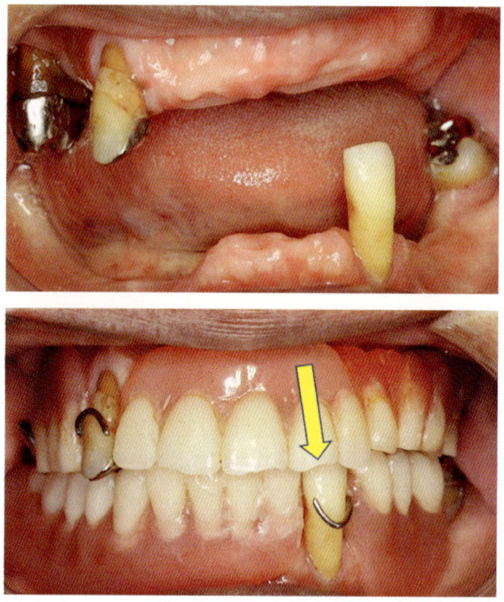

図1-5-6a, b　咬合干渉が考えられる著しい挺出がある症例．

とが，咬みやすさ，咀嚼能力の向上と直結し，残存組織の保全につながります．

2. 義歯製作上の難度がアップする残存歯の存在

　残存歯が存在することにより，義歯の3要素は，総義歯と比較して非常に優位となり，患者には多くのメリットがあります．それはとくに中間欠損において顕著で，義歯床面積の縮小による違和感の減少や咀嚼力の増加にもつながると考えられます．

　しかし，歯の存在によりパーシャルデンチャー製作過程において複雑さが生じる場合があり，さらに設計が難しくなることがあります．それはとくに傾斜した歯が存在する場合（図1-5-5）に生じることが多く，そのため義歯の最終印象を行う前に研究用模型などでサベイングを行い，残存歯，とくに支台歯の形態修正を行うのかを確認をすることが必要です．

　これを行うことで，早期に義歯製作が可能かを診断でき，そのうえで義歯装着時の違和感や自浄作用低下を防ぐ対策を講じることが可能となります．何も考えずこの過程を省いて最終印象をしてしまうと，着脱方向とアンダーカットの関係でクラスプを付けられない，あるいは装着時に顎堤が痛いなどの問題が生じることがあります．

　挺出が著しい残存歯がある場合には，偏心運動時に咬合干渉が生じることがあります（図1-5-6）．可能であれば，最終義歯装着前に歯冠形態修正をすることが望ましいでしょう．

　さらに，残存歯が存在することにより，審美的に満足のいく排列ができなかったり，付与したい咬合が与えられないことがあります（図1-5-7, 8）．このような場合は，失敗を回避するために，そのまま義歯製作するのか，歯冠形態を修正してから製作するのか，もしくは残根上義歯として製作するのが適切か判断します．また患者にも前処置についてきちんと事前に説明しておくことが大切です．

　上下顎の対向関係で考えると，Kellyのシンドローム（顎口蓋部の過角化，上顎結節の線維組織の増加，上顎前歯部顎堤の炎症，残存下顎前歯の挺出，パーシャルデンチャー遊離端部の骨吸収）を引き起こすとされる上顎無歯顎で下顎前歯残存の症例（図1-5-9）や，すれ違い咬合の症

無歯顎と部分欠損の違いは何か〜歯冠を有する残存歯の存在と義歯構成要素の設計〜

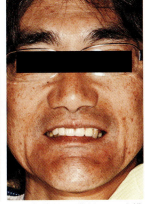

図1-5-7a, b 残存歯が存在することにより，審美的に満足のいく排列ができなかった症例．

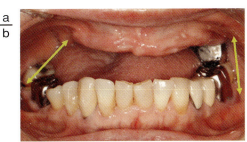

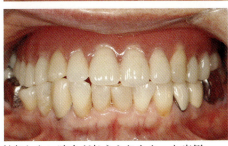

図1-5-8a, b 付与したい咬合が与えられなかった症例．

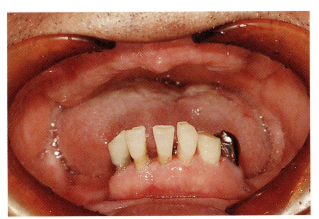

図1-5-9 顎堤に支持能力が期待できない上顎が無歯顎で下顎が前歯残存の症例．

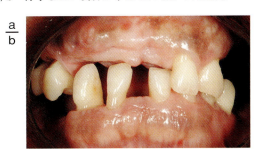

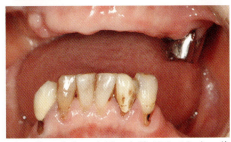

図1-5-10a, b すれ違い咬合の症例．支持だけでなく，義歯の回転よる残存歯への影響を考慮した設計が必要である．

例（図1-5-10）など，加圧要素に対して受圧する顎堤など支持能力が心許ない場合には，難度が非常に高い症例となります．このような症例では，支持のみならず，義歯の回転を考慮した設計が必要となり，義歯印象前の検査と多くの前処置をしなければなりません．

以上のように，パーシャルデンチャーでは，残存歯があることのメリットをできる限り生かし，一方では，そのデメリットを極力少なくしていこうと考えることが失敗を回避するための秘訣です．

参考文献
1. 藍 稔．パーシャル・デンチャーの設計に関する考え方の変遷．1987；補綴臨床別冊．リジッド・サポートによるパーシャル・デンチャーの設計指針．7-18．

Diagnostic Edition 6

欠損を放置した場合の問題点と短縮歯列の考え方
～口腔内の障害と短縮歯列への補綴介入～

I 欠損を放置した場合の障害

歯の欠損により，顎口腔系に経時的に変化が生じ，形態や機能にさまざまな影響が及びます．歯の欠損の継発症とも言えるこの変化は，一次性障害，二次性障害，三次性障害の3つの段階に分けられます[1]．

欠損歯列における変化が，どの段階にあるかを把握することは，適切な補綴処置を選択するうえで非常に重要です．

図1-6-1に欠損を放置した場合の主な障害（一次性障害から三次性障害）の状態を示します．

1. 歯の欠損による一次性障害

一次性障害とは，歯の喪失直後や，ごく短い期間に生じるものです．一次性障害として挙げられるのは，咀嚼障害，発音障害，外観不良，

■一次性障害から三次性障害

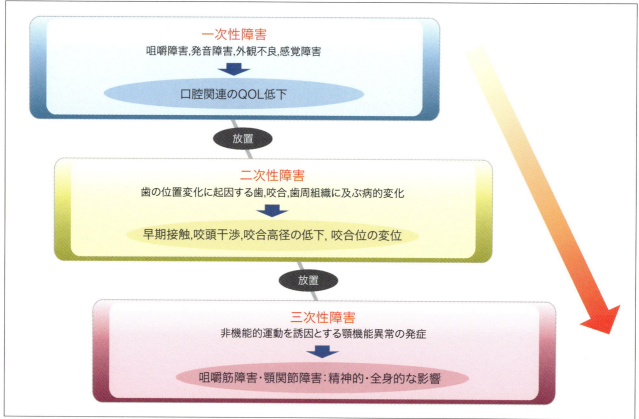

図1-6-1　一次性障害から三次性障害までの状態．三次性障害まで進行すると歯科的治療だけでは対処できないこともある（藍 稔，五十嵐順正：編著．スタンダードパーシャルデンチャー補綴学．東京：学建書院，2016．より引用改変）．

欠損を放置した場合の問題点と短縮歯列の考え方〜口腔内の障害と短縮歯列への補綴介入〜

■一次性障害

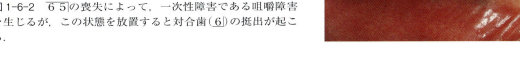

図1-6-2 <u>6 5</u>の喪失によって，一次性障害である咀嚼障害を生じるが，この状態を放置すると対合歯(<u>6</u>)の挺出が起こる．

感覚障害です(図1-6-2)．

とくに第一大臼歯を喪失したのちに咀嚼能率は，50％以下にも低下するとの報告もあります[2]．一方，前歯や小臼歯の欠損によっては審美不良とともに発音の不明瞭が生じます．これらはすべて，患者の生活の質の低下に直結します．

近年，患者を主体とした口腔健康の評価指標として，口腔関連QOL (Quality of Life) と呼ばれる指標が注目され，数多くの研究により歯の欠損は口腔関連QOLを損なう大きな要素であることが明らかにされています．

2. 歯の欠損による二次性障害

一次性障害は生体適応や補償作用によって徐々に自覚されなくなり放置されることがあります．また障害を自覚していても，いろいろな理由から放置されることもあります．歯の欠損を放置すると次第に歯列や咬合に変化が生じてきます．歯，咬合，歯周組織に及ぶ病的変化が「二次性障害」です．

歯列の変化として，欠損に隣接する歯が欠損側へ傾斜移動し，隣接接触点が喪失します．欠損の対合歯には挺出が生じ，辺縁隆線が不揃いになり，やはり隣接接触点が喪失します．隣接接触点の喪失により食片圧入を生じやすくなり，歯間鼓形空隙の拡大がそれを加速し，その頻度が高くなると，歯周組織の炎症やう蝕の罹患リスクが高まります．

さらに残存歯の移動・傾斜・挺出により歯列の連続性が損なわれ，咬合関係も変化し早期接触や咬頭干渉が生じ，咬合位の変位を招くことがあります．

早期接触や咬頭干渉が生じると，その歯には咬合性外傷が起こりやすくなり，歯周組織に過大な力が作用し，エックス線画像上での歯根膜腔の拡大や垂直性の骨吸収が認められ，歯の動揺は増加していきます．

このような状態が進行していくと，上下顎顎間関係，すなわち咬合位が変化し，咬合高径の低下が認められるようになります(図1-6-3)．

3. 歯の欠損による三次性障害

早期接触や咬頭干渉，咬合位の変化は，顎機能異常や，場合によっては全身的に影響を及ぼすこともあります．これらを「三次性障害」と呼びます．

たとえば，咬合支持域が減少し，咬合位が不安定になった状態で，睡眠時ブラキシズムなどの非機能的な運動が行われると，顎関節に過剰な負荷がかかり，クリックやロックなどの顎関節症状をきたしやすくなります．

早期接触や咬合異常が存在すると，咬合に対する意識が高まり，つねに歯を接触させること

第1部　診断編

■二次性障害

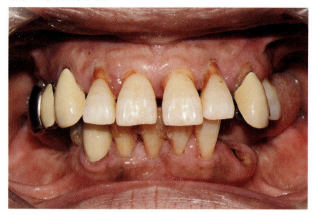

図1-6-3　欠損の放置によって二次性障害を生じた症例．┌3の補綴装置が脱離するまで審美不良を自覚せず咀嚼障害は放置されていた．隣接接触点の喪失，鼓形空隙の拡大が認められ，咬合支持の喪失と歯周炎の進行によりフレアーアウトを生じており，咬合高径は低下していた．

■Shortened Dental Arch（短縮歯列）

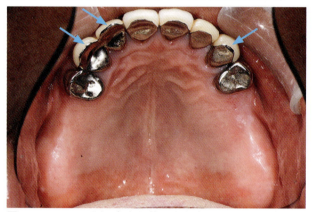 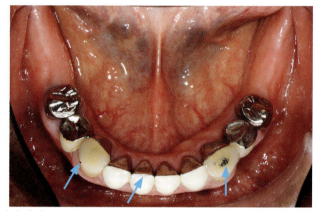

図1-6-4a, b　上顎は左右側第一小臼歯まで，下顎は左右側第二小臼歯までのShortened Dental Archの症例．患者は強い咽頭反射があり，可撤性義歯を装着できないが，咀嚼機能には不満はなく，歯周組織が健全に維持されているため10年以上この歯列が保持されている．ただし，この間，歯の摩耗は徐々に進行した（矢印）．　a│b

が習癖化してしまい（TCH：Tooth Contacting Habit），その結果として咀嚼筋痛を主体とした顎機能異常を発症するリスクが高まります．

　顎筋や顎関節がこのような状態に陥ると，咀嚼や会話などの機能運動が障害され，感覚の異常を招くこともあります．稀ではありますが，歯科的治療だけでは対処できない精神的・全身的な影響を生じることもあります．

II　欠損歯列への補綴介入と短縮歯列

　欠損にともなって生じる多様な障害を防止するために補綴治療は行われますが，長年にわたり，第二大臼歯までのすべての歯の欠損が治療対象だと信じられてきました．

　一方，1980年代にオランダのKäyserによって，短縮歯列（SDA：Shortened Dental Arch）という，前歯から第二小臼歯まですべて残っていれば，大臼歯が欠損していても補綴する必要はないという概念が紹介されました[3]．

　この概念はさまざまな臨床研究によって検証され，短縮歯列が保持されていれば顎機能異常の発生リスク，咀嚼能率，咬合感覚などの問題が生じないということがヨーロッパを中心として広く普及してきました．

欠損を放置した場合の問題点と短縮歯列の考え方～口腔内の障害と短縮歯列への補綴介入～

しかし，わが国で行われた大規模臨床研究により，前述の包括的患者立脚型アウトカムである口腔関連 QOL を指標として，短縮歯列患者を評価した結果，大臼歯をすべて失った患者群の口腔関連 QOL が有意に損なわれることが明らかになり，現在ではこれらの患者に対しても何らかの補綴介入が必要だと考えられています[4,5]。

また同じ研究により，欠損が第二大臼歯に限局している場合には口腔関連 QOL は損なわれないため，必ずしも介入する必要がないことが示唆されています．

ただし，欠損に対応した臨床判断は患者ごとの条件や患者の希望に沿ってなされるべきですから，これらの考え方やそれを支えるエビデンスは，臨床判断の参照にはなるものの，絶対的なものではありません（図 1-6-4）．

参考文献

1. 藍 稔，五十嵐順正（編著），佐々木啓一，馬場一美，鱒見進一，山下秀一郎ほか（著）．スタンダードパーシャルデンチャー補綴学．東京：学建書院．2016．
2. Fueki K, Igarashi Y, Maeda Y, Baba K, Koyano K, Sasaki K, Akagawa Y, Kuboki T, Kasugai S, Garrett NR. Effect of prosthetic restoration on masticatory function in patients with shortened dental arches : a multicentre study. 2016 ; J Oral Rehabil. 43 : 534-542.
3. Käyser AF. Shortened dental arches and oral function. 1981 ; J Oral Rehabil. 8 : 457-462.
4. Baba K, Igarashi Y, Nishiyama A, John MT, Akagawa Y, Ikebe K, Ishigami T, Kobayashi H, Yamashita S. Patterns of missing occlusal units and oral health-related quality of life in SDA patients. 2008 ; J Oral Rehabil. 35 : 621-628.
5. Fueki K, Igarashi Y, Maeda Y, Baba K, Koyano K, Sasaki K, Akagawa Y, Kuboki T, Kasugai S, Garrett NR. Effect of prosthetic restoration on oral health-related quality of life in patients with shortened dental arches : a multicentre study. 2015 ; J Oral Rehabil. 42 : 701-708.

Diagnostic Edition 7

パーシャルデンチャー製作時には残存組織の保護を最優先に考えるべきか

I パーシャルデンチャーの設計原則

　パーシャルデンチャーによる欠損補綴は残存歯や顎堤などの残存組織を利用するため，それらの負担を前提に行われる治療となります．したがって，パーシャルデンチャー製作時には，欠損部の回復をどのように行うかを考えると同時に，残存組織に対しての為害作用をいかに少なくするかを十分配慮する必要があります．

　パーシャルデンチャーを装着することによって残存歯の抜去，あるいは顎堤の著しい吸収は避けなければなりません．パーシャルデンチャーの設計を考えるうえで，重要となる原則は図1-7-1に示した4項目に集約されます．①から③は残存組織の保護に直接的に関与し，④は残存組織の変化に対するもので，歯の欠損に対する増歯増床や顎堤粘膜に対するリラインなどを示します．本項では主に①〜③の残存組織の保護について具体的に解説していきます．

II 残存組織の保護のためのパーシャルデンチャー：動揺の最小化

　パーシャルデンチャーの動揺を安定させるためには支持，把持および維持機構が必要となります．動揺のうち沈下に抵抗する作用を支持，水平的な力に抵抗する作用を把持，離脱に抵抗する作用を維持と呼びます．パーシャルデンチャーの各構成要素はそれぞれの作用を担っています．その作用を支台歯と顎堤に負荷させることとなるため，残存組織の保護の観点からその負荷を生理的許容範囲内に収める必要があります（図1-7-2）．

　パーシャルデンチャーの動揺の最小化を目的に，クラスプの鉤尖部のアンダーカット維持を中心に設計を行うことは間違いです．支持，把持の作用を中心に設計を行うことで義歯の動揺を抑えることが基本です．支持と把持の作用を高めるためにはつぎの3つの要件が重要です．

1. 義歯の支持様式に対するレストの配置
　中間欠損の場合は歯根膜支持型となるため，レストは欠損部に隣接する支台歯の欠損側に設定するのが一般的です．

　また遊離端欠損の場合は歯根膜粘膜支持型と

■設計の重要原則

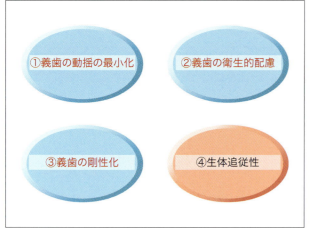

図1-7-1　パーシャルデンチャー設計の4大原則．

■パーシャルデンチャーの支持・把持・維持作用

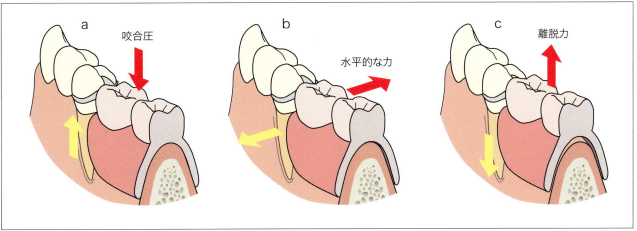

図1-7-2a〜c　義歯の支持，把持，維持作用．a：支持＝咬合圧に抵抗する作用．b：把持＝義歯に加わる水平力に抵抗する作用．c：維持＝義歯に加わる離脱力に抵抗する作用．

なるため，レストは欠損部に隣接する支台歯の非欠損側に設定するのが，支台歯の負担軽減の観点から有利ですが，欠損部が長い場合にはその効果に大差はありません．

2．義歯の動揺に対するレストの配置

欠損部に隣接した支台歯に配置されるレストに対して離れた支台歯にレストを配置すると義歯の動きを抑制します．

また遊離端義歯は最後方レストを結ぶ支台歯間線を軸として回転します．そのため義歯床の遠心端の浮き上がりに対して間接支台装置のレストを用いて間接的維持効果を発揮させます（図1-7-3）．逆に義歯床の沈下に対しては間接支台装置のレストは支持機能を発揮しません．

3．義歯構造体と支台歯の軸面との接触を利用した把持作用

隣接面板や小連結子をガイドプレーンのように義歯の着脱方向に平行な複数の軸面と接触させることで，義歯の把持作用が高まります．また，隣接面板や小連結子と支台歯の歯面との摩擦による維持作用を得ることもできます（図1-7-4）．

■義歯の浮き上がり防止

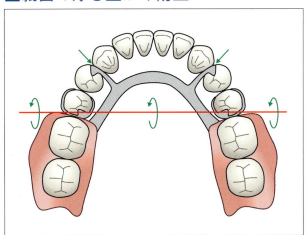

図1-7-3　支台歯間線に対する義歯床の遠心端の浮き上がりに対して間接支台装置である4|4のレストが抵抗する．

III 残存組織の保護のためのパーシャルデンチャーの衛生的配慮

パーシャルデンチャーを装着することで歯はう蝕，歯周組織は歯周病，顎堤粘膜は義歯性口内炎や顎堤吸収が生じやすい口腔内となるため，これについての対策は重要です．

1．義歯の設計は可及的に単純化する

義歯の設計をできるだけ単純にすることに

第1部　診断編

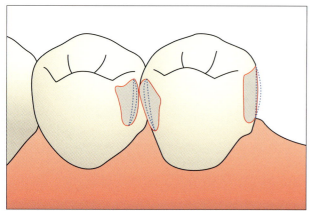

図1-7-4a　隣接面板と小連結子の接触部（参考文献1より引用改変）．

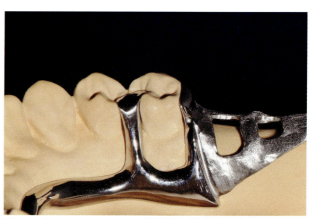

図1-7-4b　フレームワーク装着時の状態．

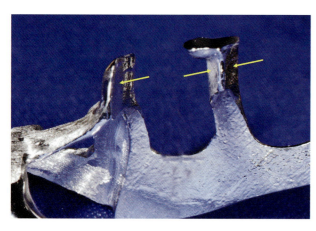

図1-7-4c　隣接面板と小連結子の歯面接触部．

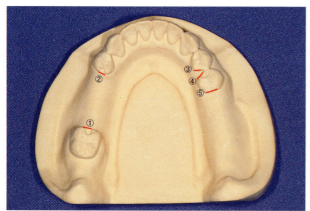

図1-7-4d, e　この義歯の設計では隣接面板および小連結子の歯面接触部を合わせて5面での把持効果と着脱方向の規制を期待している．

d|e

よって，デンチャープラークが付着しても義歯ブラシで簡単に除去しやすくなります．

2．残存歯の辺縁歯肉は可及的に被覆しない

残存歯の辺縁歯肉を被覆すると，唾液による自浄作用が低下してしまうため，その周囲にプラークの付着が増加し，う蝕，歯周疾患が発症

しやすい状態となります．辺縁歯肉は可能な限り被覆しないことを心がけます（図1-7-5）．

3．残存歯の歯面および辺縁歯肉に接触する部分には金属を使用する

金属はレジンと比較して微生物の付着が少ないため，残存歯の歯面および辺縁歯肉が接触す

■義歯の設計と予防歯学的配慮

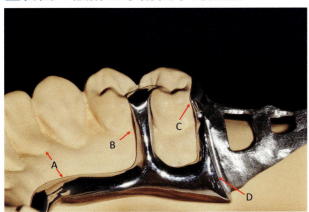
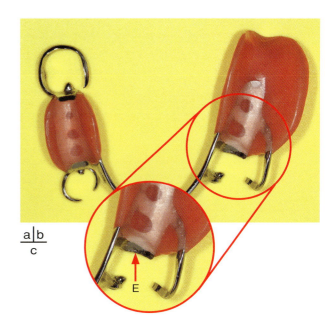

図1-7-5a～c　図a：A＝大連結子は辺縁歯肉から可能な限り離して走行させる．B＝小連結子などが辺縁歯肉を横切る場合には最小限の被覆とする．C＝支台歯隣接面は可能な限り金属で接触させる．D＝フィニッシュラインは可能な限り辺縁歯肉から離す．図b, c：E＝支台歯の欠損側隣接面の歯頸部付近はメタルタッチを付与する．

る部分には金属を多く設置すると良いでしょう（図1-7-5）．

IV 残存組織の保護のためのパーシャルデンチャーの剛性化

近年，ノンメタルクラスプデンチャーのような柔軟性のある材料のみで設計された義歯が数多く製作されていますが，パーシャルデンチャーが力を受けて変形するような軟らかい構造の場合，支台歯は支台装置により過大な力や側方力を受けることで障害が生じます．また顎堤であれば義歯床による負担圧の不均等が生じ，部分的に強い圧迫が生じてしまい疼痛の原因ともなり，結果的に顎堤吸収を促進させてしまいます（治療編第19項参照）．

日本補綴歯科学会では剛性のないノンメタルクラスプデンチャーは金属アレルギーなどの特別な症例以外を除いて最終義歯としては推奨できないとしていることを付記しておきます．

参考文献

1. 藍 稔，五十嵐順正（編著），佐々木啓一，馬場一美，鱒見進一，山下秀一郎ほか（著）．スタンダードパーシャルデンチャー補綴学．東京：学建書院．2016．

Diagnostic Edition 8

自分で難症例だと思い込んでいないか
～診断の第一歩はどこを診るのか～

I 難症例とは何か

1. 難易度の決定要素

日常臨床におけるパーシャルデンチャーを用いた部分歯列欠損補綴において「難症例（と感じる症例）」に遭遇することは少なくありません．では，難症例とそうではない症例とを分けている要因とは何でしょうか．

まず補綴治療の経験年数に大きく依存することは言うまでもありませんが，誰一人としてまったく同じ口腔内ではない部分歯列欠損症例に対して，補綴歯科治療を行ううえでは，各症例の顎口腔の状況はもとより図1-8-1の「難易度を決定する要素」に示す全身の状態，社会的背景などについて，総合的に診断を行い，治療のゴールを見据える必要があり，これらが症例の難易度を決定する大きな因子となっています．

もっとも，図1-8-1に挙げた通常の歯科治療が難しい「全身の状態（既往歴）」があり，治療の基本となるラポール形成ができていないような症例では，単純な術式の治療であっても，遂行が困難となるでしょう．

2. 顎機能障害の有無

また図1-8-2の「顎機能障害の有無の診断」[1]に示した咀嚼筋痛障害，顎関節痛障害，顎関節円板の転位，顎関節の退行性変化などに代表される顎機能障害をもつ患者の治療は，一般に難症例となることが少なくありません．

このような症例では，下顎運動，下顎位が安定せず，咬合位の決定が困難であったり，開口距離が少なく口腔内への到達が難しいなど，さまざまな要因から治療が困難になります．そのため，診断自体が非常に重要です．

図1-8-1の6項目中に示す悪習癖，なかでもクレンチングやグラインディングなどのブラキシズム，ライトクレンチング癖の存在は，顎機能障害の発症因子でもあり，さらにその増悪

■症例の難易度を診るチェックリスト

☑全身の状態（既往歴）　　☑多数歯欠損・咬合支持の喪失状況

☑社会的背景　　　　　　　☑残存歯列・周囲組織の状態

☑顎機能障害の有無　　　　☑悪習癖の有無

図1-8-1　難易度を決定する要素（該当する要素が多ければ難度が高い）．

顎機能障害有無のチェックリスト

■**顎機能障害の有無の診断**
以下の所見があれば，「顎機能障害」と診断される

- ☑ 顎関節や顎顔面領域における外傷・炎症・腫瘍・慢性関節リウマチ・顎関節症（下顎運動時の）の既往
- ☑ 顎関節症症状（顎関節・咀嚼筋群などの頭頸部筋の疼痛，顎関節雑音，開口障害ないし下顎運動障害）
- ☑ 画像検査
  - エックス線画像：顎関節部の骨形態異常，関節窩内における下顎頭の位置異常，関節腔内の石灰化物
  - MRI画像：関節円板の位置異常および肥厚．顎関節腔滑液の貯留・炎症（joint effusion）

図1-8-2　顎機能障害の有無の診断（日本補綴歯科学会編「歯科医療領域3疾患の診療ガイドライン」より引用改変)[1]．

因子ともなるので，その複雑な病態の診断には細心の注意を払う必要があります．

3. 難易度と顎機能障害を見極めたゴール

一方，咬合支持の喪失にともなう咬合高径の低下や，下顎位の偏位が認められる一見「難症例（と感じる症例）」であっても，前述したような難易度（図1-8-1参照）が低いと診断された場合，残存歯，咬合，下顎位に関して基本的な検査・診断を適切に行うことにより，明確な治療方針が立案され，多くの場合，通常の補綴治療とそれほど変わらずに最終補綴に到達できるものです．

「難症例（と感じる症例）」のなかでもとくに咬合支持の喪失にともなう咬合高径の低下，下顎位の偏位や，歯列内での残存歯の乱れ（著しい咬耗，挺出，移動）をともなう症例などでは，最終義歯としてのパーシャルデンチャー製作前に行うべきさまざまな前処置（外科的・矯正的・保存的・補綴的）が必要となるうえ，その選択肢やバリエーションは患者一人ひとりで異なるため，歯科医師は治療の方向性やゴールを見失いやすくなります．

しかし前述したように，術者が咬合や下顎位を含めた顎口腔系の適切な検査・診断を行い，「適切な咬合平面・咬合位」の獲得のために治療用義歯などを用いていったんこれらを確立することができれば，かなり煩雑な前処置が予想されたケースにおいても，その後のスムーズな前処置・補綴処置の進行が可能となるのです．

そこで以下に「難症例（と感じる症例）」における検査・診断・治療の要点を，実際の症例に基づいて解説します．

II 難症例の診断と補綴設計を見据えた咬合平面・咬合位の設定

図1-8-3，4の2症例は，「咀嚼障害」を主訴として東北大学病院咬合回復科を受診，ともに咬合支持の喪失と，咬合高径の低下が認められた症例です．両症例ともに顎機能障害は認められませんでした．

1. 症例1（図1-8-3）

本症例は，外傷やう蝕などによる上顎前歯部（ケネディー分類II級），下顎臼歯部（ケネディー

第1部　診断編

■ 症例1(術前・術後)

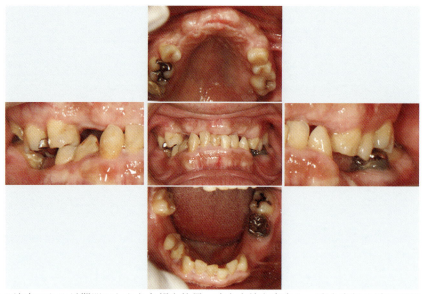

図1-8-3a　基礎疾患の治療のため長期間にわたり欠損を放置．咬合支持を喪失し，咬合高径の低下が認められた症例．

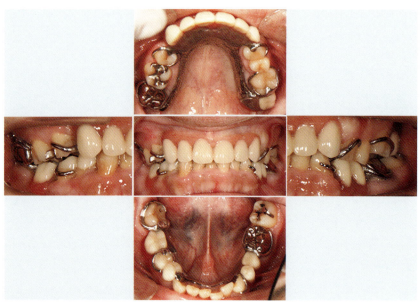

図1-8-3b　図1-8-3aの治療終了時の口腔内の状態．治療用義歯によって咬合高径の回復を含めた下顎位の修正を行った．

分類Ⅲ級)の中間欠損を有する症例(アイヒナーの分類B-1)で，糖尿病などの基礎疾患の治療のため長期間の欠損放置に起因した咬合高径の低下，下顎位の水平的な偏位，残存歯の挺出や移動のため補綴スペースの不足が認められました．

治療初期に上下顎の治療用義歯によって咬合高径の回復を含めた下顎位の修正を行いました．治療用義歯によって適切な咬合平面・咬合位，また残存歯の問題点を明確化したうえで，それらに対応する治療プランニング，そして保存的・補綴的前処置を行い，最終補綴にいたりました．

2. 症例2(図1-8-4)

本症例は欠損部の補綴スペースが不足している症例です(上顎：ケネディー分類Ⅱ級，下顎：ケネディー分類Ⅱ級，アイヒナーの分類B-3)．

長期間の欠損放置による咬合高径の低下に

■症例2（術前・術後）

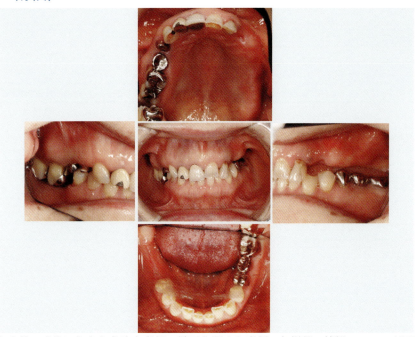

図1-8-4a　同じく咬合支持の喪失にともなう咬合高径の低下を認めた症例．欠損部の補綴スペースが不足している．

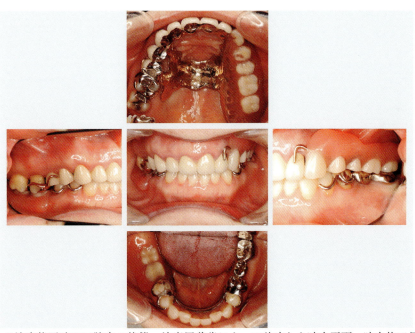

図1-8-4b　図1-8-4aの治療終了時の口腔内の状態．治療用義歯によって決定した咬合平面・咬合位で最終補綴を行った．

よって補綴スペースの不足が認められましたが，初期治療において治療用義歯を用いて咬合高径を回復しました．これにより検査項目（次頁・図1-8-5参照）における初診時の問題点の大部分が改善され，その後の経過観察で下顎位に問題がないことを確認しました．

治療用義歯により残存歯同士の咬合接触は一時的に失われましたが，最終補綴前の補綴的前処置によって残存歯による咬合支持の回復後に，治療用義歯によって決定した咬合平面・咬合位において最終補綴を行いました．

■咬合再構成のためのチェックリスト

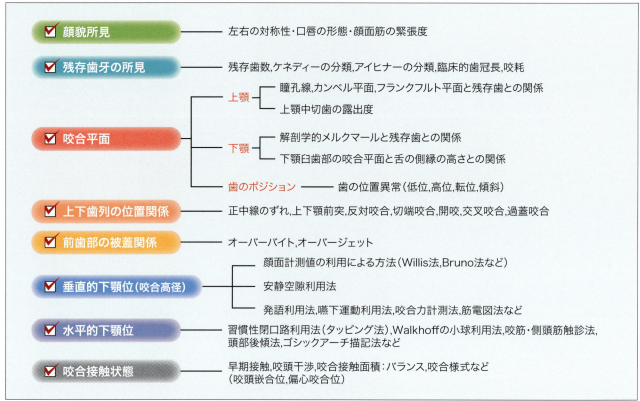

図1-8-5　咬合再構成を行う場合の検査項目（東北大学大学院歯学研究科口腔システム補綴学分野診療プロトコールより引用改変）．

III　患者の幸せのために行動する

　図1-8-5に当科で用いられている部分歯列欠損における咬合再構成のためのチェックリストを示します．図1-8-3, 4の2症例はこの検査項目を用いて，症例の問題点を抽出し，難易度を把握することで，咬合再構成を行う際の咬合平面，咬合位を考慮した治療計画の立案が行われ，ガイドラインに沿った前処置，印象採得，咬合採得などを経て，補綴装置の装着，および咀嚼機能の改善がスムーズに行われました．

　このように補綴的介入が一見難しくみえる症例でも，患者の全身状態や社会的背景を把握し，顎機能障害の有無を判断したうえで，検査・診断を行い，治療を進めることにより，「難症例（と感じる症例）」においても良好な治療結果を得ることができます．臨床では，難易度を正しく診断し，専門医への紹介も含めてさまざまな方策を考え，患者の幸せのために行動することが治療成功の第一歩です．

参考文献

1. 社団法人日本補綴歯科学会（編）．歯科医療領域3疾患の診療ガイドライン．2002；補綴誌．46(4)：16-21.

第2部
治療編
(Treatment Edition)

　パーシャルデンチャーの設計を行う際にもっとも基本となる原則は，①義歯の動揺の最小化(動かない)，②予防歯学的配慮(汚れない)，③破損の防止(壊れない)，④生体追従性の4項目となります．

　義歯の動揺の最小化を実現すると，支台歯の負担過重を招くのではないかと考えられがちですが，これは大きな間違いです．どのように義歯の設計を行っても必ず義歯は動きます．その際の動きをゼロにしようというのではなく，動きの方向をなるべく単純化しようというのが，動揺の最小化の意味です．クラスプの鉤尖をアンダーカットに深く入れることによって義歯の動揺を抑制しようとした場合には，支台歯の負担過重を招きます．これは維持機能を主体とした考え方であり推奨されるべきではありません．支持機能と把持機能を高めることで義歯の動揺を抑制するのが正しい考え方です．

　予防歯学的配慮の基本には，オープンとクローズの考え方があります．これは，残存歯の辺縁歯肉を義歯構造体から解放するのか，義歯構造体で被覆するのかという内容です．当然のことながら辺縁歯肉に対する自浄性を考えた場合には，オープンのほうが好ましいのですが，把持機能を高めるためにどうしてもクローズにしなければならない状況も生まれてきます．患者さん個々の口腔内に合わせた個別の配慮がぜひとも必要となります．

　義歯の破損の防止あるいは生体追従性の観点から義歯の設計を考えた場合，材料の選択が大きく関わります．義歯には可及的に剛体であってほしい部分，適切な弾性を保ってほしい部分，さらに，ある時期がきたら改変可能な部分に分けられます．設計の段階で，義歯の各構成要素の役割分担を明確に理解するのと同時に，義歯の長期予後を見据えた配慮が必須となります．

　本編では，前処置，設計，印象から装着までの各ステップについて，30項目を設定し解説を行いました．パーシャルデンチャー製作の根幹となる大切な部分なので，上記に記載した4つの原則を踏まえながら，十分に理解していただければ幸いです．

第2部　治療編

Treatment Edition 1

歯周病患者のパーシャルデンチャー治療
〜失敗しないための支台歯の検査・診断のポイント〜

I 支台歯の評価

　歯周疾患に罹患した欠損歯列に補綴処置を行う際，術前の検査によってそれぞれ歯の罹患程度を評価し，歯周治療後にあらためてそれぞれの歯の負担能力を評価することが重要です．

　とくに，支台歯の骨植状態はパーシャルデンチャーの設計および予後に大きな影響を与えます．本項では，支台歯の歯周組織検査とその評価について解説します．

II 歯周組織検査

　①歯の動揺度，②歯冠歯根比，③歯周ポケットの深さ，④プロービング時の出血，⑤プラークの付着状態，⑥根分岐部病変，⑦咬合性外傷の有無，などを検査しますが，ここでは主に①〜④について説明します．

1．歯の動揺度[1]

　歯の動揺は歯周炎による歯槽骨の吸収と付着の喪失による支持組織の減少や咬合性外傷の存在などによって生じます（図2-1-1）．

■歯の動揺度の有無と程度

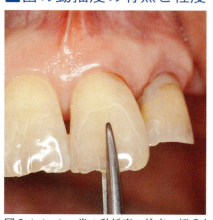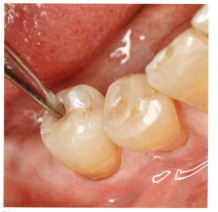

a|b

図2-1-1a, b　歯の動揺度の検査．頬舌方向，垂直方向の動揺度を調べる．

表2-1-1　Millerの分類による歯の動揺度

動揺度	歯の状態
0	生理的な歯の動揺（0.2mm以内）
1	軽度の動揺．唇舌方向にわずかに動揺（0.2〜1.0mm）
2	中等度の動揺．唇舌方向および近遠心方向にもわずかに動揺（1.0〜2.0mm）
3	高度の動揺．唇舌方向および近遠心方向（2.0mm以上）だけでなく，垂直方向にも動揺

■健常者と歯周炎患者の歯冠歯根比

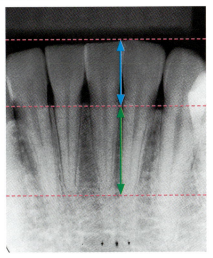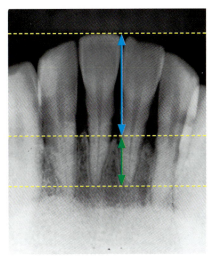

図2-1-2a, b　歯冠歯根比．a：健常者の歯冠歯根比は1:1.5を示す．b：歯周炎患者．歯根長の1/2におよぶ水平性骨吸収が認められ，歯冠歯根比は1:0.5であり，悪化していることがわかる．このため側方力のコントロールが必要である．

　支台歯が頰舌的に1mm以上動揺する場合，支持と把持効果を期待し，隣在歯を支台歯として増員します．頰舌的および近遠心的な動揺も認められるが，垂直的な動揺がない場合は支持のみを期待します．さらに垂直的な動揺が認められる歯は支台歯としては適さず，抜歯の適応となります．なお，表2-1-1にMillerの分類による歯の動揺を挙げておきます．

2. 歯冠歯根比[2]

　歯冠歯根比とはエックス線画像で判定できる歯の歯槽骨内に存在する部分に対する歯槽骨外に存在する部分の比率で，歯根形態や歯根膜表面積とともに支台歯の支持負担能力に影響します．

　歯冠に対する歯根の比が大きい場合，側方力に対する抵抗が大きくなります．健全な歯槽骨を有する場合，歯冠歯根比はおおよそ1:1.5ですが，1:1.5以下でも歯根膜が健全で，かつ咬合力がコントロールされていれば許容できます．しかし，1:1の歯冠歯根比が最低限必要です（図2-1-2）．

　また歯槽骨の吸収程度に対する歯根膜表面積を計測した報告[3]では，歯槽骨が1/4吸収すると小臼歯部の歯根膜の表面積は約70％に減少し，1/2吸収では約40％まで減少するとされて

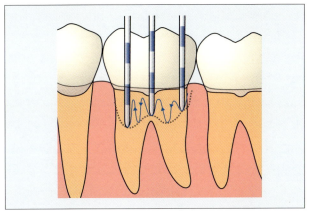

図2-1-3　歯周ポケット深さの測定法．walking techniqueを用いて歯の全周をくまなくプロービングする．

います．したがって，歯周疾患による歯槽骨の吸収は歯根膜により支持されるべき歯根表面積の減少を意味し，咬合力に抵抗する支持面積の低下，歯冠歯根比の変化を示します．

3. 歯周ポケットの深さ

　歯周ポケット（図2-1-3）が深くなることは，病理組織学的に結合組織性付着の破壊と歯槽骨の吸収，付着上皮の根尖方向への増殖として捉えられます．歯周ポケット深さは3mm以下が正常値ですが，ポケットが深くなるほど嫌気性環境となり，歯肉縁下プラークおよび歯周病原細菌がより多く存在しやすくなります．

　歯周ポケット深さの値が大きな部位は，歯周組織破壊が進行する可能性が高いため，歯周基

第2部　治療編

■歯周ポケットの評価

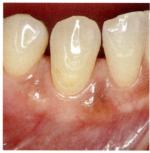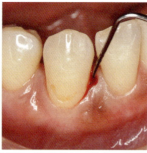

図2-1-4a, b　プロービング後（20〜30秒後）の出血の有無を調べる．出血があれば，歯周ポケット内壁に炎症があると考えられる．
a | b

本治療後の再評価で深い歯周ポケットが認められる場合には歯周外科手術を行い，組織の治癒後に補綴治療を行います．

4. プロービング時の出血（BOP：Bleeding on Probing）[4]

歯周ポケット内にプローブを20〜25gで挿入した直後の出血の有無で評価します．炎症がポケット内壁にある場合，周囲の上皮組織や結合組織が破壊されているため，プロービングにより容易に毛細血管が損傷して出血します（図2-1-4）．プロービング時の出血がある部位はポケット内壁に炎症が存在することを意味し，歯周炎が進行する確率が高くなります．逆に出血がないときは病状が安定していることを示します．

BOPは歯周炎の改善基準として有用であり，出血している部位には再度徹底したスケーリング，ルートプレーニングを行うか，必要に応じて歯周外科手術を行って徹底的な原因物質の除去を行います．

III　骨植が悪い支台歯への対応[5]

支台歯への負担圧を分散させるため，①支台歯の増員，②一次固定・二次固定，③歯冠歯根比の改善を行います．

1. 支台歯の増員

側方圧や義歯の回転運動にともなう負担を軽減するため，支台歯の増員により負担圧の分散を図ります．

2. 一次固定と二次固定

連結固定された歯は単独歯と比較して義歯の回転運動にともなう負担や側方圧の負担が減少します．

a. 一次固定

歯槽骨の吸収により咬合圧に対する負担能力が低下している支台歯は，連結，固定して負担軽減および機能力の分散を図ります．しかし，極端に骨植が悪い歯を健全な歯に固定した場合は固定効果がほとんどないばかりか健全な歯を弱体化させる恐れがあるので注意が必要です．

b. 二次固定

動揺をともなう残存歯や予後の診断が困難な場合は，支台歯を義歯によって間接的に連結する二次固定を考えます．機能時の支台歯の負担軽減および機能力の分散が行われ，結果として支台歯の負担能力の増強となります．また，将来，生じるかもしれない支台歯の変化に対応して修理改造が行いやすいという利点があります．

3. 歯冠歯根比の改善[5,6]

歯槽骨の吸収によって臨床的歯冠長の増大した歯を支台歯とする場合，歯の負担を軽減するため，咬合力の作用点の移動を図ります．

具体的には歯冠部を切断し，着力点を低下させます．このことにより歯が受ける回転力は小さくなり，義歯から作用される力は同じであっても支台歯の負担を減少させることができます（図2-1-5）．支台歯への対応をまとめるとつぎのようになります．

①負担能力が低い支台歯では支持作用のみの

歯周病患者のパーシャルデンチャー治療～失敗しないための支台歯の検査・診断のポイント～

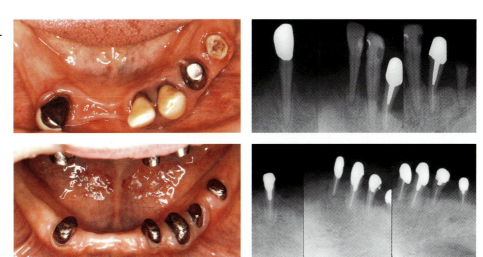

図2-1-5a～d　a, b：初診時の口腔内とエックス線画像．c, d：歯冠歯根比を改善するために臨床的歯冠部分を削除して歯根表面に根面板を装着．メインテナンス時の口腔内とエックス線写真（症例提供：北海道大学歯学研究院・口腔健康科学講座歯周歯内療法学教室：齋藤恵美子先生のご厚意による）．

支台装置とし，かつ着力点を下げることによって機能力負荷の軽減を図る．
② 支台歯の条件が少し良ければ，支持および把持作用の機能を発揮させる．
③ さらに条件の良い支台歯では，支持，把持作用に加えて，維持作用の機能も発揮させる．
④ 支持ができないほどの条件の悪い支台歯であれば，支台歯とすることはできず，保存困難と考える．

IV 歯周病患者における補綴治療の開始時期

歯周病患者における補綴治療は，歯周病原性のプラーク細菌が減少し，歯周組織の炎症のコントロールが達成されてから行います．再評価では，①モチベーションの確立（良好な口腔衛生状態の確立），②歯周ポケットの改善，③BOPの改善，④根面の平滑化が行われているといった観点からの評価が必要です（治療編第14項参照）．

しかし，中等度以上に進行した歯周病では，支持組織の破壊によって歯の動揺や欠損が生じるため，さらに残存歯に加わる負担の軽減と歯の移動や傾斜の防止，咬合・咀嚼の確保と審美性の回復のため，歯周基本治療時の早期に義歯（暫間補綴装置または歯周治療用装置）を装着するべきでしょう．

参考文献

1. 谷田部 優．1歯欠損から1歯残存までを補綴するBest Denture Design（開業医のための実践デンチャーシリーズ）．東京：デンタルダイヤモンド．2015；8-23．
2. 前田芳信，池邉一典．その補綴に根拠はあるのか．冠・ブリッジ・義歯・インプラントに対応．東京：クインテッセンス出版．2014；53-63．
3. 長田 豊，飯田美智子，田口章太ほか．歯根表面積に関する研究 第2報 歯周組織の減少とそれに対応した歯根表面積の変化．1982；日歯周誌．24(2)：293-298．
4. 社団法人日本補綴歯科学会医療委員会医療問題検討部会（石橋寛二，山森徹雄，安田 登ほか），特定非営利活動法人日本歯周病学会医療委員会（吉江弘正，川浪雅光，池田雅彦ほか）．「歯周病患者に対する補綴歯科治療のありかた」に関する提案書．2009；日歯周誌．51(2)：191-212．
5. 宮田孝義ほか．リジット・サポートによるパーシャル・デンチャーの診断．In 後藤忠正，宮田孝義（編）．補綴臨床別冊 リジット・サポートによるパーシャル・デンチャーの設計指針．東京：医歯薬出版．1987；55-66．
6. 後藤忠正．パーシャルデンチャーのプランニング&デザイニング．東京：医歯薬出版．1995；31-42．

第2部　治療編

Treatment Edition 2

外科的前処置の歯科臨床上のガイドライン
～全身の既往歴・投薬歴を踏まえた前処置を～

I　外科的前処置

1．外科的前処置が必要なケース

パーシャルデンチャーの適応症例においては，「診察・検査」で得られた情報に基づき，「前処置」を含めた治療計画を立案します．「前処置」とは良好なパーシャルデンチャー装着に向けて，治療に先立ち，口腔内環境を改善するための処置です．

残存歯の保存処置，歯周治療，歯科矯正治療，またレストシート，ガイドプレーンの形成などの支台歯処置あるいは粘膜調整などの補綴治療，さらに外科処置などが含まれます．パーシャルデンチャー治療のトラブルを予防するためには，「前処置」の必要性を診断する（図2-2-1)[1] ことが重要です．

本項ではとくに外科的前処置を取り上げます．この処置が必要なケースとして，骨隆起（口蓋隆起・図2-2-2），下顎隆起（図2-2-3），骨鋭縁・顎堤のアンダーカット，高度な顎堤吸収などの硬組織の問題，義歯性線維症[*1] およびフラビーガム[*2]（図2-2-4），小帯の位置異常などの軟組織の問題，さらには保存不可能な残存歯，残根などが挙げられます．

2．ガイドライン

2009年に改訂された有床義歯補綴診療のガイドライン[1] によれば，「外科処置は有効か？」のCQ（Clinical question）に対して，「著明な骨隆起に対し，外科処置を行った場合と行わなかった場合とを比較すると，処置を行ったほう

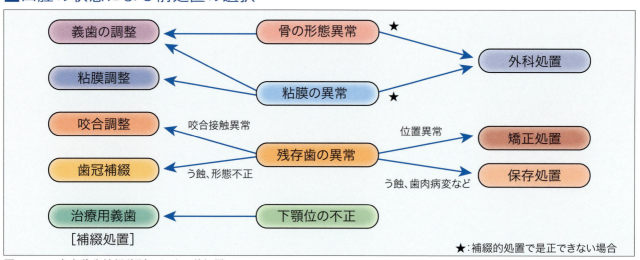

■口腔の状態による前処置の選択

図2-2-1　有床義歯補綴診断における前処置[1].

外科的前処置の歯科臨床上のガイドライン〜全身の既往歴・投薬歴を踏まえた前処置を〜

■外科的前処置が必要なケース

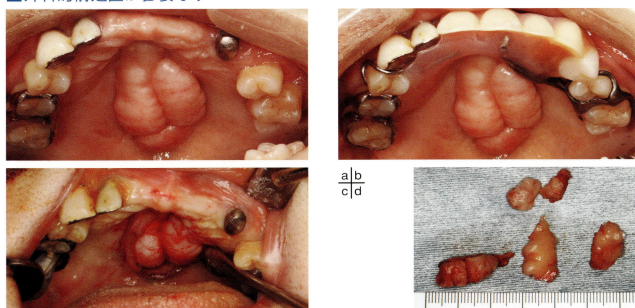

図2-2-2a〜d　a：上顎正中部に生じた口蓋隆起．b：口蓋隆起を避けるため義歯の設計が制限される．c：外科的前処置にて口蓋隆起を除去する．d：除去された骨隆起（症例提供：東北大学病院歯科顎口腔外科：山内健介先生のご厚意による）．

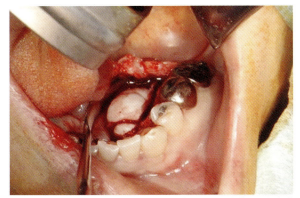
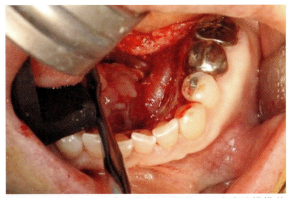

図2-2-3a, b　a：外科的前処置にて左側下顎隆起を除去する．b：下顎隆起除去後の口腔内画像（症例提供：国立病院機構仙台医療センター：長坂 浩先生のご厚意による）．

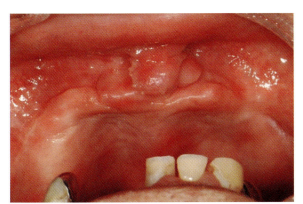
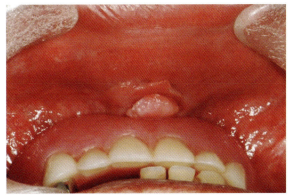

図2-2-4a, b　a：上顎無歯顎前方部に生じた義歯性線維腫（前方）とフラビーガム（顎堤部）．b：線維腫が義歯と接触しているが，義歯の機械的刺激による発生が推測される（症例提供：国立病院機構仙台医療センター：長坂 浩先生のご厚意による）．

第2部 治療編

■外向性腫瘤性病変の切除

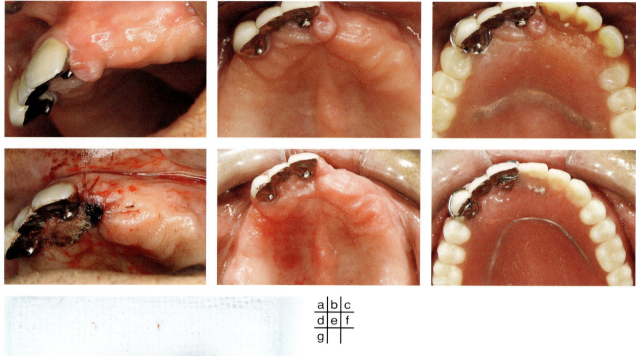

図2-2-5a〜g　a：上顎正中部に生じた外向性腫瘤性病変（側方観）．b：外向性腫瘤性病変（正面観）．対合歯の圧痕が観察される．c：腫瘤を避けるように設計された義歯の装着．d：外科的前処置にて除去された腫瘤部位．e：除去後治癒した腫瘤部位．f：腫瘤が存在した部位を覆った設計の義歯装着画像．g：除去された外向性腫瘤性病変．

が予後良好であると報告されている．また粘膜調整や義歯調整で改善できない義歯性線維腫やフラビーガム，小帯の位置異常，保存不可能な残存歯，残根は必要に応じて除去する」とされ，Grade B となっています．

しかし「著明な」の基準が曖昧なこともあり，その適応の判断が難しく，また歯科医師と患者双方にとって外科的前処置は敷居が高い処置でもあります．

3. 病変の切除

外向性腫瘤性病変を外科的前処置にて切除した症例を図2-2-5に示します．リリーフでは対応できず義歯床の設定を困難とする本症例のような場合，病変を切除することによって適正な維持安定を得ることが可能となります．

一方，小帯の位置異常などは，可動範囲を十分に避けた形態とすれば，障害となる症例はそう多くはありません．いずれにせよ，患者の全身状態や希望を考慮して対処することが必須です．

II 全身状況への対応

1. Performance status の把握

超高齢化が進むわが国では，パーシャルデンチャーを必要とする患者は今後とも漸増していくと考えられます．高齢者は複数の全身疾患をもつことが多く，口腔病変の有病率も高く，臨

外科的前処置の歯科臨床上のガイドライン〜全身の既往歴・投薬歴を踏まえた前処置を〜

■放射線性骨壊死

a	b
c	d
e	f

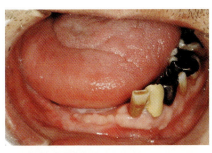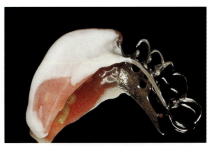
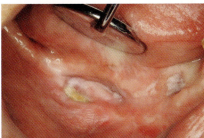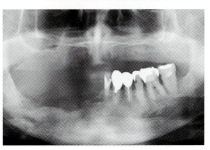
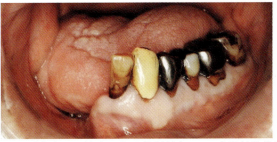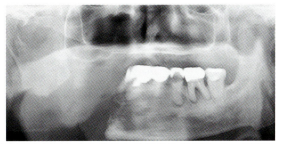

図2-2-6a〜f　a：下顎歯肉がん治療のため放射線（70 Gry.）照射後義歯による刺激により生じた放射線性骨壊死．b：口腔内に装着されていた義歯．c：義歯による刺激により生じた放射線性骨壊死の拡大画像．潰瘍の下に腐骨が観察される．d：放射線性骨壊死のパノラマエックス線画像．e．骨壊死部位を除去するため施行された下顎骨区域切除術後の口腔内画像．f：下顎骨区域切除術後のパノラマエックス線画像．

床的な注意が必要です．

　健康状態が良くないと，パーシャルデンチャーに対する患者の満足度が小さく，また適応しにくくなります．健康状態は，外科的前処置の可否のみならず，補綴診療を開始する時期や治療内容，加えて，装着期間や予後に大きく影響します．疾患や服用薬剤だけではなく，「患者の日常生活の制限の程度（Performance status：PS）」も確実に把握しておくべきです．

2．全身疾患をもつ患者への禁忌

　それでは臨床の場において，外科処置を避けたほうが良い全身疾患にはどのようなものがあるのでしょうか．

　重度の糖尿病患者は，創傷治癒も遅いため外科処置は避けるべきでしょう．高血圧や心臓疾患の患者では，抜歯や前処置としての外科的処置に際し，血圧や心拍の上昇をともなうので注意が必要です．血液凝固阻止剤（ワルファリンカリウム）使用患者は出血傾向の確認指標（検査値）を確認し，ステロイド長期投与患者もBP製剤，慢性炎症の確認などが必須なので，患者の「かかりつけ医」との連携を図り，現在歯科治療が可能な状態かどうか確認し，たとえ簡単な抜歯でも高次医療機関に依頼したほうが良いでしょう．

　すなわち他科医師への対診によって患者の全身状態を把握すること，場合によっては，高次医療機関への紹介状を作成する能力を身につけることがもっとも重要です．

第2部　治療編

■ ARONJ

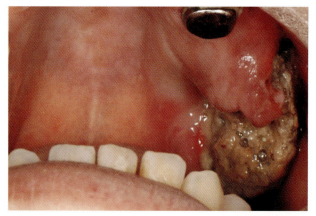
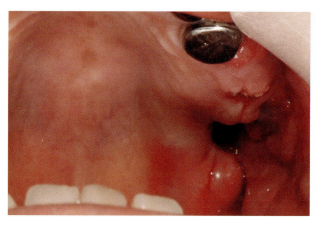
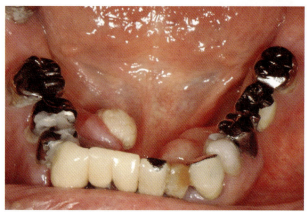

図2-2-7a〜c　a：上顎左側顎堤後方部に生じた薬剤性関連骨壊死．b：外科的処置にて除去された骨壊死部位．大きな欠損が観察される．c：下顎隆起部に生じた薬剤性関連骨壊死（症例提供：国立病院機構仙台医療センター：長坂　浩先生のご厚意による）．

　前掲の有床義歯補綴診療のガイドライン[1]によれば，「健康状態の把握は有効か？」のCQに対して，喘息や甲状腺疾患は下顎管壁の吸収の危険因子であり，義歯床下粘膜への疼痛の可能性を，糖尿病，新陳代謝障害，高度貧血症の患者では粘膜の機械的刺激に対する弱い抵抗力よる床下組織の容易な損傷の可能性を指摘しています．ビタミンA欠乏者では義歯性口内炎の罹患率が高く，粘膜の機械的に刺激に対する抵抗力が弱く，疼痛や義歯性口内炎および潰瘍を形成しやすくなると報告されています[2,3]．

III　周術期ならびに薬剤関連顎骨壊死への対応

1．周術期患者の対応

　平成24年度に「がんなどの周術期および抗がん剤治療時における口腔機能管理」が保険収載されたこともあり，病診連携のもと一般臨床医においても「かかりつけ歯科医」として，周術期口腔管理計画書に則って患者の口腔ケアや治療を行う機会が増加していますが，周術期間中は，かかりつけ歯科医が外科処置やパーシャルデンチャーを新製することは避けたほうが賢明でしょう．

　頭頸部腫瘍治療においては周術期を経過し，術後数年が経過した患者でも，放射線照射既往がある場合，放射線照射野に含まれる部位の抜歯は，抜歯窩が治癒せず腐骨化にいたることが多いので禁忌であり，注意を要します．同様にパーシャルデンチャー装着においても，床縁の過長などから生じる義歯性潰瘍は治癒せず腐骨化にいたる「放射線性骨壊死」を惹起します（図2-2-6）．

2. ARONJへの対応

さらに注意を要するトピックスとして，BP製剤や，がんの骨転移による骨病変の治療薬に関連する顎骨壊死，さらには抗がん剤としばしば併用される血管新生阻害薬，あるいは分子標的薬などの投与で起こる薬剤関連顎骨壊死ARONJ（Anti-resorptive agents-related ONJ：Osteonecrosis fo the jaws）があります（図2-2-7）[4]．危険因子として，抜歯，歯科インプラント埋入，義歯不適なども挙げられています．

がん治療においては休薬できないので，術前に外科処置を完了させることが大原則ですが，骨粗鬆症などにおける服薬時に外科処置が必要な場合，休薬2か月，外科処置，3か月後の投薬開始がポジションペーパーには推奨されています[4]．

義歯性潰瘍はARONJを惹起する要因となる[5]ので，パーシャルデンチャー治療もBP製剤服薬者には，細心の注意が必要です．口腔管理を入念に行えば，あるいは歯周組織や根尖の病変を除いておけば，ARONJ発生を予防できることが明らかとなりつつあります[6]．

そもそも危険因子である抜歯などにいたる確率も大幅に減少するので，パーシャルデンチャーの前処置としてもっとも重要なポイントは，口腔内を清潔に保つ口腔ケアと言うことができます．

---

*1 義歯性線維症：義歯床の機械的慢性刺激による粘膜の炎症反応性増殖物であり，肉芽型は義歯の適正化により消退する可能性があるが，繊維型は消退しないため，過度に増殖した組織は必要に応じて外科的に切除する．

*2 フラビーガム：不適切な義歯の長期使用による慢性的な機械的刺激を原因とする可動性の大きい粘膜の肥厚および粘膜下組織の繊維性増生であり，その形状が変形しやすく，咬合圧支持，義歯維持・安定に不適であるのでリリーフを行い，過度に増殖した組織は外科的切除の対象となる．

参考文献

1. 社団法人日本補綴歯科学会（編）．有床義歯補綴診療のガイドライン（2009改訂版）．2009；補綴誌．1(2)：7, 10.
2. Xie Q, Wolf J, Tilvis R, Ainamo A. Resorption of mandibular canal wall in the edentulous aged population. J Prosthet Dent. 1997；77：596-600.
3. Shulman JD, Rivera-Hidalgo F, Beach MM. Risk factors associated with denture stomatitis in the United States. 2005；J Oral Pathol Med. 34：340-346.
4. 日本骨代謝学会，日本骨粗鬆学会，日本歯科放射線学会，日本歯周病学会，日本口腔外科学会，日本臨床口腔病理学会（編）．骨吸収抑制薬関連顎骨壊死の病態と管理：顎骨壊死検討委員会ポジションペーパー2016. 2016.
5. Otto S, Tröltzsch M, Jambrovic V, Panya S, Probst F, Ristow O, Ehrenfeld M, Pautke C. Tooth extraction in patients receiving oral or intravenous bisphosphonate administration：A trigger for BRONJ development?. 2015；J Craniomaxillofac Surg. 43：847-854.
6. Campisi G, Fedele S, Fusco V, Pizzo G, Di Fede O, Bedogni A. Epidemiology, clinical manifestations, risk reduction and treatment strategies of jaw osteonecrosis in cancer patients exposed to antiresorptive agents. 2014；Future Oncol. 10：257-275.

Treatment Edition 3

欠損歯列の検査と装置設計(欠損補綴)のための検査

I 欠損原因の推測から前処置へ

　パーシャルデンチャーを必要とする症例では，多くの場合，パーシャルデンチャー製作の前に，前処置として口腔内環境の整備が必要です．筆者の診た症例において欠損の原因を初診時の状況から推論すると，歯周病やう蝕の放置，さまざまな力の要素，患者自身のブラッシング不良や口腔内への関心のなさが挙げられます．

　前処置として当然，保存不可能な歯の抜歯，歯内療法，歯周基本治療などを行いますが，良く噛めるパーシャルデンチャー完成のためにはプロビジョナルデンチャーの活用が重要になります．さらに同時進行として初診から基本治療の段階で病態としての欠損歯列の検査を行うことがたいへん重要です．

II 欠損歯列の検査

　まず初診時パノラマエックス線画像や研究用模型から保存可能な歯の数と患者年齢を確認し，欠損の進行状態を把握します．年齢と歯数の平均値は「パーセンタイル表」や「宮地の歯の生涯図」に当てはめてみると視覚的に術者のみならず患者も病態としての欠損歯列の悪化度が理解しやすくなります．同時に上下の歯の咬合支持数をカウントします．咬合支持数13〜10は咬合欠損，9〜5は咬合欠陥，4以下は咬合崩壊とされています．

　咬合支持数の減少は下顎位の不安定を物語っているため，咬合採得には注意が必要になり，水平的顎位の決定にはゴシックアーチが応用される場合もあります．残存歯数と咬合支持数がわかった段階で，既存の欠損歯列評価法に当てはめてみます．筆者はアイヒナー(Eichner)の分類と宮地の咬合三角(治療編第12項参照)に当てはめて評価しています．最後に上下での残存歯数のバランスと前後左右の残存歯の配置を確認して，すれ違い傾向にあるかどうか検査します．前処置の段階での欠損歯列の検査は必須です．

　さらに患者のブラッシングスキルの向上を図り，つぎにプロビジョナルデンチャーを活用して，咬合回復や咬合力による義歯床下粘膜のクリーピング現象が安定し被圧変位量の調和が得られた段階で，前処置の一環として欠損補綴(義歯の設計)の検査を行っていきます．

III 装置設計(欠損補綴)のための検査

　装置設計の決定のために保存した残存歯の動揺度検査を行います．これにより歯冠修復によって動揺歯を連結固定にするか，あるいは歯冠修復装置の破折や合着用セメントの崩壊による二次う蝕など，連結固定によって起こるリスクを回避するために，根面板やコーヌス支台装置を選択するかなどを決定します．

　同時に片顎単位で支台歯の配置を確認しま

■欠損歯列と装置設計の検査後にオーバデンチャーを装着した症例（初診時所見）

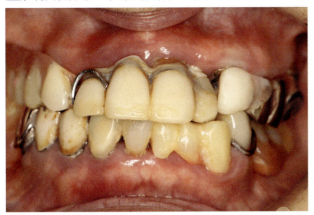

図2-3-1 初診時の口腔内の状態．不適合補綴物が装着されており，プラークが多量に付着している．上下顎にパーシャルデンチャーが装着されていた．

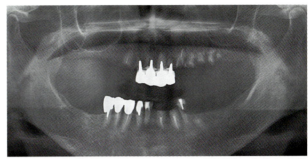

図2-3-2 初診時のパノラマエックス線画像　残根が多数認められる．咬合支持数が少なく5 4 3|の加圧因子が確認できた．

す．つまり受圧条件（歯列内配置）を確認することです．歯列アーチの四隅に支台歯があれば，受圧条件は良好で，逆に長い遊離端欠損が存在すれば，受圧条件が悪くなります．支台装置の具備すべき条件の優先順位は支持，把持，維持の順になりますから，まず支持を担うレストの配置を決定する作業にもなります．

つぎに加圧因子を確認します．これは遊離端欠損部に義歯を装着した際，その義歯に対して加圧作用する対顎の歯を指します．遊離端欠損部の顎堤が優形かにもよりますが，加圧因子が多い場合，人工歯排列を第一大臼歯までとして，加圧要素を軽減したり，義歯破折防止のために大小連結子の強度を増す工夫が必要になります．

さらに犬歯の存在を確認します．上下4犬歯の存在は咬合のガイドを担い，顎位の安定に寄与するからです．

このように受圧条件，加圧因子，顎堤の状態，犬歯の存在，さらにカリエスタイプ，ペリオタイプ，パワータイプを診断していくことで，前処置の段階において欠損歯列の検査から病態の進行度，欠損補綴の検査から義歯製作の難易度を知ることができ，これらから病態の重症度を推測し，義歯設計に反映させていきます．以下実際の症例で検証していきます．

IV 欠損歯列と欠損補綴（装置設計）のための検査後にオーバーデンチャーを装着した症例

1. 初診時所見

図2-3-1の患者は75歳の女性．2007年9月に|1の根尖部歯肉圧痛を主訴に来院しました．口腔内の状態は2 1|の歯肉にフィステルの痕跡と発赤を認め，2|から|2にかけてマージン不適合の歯冠補綴，上下顎にパーシャルデンチャーが装着されていました．またプラークコントロールも不良です．

図2-3-2は初診時パノラマエックス線画像です．2|から|2の4前歯の歯冠継続歯ポストによるパーフォレーションや歯根破折が認められます．|3，|3から|6は残根状態．また2 1|の根尖部に透過像が認められます．|5 4 3 2 1は歯冠修復がなされていますが，|1 2は残根状態，|3の遠心に大きなう蝕が認められます．|4は顎骨内に骨性癒着した状態と思われました．下顎両側欠損部顎堤は垂直的吸収がほとんど認められず，左右顎関節ならびに下顎顎骨内，上顎洞，鼻腔ならびに上顎歯槽骨に異常所見は認められませんでした．なお上下顎ともに生活歯はありません．

■ 前処置

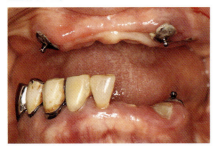
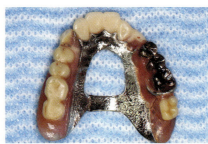

図2-3-3a 前処置途中の状態．3|，|3 に OP アンカーを装着してプロビジョナルデンチャーの支持，維持を確保したがプラークコントロールが不良である．
図2-3-3b 旧義歯を改造したプロビジョナルデンチャー．

■ メタルコーピングの装着

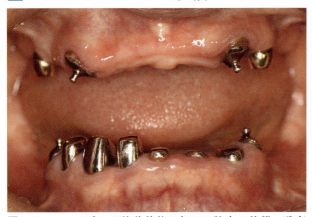

図2-3-4 コーピング装着後約2年の口腔内の状態．残存歯質の脆弱性からコーピングを選択した．一方，ブラッシングスキルの向上が認められる．

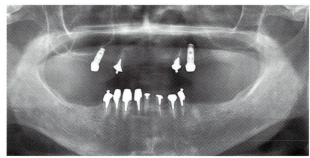

図2-3-5 同時期のパノラマエックス線画像．支台歯は安定した状態であり，各支台歯の動揺度は臨床的動揺度ゼロであった．

2. 前処置

2|1，|1 2，|4 5 6 の残根は保存不可能と診断して抜歯，3|，|3 は根管治療を行い保存しました．また下顎残存歯はすべて根管治療を行い保存しました．

患者にはペリオ傾向は認められませんでしたが，図2-3-3a に示したようにカリエスリスクは高いと診断し，プラークコントロールの徹底を図りました．なお図2-3-3b は既存のパーシャルデンチャーを改造して使用したプロビジョナルデンチャーです．

3. 欠損歯列の診断

残存歯数は10歯，咬合支持数は2で，上顎2歯に対して下顎8歯と下顎に歯数が多い状態であり，歯の生涯図からは現存歯数も咬合支持数も平均値以下で咬合崩壊が進んだ状態を示していました．またアイヒナーの分類 B-4，咬合三角第Ⅲエリアであり，咬合再構成が必要な状態となります．

4. 欠損補綴の診断

上下4犬歯を保存することで受圧条件の左右のアンバランスは回避できますが，|5 4 は加圧因子となります．顎堤の条件は上下顎ともほぼ優形で大きな粘膜負担を期待できました．咬合力はそれほど大きくないと考えました．

5. 補綴設計

3|，|3 は残根状態のため歯質が脆弱で歯冠修復よりも根面板として支持機能を重視しましたが，前処置中のプロビジョナルデンチャーの維持力の担保としても必要なため，OPアンカーを装着しました．また上顎は歯数が下顎より圧

欠損歯列の検査と装置設計（欠損補綴）のための検査

■装着後の咬合状態

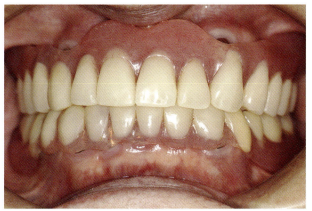

図2-3-6　義歯装着後約3年経過．義歯の咬合は安定している．

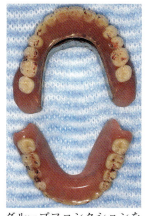

図2-3-7　義歯の咬合接触状態．グループファンクションを付与したが安定している．上顎が金属床，下顎が二次テンポラリィーデンチャーであるが，患者が金属床への移行を希望しなかったためそのまま使用している．

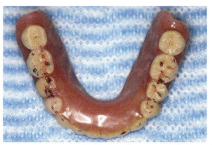

図2-3-8a，b　装着後2年の下顎義歯．支持機能は良好で維持力にも問題はなかった．

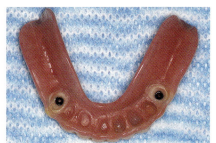

a｜b

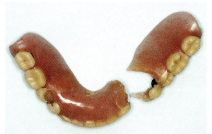

図2-3-9　装着後約10年で下顎義歯が破折した．破折箇所は床用レジンが薄く，また上顎の加圧因子の応力が集中したと考えられる．

倒的に少ないため両側臼歯部にインプラントを応用したインプラントオーバーデンチャーの設計を取り入れました．

5｜，｜3は維持力発現のためOPアンカーを装着し，｜432はフェルールを得るための歯質が確保できたのでショートコーピングとし，支持と軸面による把持を確保しましたが，クラスプがみえる審美的問題を患者が嫌がったので，歯冠修復は行いませんでした．歯質の条件が悪い1｜，｜12はコーピングとして支持を確保したうえで，下顎義歯も支持重視のメタルコーピング上の義歯とし，上下とも咬合面ワンユニットのオーバーデンチャーを製作し咬合再構成を行いました．

図2-3-4，5はメタルコーピング装着後2年の口腔内写真とパノラマエックス線画像です．プラークコントロールは良好で，また各支台歯の動揺も認められません．図2-3-6は装着後3年の義歯の咬合状態です．図2-3-7にグループファンクションを付与した咬合接触状態を示します．上下義歯は安定しています．

図2-3-8はそれぞれ義歯装着後2年の状態です．支持機能は良好で維持力にも問題はなく，咬合は安定していましたが，図2-3-9のように約10年経過した時点で下顎義歯が破折しました．破折箇所は床用レジンが薄く，また上顎の加圧因子の応力が集中する部位であると考えられました．

Treatment Edition 4

リカントゥアリング，ガイドプレーン，レストシート
~何を最初に行うのか~

I 前処置の順位

　支台歯の前処置は基本的に①リカントゥアリング（歯冠形態修整），②ガイドプレーン形成，③レストシート形成の順に行います．

　リカントゥアリングを行わない場合でも，まずガイドプレーンの形成後にレストシートの形成を行います．レストシートを先に形成してしまうと，ガイドプレーンを形成したときにレストシートの近遠心径が短縮されてしまいます．

　口腔内で支台歯に前処置を行う前に，まず研究用模型で着脱方向を決定，支台歯を選択，サベイングを行い，つぎにサベイラインの上下的位置関係やアンダーカットの分布部位や量を確認します．

　基本的に着脱方向，すなわちサベイングの方向は咬合平面に対して垂直方向とするために，支台歯の傾斜方向や頬舌的な豊隆度によってはサベイラインが極端に咬合面や歯頸部に接近してしまう場合や，頬側と舌側とで上下的に大きく異なってしまう場合があります．設定したいクラスプの種類によって鉤腕の形態が望ましい設計とならない場合には，歯冠形態の修整，すなわちリカントゥアリングを行わなくてはなりません．

II 間違えない前処置のポイント

1. リカントゥアリング

　リカントゥアリングを施す場合は，支台歯のサベイラインの上下的位置と鉤尖設定部のサベイラインからの垂直距離を確認しますが，サベ

■歯冠形態とサベイラインの関係

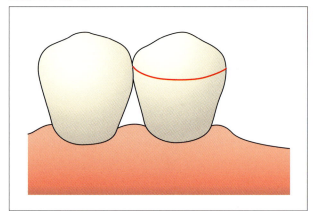

図2-4-1　歯冠形態や歯軸の傾斜によってサベイラインが極端な位置に描記される．

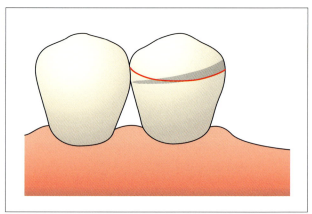

図2-4-2　サベイラインが咬合面に近接すると鉤腕が直線的で短くなる．

リカントゥアリング，ガイドプレーン，レストシート～何を最初に行うのか～

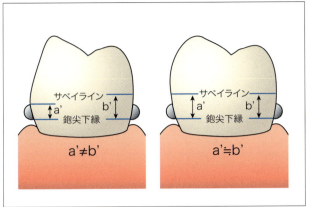

図2-4-3 歯冠形態によってサベイラインから鉤尖部までの距離が変化する．

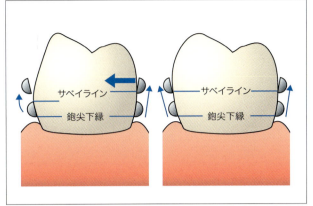

図2-4-4 頬舌側の鉤腕の高さが異なると着脱時に側方力が発生する．

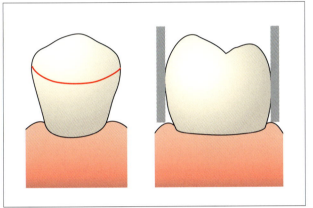

図2-4-5 歯冠形態や歯軸の傾斜によってはサベイラインが望ましい位置に描記されない．

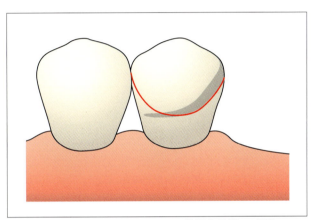

図2-4-6 望ましいサベイラインの位置と鉤腕の形態．

イラインが極端に咬合面や歯頸部に接近している場合（図2-4-1）は，望ましい形態の鉤腕の設計が困難です．歯冠型のクラスプはとくに強く影響を受けます．

サベイラインが咬合面に接近している場合には，鉤腕が直線的で極端に短くなり（図2-4-2），適切な維持力を得るための十分な弾性ひずみが発現しません．

また鉤尖を設定する部位において極端に豊隆が小さい場合は維持のために必要な量のアンダーカットが確保できませんが，頬舌側いずれかの鉤尖部で必要な量のアンダーカットが確保できればアンダーカットに入らないアームも拮抗腕として作用させることができます．

サベイラインから鉤尖部までの距離が頬側と舌側とで大きく異なる（図2-4-3）場合には適切

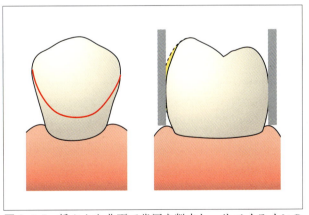

図2-4-7 緩やかな曲面で歯冠を削去し，サベイラインの位置を修整する．

な拮抗作用が得られず，義歯の着脱時に片側の鉤腕が長く歯面に接しているようになるため支台歯が側方力を受けるようになってしまいます（図2-4-4）．

■ガイドプレーンの形成

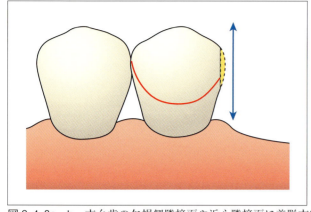
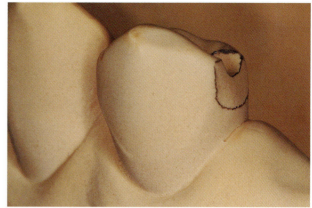

図2-4-8a, b 支台歯の欠損側隣接面や近心隣接面に着脱方向と平行としてガイドプレーンの形成を行う． a|b

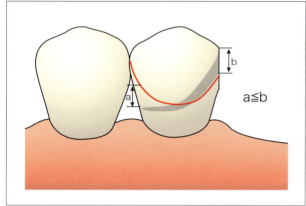

図2-4-9 鉤尖部の移動距離に合わせてガイドプレーンの上下径を決定する．

設定したいクラスプの種類によって鉤腕の形態が望ましい設計とならない場合（図2-4-5）には，頰舌的な鉤腕の走行や鉤尖の位置が好ましい状態（図2-4-6）になるように，歯の豊隆を修整しますが，このとき歯質の削去量をできるだけ少なくするために，緩やかな曲面での修整を心がけましょう（図2-4-7）．

2．ガイドプレーン

ガイドプレーンは義歯の着脱方向を規制して支台歯に対する過剰な側方圧を抑制し，回避させるための誘導面です．また義歯の把持作用を高め，義歯の安定性も向上させます．

ガイドプレーンは支台歯の欠損側隣接面や舌側面の一部を義歯の着脱方向に可及的平行（図2-4-8）に削除して形成します．ブリッジの支台歯同士を平行に形成するのと同様に，複数のガイドプレーンは平行に形成します．

通常は複数の支台歯に形成し，これに義歯の隣接面板や小連結子が接することで，咀嚼時の義歯の動揺や義歯着脱時の支台歯への側方力を減少させて，支台歯を保護します．

ガイドプレーンの上下径はおおむね1～2mm程度とされていますが，維持鉤腕の鉤尖部からサベイラインまでの距離に合わせるように形成する（図2-4-9）と，着脱時に鉤尖が咬合面方向へ移動するようになるためアンダーカットによる維持力が確実に発揮されます．

研究用模型で着脱方向を決定し，サベイング後，ガイドプレーンを形成する部位や量を確認し模型上で削除した後，これを参考にして口腔内の支台歯で実際に形成を行うと良いでしょう．形成面はシリコーンポイントなどで滑沢な面に仕上げます．

3．レストシート

義歯の支持機能を確実に発揮させるために，支台歯の咬合面や舌面，切縁にエナメル質の範囲内で形成します．咬合面のレストシートは，小臼歯や大臼歯の辺縁隆線部に，近心あるいは遠心小窩方向へ幅は2～3mm，長さは2～2.5mmで三角形様形態に形成します（図2-4-10a）．

リカントゥアリング，ガイドプレーン，レストシート〜何を最初に行うのか〜

■ レストシートの形成

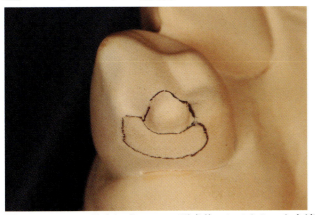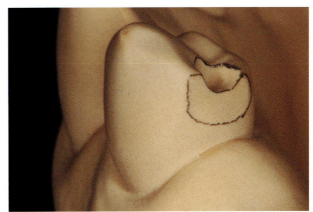

図2-4-10a，b　ガイドプレーンの形成後，レストシートを適切な幅と長さ，深さに形成する．　a｜b

深さは，レストの機能を十分に発揮させる強度を確保するために，基底部で1〜1.5mmの深さ（図2-4-10b）が必要です．また底面は丸味をもたせてスプーン状とし，歯軸方向に対して直角からわずかに鋭角的に形成すると良いでしょう（図2-4-11）．対合歯との間に十分な間隙がある場合でも，義歯の安定を得るためには原則としてレストシートを形成します．

III 形成はエナメル質の範囲内にとどめる

前処置は歯冠部の歯質を削去して行いますが，リカントゥアリングやガイドプレーンの形成，レストシートの形成のいずれにおいてもエナメル質の範囲内にとどめることが原則です．

望ましい形態を得るために，エナメル質以上の削去が必要で象牙質が露出するような場合に

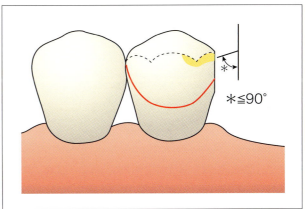

図2-4-11　レストシートは着脱方向に対して直角からわずかに鋭角的に形成する．

は，インレーや部分被覆冠，全部被覆冠による歯冠修復を行います．そのような場合は，適切なクラスプの設計ができるような歯冠形態とし，ガイドプレーンやレストシートも付与しておきましょう．

Treatment Edition 5

支台歯に対するクラウンの設計

I 支台歯に対する歯冠補綴治療の適応

　パーシャルデンチャーの支台歯は以下の①～⑤のような場合には全部被覆冠による歯冠補綴治療が行われます．①歯冠の崩壊が著しく認められる場合，②すでに歯冠補綴治療されているが，支台歯の形態としては好ましくない場合，③う蝕罹患またはその可能性が高い場合，④リカントゥアリング（歯冠形態修正）およびガイドプレーンの形成が歯質の一部削去では行えない場合，⑤支台歯を連結冠で一次固定する場合．

1．歯冠の崩壊が著しく認められる場合

　支台歯として選択したい歯が，う蝕などの原因によって歯冠崩壊が著しい場合があります．生活歯で歯髄を保存できる場合はう蝕を除去して，支台歯形成後に歯冠補綴治療を行います．しかし，失活歯の場合は支台築造前に根管治療が必須となります．根管治療後，築造窩洞形成時に歯冠補綴治療に必要となるフェルールがどの程度確保できるかを把握する必要があります．

　歯冠の崩壊が歯肉縁下に及ぶ場合には，フェルールの確保のため歯冠長延長術，MTMが必要となります．しかし，すべてのケースに対応できるわけではなく歯根長や残存歯槽骨の量によって左右されます．また，それらの処置後は歯冠歯根比の悪化が予想されるため，支持，把持，維持をどの程度負担させるかを評価する必要があります．

2．すでに歯冠補綴治療されているが，支台歯の形態としては好ましくない場合

　鉤尖部にアンダーカットがなく維持作用が十分に得られない場合や頬舌側の歯面の豊隆の上下的位置が異なることで鉤腕の拮抗作用が適切に作用しない場合は，歯冠形態の修正が必要であることは前述しましたが，このことはすでに歯冠補綴治療が施されている支台歯に対しても同様であり，完成義歯のクラスプの走行を想定したクラウンの歯冠形態が必要となります．

　しかし，口腔内に装着されているクラウンに豊隆を付与することは不可能であり，クラウンを削去することは材質の強度を低下させてしまいます．レストシート形成の際に支台歯が露出することはよく遭遇する問題であり，その状態で義歯を装着した後に露出部からう蝕に罹患するリスクを増大させます．

　また削去後に口腔内で研磨する作業は困難であり，クラスプの設置と研磨が不十分なことと合わせて支台歯のプラーク付着を助長させ，う蝕および歯周病のリスクを増大させます．支台歯に装着されているクラウンでこれらの問題が解決できない場合，クラウンを除去してクラスプの設計に合わせたクラウンを再製作しなくてはなりません．

3．う蝕罹患またはその可能性が高い場合

　残存歯のなかで支台歯のう蝕罹患率が高く，かつもっとも好発する部位は支台歯欠損側隣接面とされています．そのほか，咬合面や頬側歯

支台歯に対するクラウンの設計

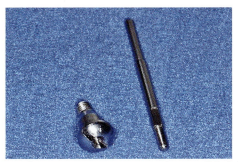 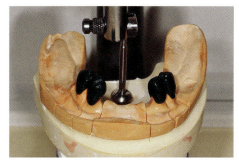

図2-5-1a,b　a：トランスミッションユニット．b：それを用いてサベイヤー上に作業用模型を装着する．

面も多く，パーシャルデンチャーを装着してからの残存組織の変化としてよく遭遇する問題です．パーシャルデンチャーを装着してから，う蝕に罹患した歯にクラスプを合わせて歯冠補綴治療を行うことは困難となるため，予後を見据えて前処置を行うことが重要です．

また支台歯として利用を想定している歯にコンポジットレジンで多数面かつ大きな範囲で修復されている場合も歯冠補綴治療を行うことを検討します．コンポジットレジンは金属やセラミックスと比較してプラークが付着しやすく，そのような歯にクラスプを設置することで，さらにプラーク付着の助長をさせることになり，結果的に二次う蝕の発生原因となります．したがって，その患者のカリエスリスクやブラッシング能力も考慮したうえで，歯冠補綴治療を検討します．

4. リカントゥアリング（歯冠形態修正）およびガイドプレーンの形成が歯質の一部削去では行えない場合

リカントゥアリングおよびガイドプレーンの形成が歯質の一部削除では適正に行えない場合にも歯冠補綴治療が必要となります．ガイドプレーンはすでに説明したとおり，義歯の着脱方向を誘導し，支台歯に対する不要な側方圧の発現を抑制するとともに，隣接面板とガイドプレーンが接触することによる義歯の把持および維持効果の向上，食片圧入の防止する機能を有しています．つまり上下的および頬舌的に大きく誘導面を付与したい場合において，エナメル質の範囲内で形成がとどまらないときに歯冠補綴治療を行うのです．

5. 支台歯を連結冠で一次固定する場合

骨植が悪く1歯では支台歯として負荷に耐えられない場合，複数歯を固定（一次固定）する歯冠補綴治療を行います．

II 完成義歯の設計を考慮した支台歯クラウンの製作

支台歯となるクラウンを製作する場合には，すでに完成義歯の設計が終了していることが重要であり，あらかじめ支台歯に設置するクラスプの種類，製作方法（線鉤か鋳造鉤）および使用金属を決定しておく必要があります．

支台歯のクラウンを製作する際にはワックスアップの時点でレストシート，ガイドプレーンおよび完成義歯のクラスプの設計を想定したカントゥア，アンダーカットを付与します．その際にはサベイヤー上での作業が必須となるため，トランスミッションユニットを作業用模型にあらかじめ取り付けておきます．

図2-5-1のようにすることで，作業用模型のサベイヤー上における位置再現性を，義歯の着脱方向に合わせて厳密化することが可能となります．

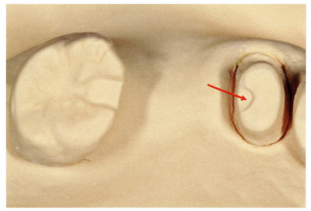
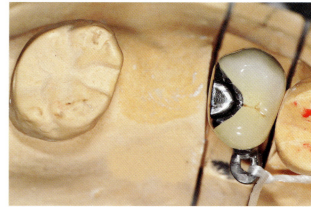

図2-5-2a, b　レストシート分の支台歯のスペースと完成クラウンのレストシートとの位置関係.　a｜b

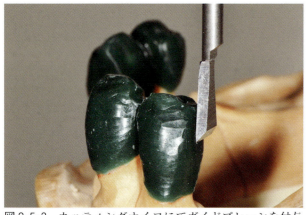

図2-5-3　カッティングナイフにてガイドプレーンを付与する.

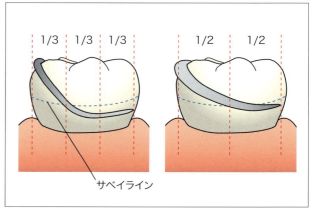

図2-5-4　サベイラインとクラスプ外形線との関係.

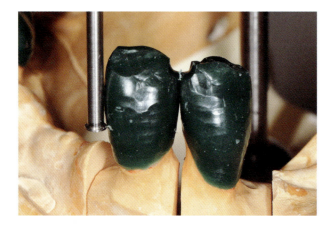

図2-5-5　クラスプの鉤尖相当部のアンダーカット量をアンダーカットゲージにて確認する.

1. レストシート

　レストシートは義歯にかかる咬合力を垂直方向の力として支台歯へ伝達するために設定します．天然歯の場合は，エナメル質内という制約があるため十分な厚みを確保できないことが多いですが，クラウンに付与する場合は深さ，大きさを任意に形成できるため，十分な支持効果が得られるように形成を行います．またあらかじめ支台築造，支台歯形成の時点でレストシート分のスペースを付与しておくことが重要です（図2-5-2）．

2. ガイドプレーン

　ガイドプレーンは義歯の着脱方向に対して平

支台歯に対するクラウンの設計

■完成義歯の装着

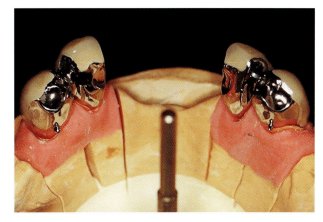

図2-5-6　支台歯の前処置が施されたメタルセラミックス.

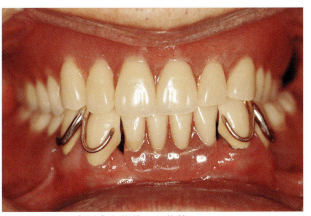

図2-5-7a, b　金属床を装着した状態.

行に複数箇所に設定するのが効果的です．クラウンのワックスアップした作業用模型をサベイヤーに装着し，図2-5-3に示したようにカッティングナイフ，ワックストリマーを使用して形成します．

3. 完成義歯のクラスプの設計を想定したカントゥア

クラスプの維持腕に適切な維持力を発揮させるには，クラスプの種類によって異なる鉤腕の走行に合わせたカントゥアおよび鉤尖部のアンダーカットをクラウンのワックスアップに付与します．図2-5-4に示したように単純鉤でたとえると，鋳造鉤であれば歯冠近遠心的1/2から，線鉤であれば歯冠近遠心的1/3からアンダーカット域に入るようにカントゥアを付与します．

また鉤尖部のアンダーカット量は使用する金属，歯種よっても異なりますが，鋳造鉤であれば0.25〜0.5mm，線鉤であれば0.3〜0.5mm程度得られるようにアンダーカットゲージを使用して確認します（図2-5-5）.

図2-5-6, 7のような完成義歯の設計を考慮した支台歯クラウンを製作可能とするためには，歯科医師と歯科技工士との連携により成立します．このため完成義歯の設計に対しては相互の理解を深めておくことが重要です．

参考文献

藍 稔，五十嵐順正（編著），佐々木啓一，馬場一美，鱒見進一，山下秀一郎ほか（著）．スタンダードパーシャルデンチャー補綴学．東京：学建書院．2016.

Treatment Edition 6

支台装置の要素としての支持構造・把持構造

I 支持・把持・維持を担う構造とは

　パーシャルデンチャーの設計は，「支持」「把持」「維持」の順に決定します．これは支台装置の要素としての「支持構造＝支持を担う構造」「把持構造＝把持を担う構造」「維持構造＝維持を担う構造」のことを意味します．

　これらは，一般的にパーシャルデンチャーの機能力に関わる負担様式の分類を説明するときの歯根膜支持や粘膜支持の「支持」，口腔内でのパーシャルデンチャーの維持・安定を意味する「維持」や安定，すなわち「把持」とは異なる概念です．

II 支持を担う構造

　支持を担う構造は，装着時に義歯を口腔内で再現性をもって定位させ，かつ機能時でもその位置を保持させ，さらに機能時にかかる機能力を，残存諸組織の生理学的許容範囲に収まるように分散して負担させるための構造です．部分欠損の歯列で，最大の支持負担能力を安心して期待できるのは，歯根膜で歯槽骨と生理的に連結されている残存歯です．したがって，残存歯のなかで支持機能を負担させる歯を支台歯に選定します．

　そして支台歯に支持機能を効果的に負担させるために，機能力を支台歯の歯軸，すなわち根尖方向に伝達させます．もし根尖方向に機能力を指向できないと支台歯に側方力が生じてしまい，歯の変位や動揺の増大を起こすので，このような場合は把持を担う構造で機能力を抑止できる設計を考えなくてはなりません．支台歯の負担能力が十分に期待できない場合には，連結による一次固定や，歯冠切断によって歯冠歯根比を改善して支持能力を増強します．

　一方，義歯床部を拡大することで顎堤粘膜を広く覆い，支持効果の増強を期待する設計は，いわゆる粘膜支持として機能時にかかる機能力を顎堤部で分担して負担することを意図しています（パーシャルデンチャーの機能力における負担様式としての「支持」）．臨床上有効で，推奨できますが，粘膜支持は支台装置による支持を担う構造ではありません（後述の支台装置の把持を担う構造を増員することも，拮抗作用から支持機能が増強されるので，同様に臨床上有効となる）．単独では支持能力が低い支台歯を，把持を担う構造で連結することで二次固定効果を発揮させ支台歯を保護しながら支持能力を向上させる設計は，個々の症例にあってはよく遭遇します．しかし，これも直接的な支持構造とは区別されます．

　具体的に言えば，クラスプであればレスト部が，アタッチメントであれば支持部が支持を担う構造です．支台歯のレストシートとレストの接触部，あるいはアタッチメントのメールとフィメールの接触部が支持効果を発揮するのです．残根上義歯であれば，根面板や歯根アタッ

チメントと床あるいはアタッチメントとが接触する部位が支持を担う構造となります．

　これらの支持構造でパーシャルデンチャーは歯列内での沈下を規制されるため，機能時では義歯の変位の支点となります．さらに支点を結んだ支点間線は義歯の変位の回転軸となります．設計上，多数の支台歯に支持を担う構造を付与しても，ある支持部を支点として機能時に義歯が変位し，ほかの支持部での義歯と支台歯の接触が失われてしまうと，変位の支点となった支台歯に機能力が集中することがあります．このような場合，この義歯の変位は把持を担う構造によって効果的に制御しなくてはなりません．支持を担う構造は，把持を担う構造との適切な協調を得てはじめて有効となるのです．

III　把持を担う構造

　把持を担う構造は，義歯の着脱時に支台装置の維持を担う構造が支台歯に偏位を生じさせないように拮抗し，加えて機能時に負荷される機能力によってパーシャルデンチャーが歯列内で想定外の変位をしないように制御する構造です．設計時には，義歯の着脱に関わる把持と，義歯の機能時の変位に関わる把持を個別に配慮してから統合する手順を踏むことになります．

　着脱時に支台装置の維持を担う構造が支台歯に側方力を負荷するときは，この力に拮抗する構造が確保されていなくてはなりません．また，この着脱操作による支台歯の側方への変位量は，その支台歯の生理的動揺の範囲内にとどまらなくてはなりません．

　また，機能時にはパーシャルデンチャーが歯列内での残存歯との相対変位を生じることを考慮する必要があります．この場合，相対変位を許容しない考え方，あるいは変位方向を規制する，または規制しないで変位を許容する考え方に分類されます．把持を担う構造の配置によってそれぞれの設計方針を具現化しなくてはなりません．

　把持を担う構造は拮抗作用を発揮する一対の構造体を最小構成にして有効となります．したがって最大の把持効果は支台歯を囲繞することにより発揮されます．また把持を担う構造は支台歯内，支台歯間，支台歯群間で相互にすべて有効な拮抗作用を有する必要があります．対抗する構造が欠如すると支台歯やパーシャルデンチャーに対して為害性の強い変位の原因となります．

　支台歯を増やし，それぞれの支台装置の把持を担う構造を増やし，拮抗作用を増強すれば結果的に支持効果と維持効果が向上しますが，これにより支持を担う構造を省略することはできません．反対に維持を担う構造は単純化することができますから，この利点は生かすべきでしょう．

　義歯床の顎堤の斜面と接触する部分は，義歯の水平方向の機能的変位を減じる効果が期待できます．臨床的にも，顎堤への適合の良い床は水平方向の変位が少ないのですが，粘膜の被圧変位量は残存歯の生理的動揺量よりもはるかに大きいので，支台歯の保護には直接的にはつながりません．加えて，有効な拮抗作用を設定できないので，支台装置の把持を担う構造とは別のものとして設計する必要があります．

　支台歯の把持効果の負担能力が十分でないときは，あらかじめ支台歯の一次固定により耐性を高めておくことは有益です．また，連結冠による一次固定は歯冠形態を変更できますから，効果的な誘導面を付加して，より確実な拮抗作用を発揮させることができます．一次固定が困難な場合でも，設計の工夫で二次固定効果による把持負担能力の向上も期待でき，残存歯を保護しつつ義歯の把持機能を高めることができます．

1. 着脱時に関わる把持機能

支台歯に対する前処置の段階で，設計時に決定した着脱方向に沿うように支台歯に誘導面を付与し，同時にこの誘導面に対して効果的に拮抗作用を発揮する面を追加で付加すると，これらの複数面と支台装置との接触により着脱時に関わる把持機能が発揮されます．したがって，把持機能をもつ支台装置の数を増やすと，義歯の着脱方向の許容範囲が絞り込まれることになります．

着脱方向が限定されると，義歯の離脱に抵抗する維持力は最小限ですみます．この維持力の最小化により支台歯への負担を減少させることができ，支台歯保護の観点からは大変に有益なのです．

2. 機能時に関わる把持機能

パーシャルデンチャーは機能時に機能力を受けて，残存歯列に対して変位します．このうち着脱方向を除く全域の方向への偏位は，把持がこれに抵抗するので，把持を担う構造の配置によって機能時の義歯の変位方向や変位量を制御できます．

機能性を低減するような変位や，残存歯や顎堤に対して為害性の強い変位をどのように抑止するかが義歯の予後を左右する設計の要となります．しかし現時点で，実際の義歯が口腔内で機能時にどのような挙動を示すかを知る術はありません．残念ながら机上の挙動シミュレーションで把持の設計を熟考しなければなりません．

IV 維持を担う構造

義歯を歯列から離脱させる方向に変位させる力に抵抗する構造が維持を担う構造です．維持効果の発現は装置の構造に依存します．設計・製作時に維持力が決定され固定化するものと，装着後も比較的容易に調整可能な可変のものとに分かれます．

クラスプでの維持は，着脱方向に対しての支台歯のアンダーカット領域に鉤尖を設定した維持鉤腕が，義歯の離脱方向への変位による弾性変形時に発生する復元力で，すなわち鉤尖が歯面を押す摩擦力によって発揮されます．したがって，鉤腕の形態だけでなく鉤内面と歯面の密着度，表面性状，それぞれの素材の物性によって発現する維持力は異なることになります．

鋳造により製作された鉤腕は原則的には装着後の維持力調整は行いません．摩滅あるいは永久変形によって減弱した維持力を鉤腕の屈曲によって維持力増強を図っても，いずれ減弱してしまいます．また再屈曲を行うとその反復での疲労により鉤腕の破折にいたります．

ワイヤーの屈曲によって製作した鉤腕は，鋳造鉤よりは再屈曲に強いと言えます．しかし，再屈曲が必要となるような鉤腕の永久変形が生じるのは，義歯の支持構造や把持構造が有効でないことや，過剰なアンダーカット領域への鉤尖の設定が原因であることが多く，これらが改善されなくては再屈曲を繰り返すばかりになります．

アタッチメントでは，メールとフィメールの位置変化が生じるとき，連結様式によって摩擦，嵌合，弾性，磁力などの種々の様式となる抵抗力の反力により維持力が発揮されるので，多くの場合，製作時，装着後とも，維持力を任意に調整することは困難です．

設計時に着脱方向を決定し，決定した着脱方向の離脱に抵抗する力が維持力となりますが，臨床では，装着した義歯の口腔内で離脱方向が設計時と必ずしも一致しない事態が生じます（図2-6-1）[1]．設計上の着脱方向と口腔内での着脱方向の乖離（見込み違い）は，支台装置の把持を担う構造の不足と維持を担う構造の過剰な維持力にその原因があります．拮抗作用が得られ

支台装置の要素としての支持構造・把持構造

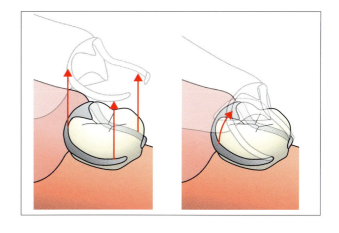

図2-6-1　設計上の着脱方向と口腔内の着脱方向の乖離．過剰な維持と不十分な把持により，アンダーカット部の鉤尖が回転軸を形成することがあるので，支台歯を変位させる力が働く．

ていない把持を担う構造は，歯列内での義歯の変位によって歯面と離開するので，その変位を十分には規制できません（前頁「1．着脱時に関わる把持機能」参照）．設計において維持よりも支持・把持が重要となるのはこのためです．

多くの場合，支台歯の歯軸方向に近似した方向が義歯の着脱方向となるため，維持力は結果として歯根から歯冠の方向，すなわち歯を歯槽窩から牽引する方向に作用します．この方向への荷重は，天然歯の外力に対する抵抗性のなかではもっとも弱いもので，可能な限り荷重量を減少させる設計が支台歯保護につながります．過剰な維持力を発揮させると，歯列内での義歯の変位が規制されますから，一見，十分な支持を担う構造と把持を担う構造が有効であるかのように誤解の生じやすいところですが，早期に支台装置の破損や支台歯の喪失を招くこととなるでしょう．

V　設計の手順

支持を担う構造は，欠損部と残存歯と対合歯列との咬合関係から，必要にして十分な支持能力が得られるように過不足なく支台歯を選択し，支台歯のどの部分に支持を担う構造を設置するかを決定します．この時点で，床や連結子の外形の設計がほぼ自然に定まります．

把持を担う構造は，拮抗作用を十分に発揮させることによって，選択した支台歯の変位が生理学的動揺の許容範囲を超えることなく，義歯の機能的挙動に対して水平方向の変位を最大限に規制できるように配置します．

維持を担う構造は，支持を担う構造と把持を担う構造により最大限に確保された義歯の変位の規制から唯一残された着脱方向の離脱を抑止する最小限の抵抗力を発揮させるよう設定します．

以上の手順により設置された支持を担う構造，把持を担う構造，維持を担う構造を，無理のない曲線で連結すると，欠損形態や残存歯の状況にかかわらず，個々の症例にとって最適，最善の設計が唯一無二のものとして完成します（図2-6-2）[2]．

VI　なぜ支持機能・把持機能が重要なのか

1．残存歯に変位を起こさせない

機能時に残存歯に対して義歯の変位が生じると機能力は残存諸組織に強い為害性を及ぼします．欠損部顎堤粘膜の被圧変位量の許容範囲を超える変位が生じると，患者が装着困難な疼痛を訴えたり，長期化して異常な顎堤吸収にいたったりします．義歯の着脱や機能時に支台歯の生理的動揺の範囲を超えた変位が生じると，歯周組織に外傷性の炎症が起こり，そのために

第2部 治療編

■ 「支持」・「把持」・「維持」の設計手順

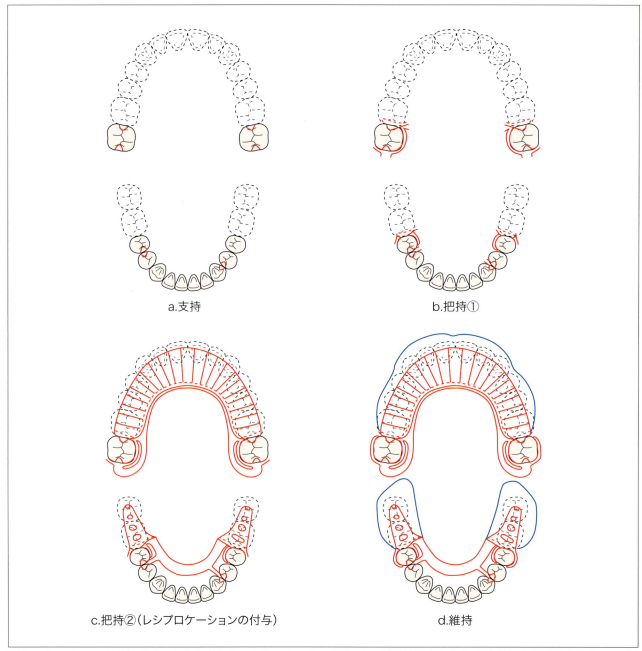

a.支持　　　　　　　　　　　　　　　　　b.把持①

c.把持②（レシプロケーションの付与）　　　　d.維持

図2-6-2a～d　a：明確に形成されたレストシート上にレストを配置．b：正確に形成された誘導面に把持要素を配置．c：連結子で把持構造を連結して，レシプロケーションを獲得．d：床，維持構造を加えて，完成（参考文献2より引用改変）．この設計手順の臨床例は治療編第8項の図2-8-3を参照．

支持骨を喪失した支台歯は脱落あるいは抜歯となります．欠損の拡大により生じる固有の咬合支持域の喪失からは，顎位の偏位や咬合高径の減少とともに顎運動の関連筋の異常緊張を起こし，さらには顎関節の器質的変化に波及する危険性が高まります．

確実な支持・把持により機能時に「動かない」義歯が，直接的な残存諸組織の保護につながるのです．

2. 支持と把持の相互補完

支台装置が支台歯の喪失を引き起こす原因に

は，維持を担う構造による支台歯への為害性の強い過剰な維持力が挙げられます．設計手順として，欠損形態から分類される設計パターンに合わせて選択した支台歯のアンダーカット領域を探して，そこに維持鉤腕を設置できる名称の定まった支台装置を配置することを繰り返していると，義歯全体としては，不必要に維持の強い義歯となってしまいます．

このことから支台装置が「緩徐な抜歯鉗子」と揶揄されています．しかし支持の増員により把持効果が高まり，把持の増員により支持効果が補填され，必要な維持力の最小化が図られれば，支台歯の喪失，欠損の拡大を防ぐことができるのです．

参考文献

1. 三谷春保，小林義典，赤川安正（編著）．歯学生のパーシャルデンチャー 第5版．東京：医歯薬出版．2009；107．
2. 藍 稔．症例に応じたパーシャルデンチャーの設計マニュアル．東京：学研書院．2000；12-13．

Treatment Edition 7

アンダーカット量再考
～アンダーカット量の通説の意味するもの～

I 0.25 mm, 0.5 mm, 0.75 mm はどこから来たのか

　クラスプの設計に際しては維持鉤の鉤尖部分のアンダーカット量が，成書では重要視され，広く記載されています．そしてクラスプの材料や種類によって，0.25 mm あるいは 0.5 mm あるいは，0.75 mm が「必要」と理解されています．本項では以下，この 0.5±0.25 の数字の意味について筆者なりの考察を述べていきます．

　成書記載のアンダーカット量とされている 0.25 mm，0.5 mm，0.75 mm は，0.01 インチの 0.254 mm，0.02 インチの 0.508 mm，0.03 インチの 0.762 mm，すなわち，かつてヤードポンド法での長さの単位，インチで計測した数値を小数点以下 2 桁の最小単位で 3 段階に分けたものを，メートル法の概数に置き換えたものと考えられます．

　筆者は，これらの数値は，あるメーカーが自社のサベイヤーを用いてパーシャルデンチャーの支台装置を設計した際に自社の鋳造用合金を用いて鋳造製作した支台装置が臨床上十分な維持力を発揮できるとした数値であると考えています．つまり，そのメーカーが「ここで，この形のクラスプには支台歯のこの部分にこれだけのアンダーカット量（インチ単位である）があればよろしかろう」という事例を示したサベイヤーマニュアルが，時間を超え，国を超え，単位も変わって，金属の組成も変わっても，数字だけが世界標準かのように伝えられて現在にいたったのでしょう

　たとえば鋳造のエイカースクラスプでは，維持鉤の鉤尖部のアンダーカット量が 0.25 mm とされています．この 0.25 mm が，維持鉤に必要な最小限のアンダーカット量であるかのような誤解が広まっています．実は，これは「0.25 mm を超えないように配慮しなくてはならない」という意味と思います．つまり 0.25 mm を超えると，このメーカーの鋳造用合金を用いて指定の大きさと形状で製作した維持鉤は着脱で永久変形を起こし適合不良となるということだったのでしょう．

II アンダーカット量を探し求めてはならない

　しかし，実際は使用金属とその部位に必要な維持力によって，必要なアンダーカット量，最適な鉤腕の太さ，長さ，テーパー度などの形状が理工学的に定まるものです．

　アンダーカット量が 0.1 mm であっても，正確に適合した維持鉤は必要にして十分の維持力を発揮できます．金属の組成が変われば物性が変わる，そして当然のことながら発揮される維持力も変化します．鉤腕の幅と厚みを変えれば，あるいは鉤腕の長さを変えれば，さらに鉤腕のテーパー度や断面形態を変えれば，維持力はいかようにも加減できるのです．

　維持力が過剰な場合，支台歯喪失の原因となります．したがって，パーシャルデンチャーの設計にあたっては，大きなアンダーカット量を

■歯面の形態とクラスプの動き

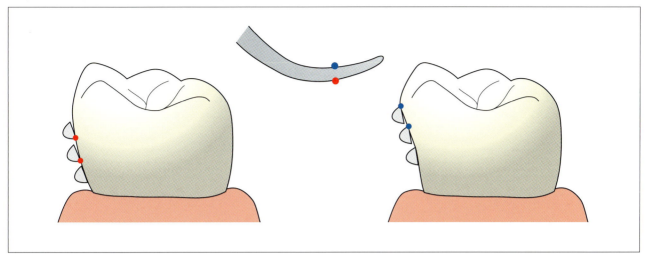

図2-7-1　支台歯のアンダーカット領域の形態によっては維持鉤腕の下縁，あるいは上縁が図のように歯面に接触し，実際に発揮される維持力は変化する（機能上，クラスプは三次元的な動きをするので，図よりさらに複雑な動きになると考えられる）．

探し求めてはならないということになります．

　模型をサベイヤーの雲台で傾けてアンダーカット量探しをする設計法を改めなくてはならないでしょう．有名なクラスプを設置する条件にあてはめるために，必要なアンダーカット量が必要な部位に獲得できるまで，着脱方向を歯列に対して極端に傾けて設定すると，支台歯の喪失を招きます．有名な支台装置を前処置も施さないまま残存歯に配置して，それを支台歯とみなしたりする「後付け」の設計では，「欠損の拡大を惹起する」のだということを覚えておくべきでしょう．

　必要なアンダーカット量を確保するために，リカントゥアリングやディンプリングと称して天然歯面のもつ優美な曲面を粗造な多面体にするような前処置は，往々にして術者の偏狭な自己満足にすぎない場合も多く，よほどの理由がない限りは回避するほうが支台歯保護につながると筆者は考えます．

III　アンダーカット領域の形状に注目せよ

　アンダーカットは，その「量」のみが注目さ

れていますが，重要なのはアンダーカット領域の形状です．着脱方向を規定し，サベイングを行うと，最大豊隆部がサベイラインで明示されます．そのときアンダーカットゲージで所定のアンダーカット量を計測すると，アンダーカット領域の分布状況が把握できます．

　その領域の形態がふくよかな凸面であるか，平面的，あるいはわずかに凹面であるかによって，義歯の着脱時の鉤腕の変形の方向が変わり，実際に発揮される維持力に変化が生じるのです．離脱中に支台歯の歯面と維持鉤の下縁が接するか上縁が接するかの違いと考えても良いでしょう（図2-7-1）．また支台歯の歯面の表面性状や鉤腕の内面の仕上げの精度も影響を及ぼすことは言うまでもありません．

　現時点では実際の維持鉤がどのような弾性変形でどれだけの維持力を発揮しているかを正確に計測すること，あるいは予測することは不可能です．したがって，パーシャルデンチャーの設計に際して維持力の強さを求めると，変動の要素が増えることになります．これでは，かえってパーシャルデンチャーとしての全体の精度の低下を招くことになると筆者は考えます．

Treatment Edition 8

リジッドコネクション
～遊離端欠損症例における欠損の長さによる処置方針の違い～

I リジッドコネクションとリジッドサポート

　治療編第6項で述べた支持と把持が重要であるというパーシャルデンチャーの設計上の原則的概念には，リジッドサポートの優位性を是認する考えが背景に存在しています．リジッドサポートの概念は，わが国で1980年代前半に後藤ら[1]により提唱され，現在では日本補綴歯科学会でも推奨されている基本的な義歯の設計原則です．

　部分欠損歯列の補綴処置を担うパーシャルデンチャーでは，生理学的な被圧変位性に大きな違いのある残存歯と欠損顎堤とに同時に対応しなくてはなりません．この問題を解決するために，永きにわたる試行錯誤が続いてきました．

　支台装置に求められる要件が洗練され，辿り着いたのが，確実な支持機能と強固な把持機能によって支台歯と支台装置との間の可動性をなくした連結様式であるリジッドコネクションです．そして，さらに支台装置と義歯床との間の可動性（この場合は緩圧とも呼ばれる）が付与されていなければ（非緩圧と呼ばれる），リジッドサポートの要件が満たされていることになります．

　歯科補綴学専門用語集（第4版）では，リジッドサポートを「支台歯と義歯とを強固に連結して，歯根膜負担を主体とする部分床義歯の設計の概念」としています．また同じくコーヌステレスコープクラウンを「いわゆるリジッドサポートを代表する支台装置である」と定義しています[2]．

II リジッドコネクションとリジッドサポートは一体ではない

　しかしコーヌステレスコープクラウンを支台装置とするパーシャルデンチャーの適応症は，長い遊離端欠損症例でもあり，用語集に記載の歯根膜負担が主体のパーシャルデンチャーではない場合があります．

　下顎の長い遊離端欠損のコーヌステレスコープ支台のパーシャルデンチャーでは，長期間の使用で，経時的な床の遊離端後縁の沈下を起こすことがあります．このような場合の多くは，床内面にも内外冠間にも適合に変化が現れませんので，支台歯がわずかながら遠心傾斜したことになります．これはリジッドコネクションにより，義歯と支台歯が一体の歯列として口腔環境の変化に追随して適応した結果で，このことはリジッドサポートの概念の本質的な優位性です．

　混乱を避けるためにあえて補足しますが，比較的短い中間欠損で両側の支台装置にコーヌステレスコープクラウンを用いた場合は，いわゆる可撤性ブリッジへの応用となります．また，1歯遊離端欠損で支台装置にコーヌステレスコープクラウンを用いた場合は，可撤性延長ブリッジとなり，上記の長い遊離端欠損症例とは概念が異なります．

リジッドコネクション～遊離端欠損症例における欠損の長さによる処置方針の違い～

■ リジッドサポートの考え方

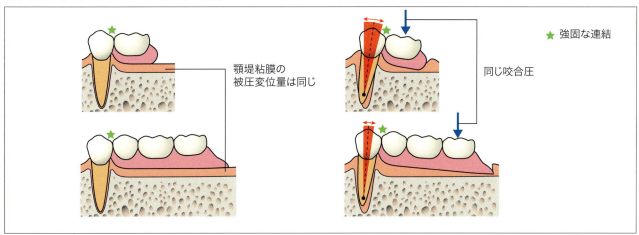

図2-8-1　短い遊離端欠損と長い遊離端欠損におけるリジッドサポート適応の影響．顎堤粘膜の変位量が同じである場合，短い遊離端欠損にリジッドサポート（リジットコネクション・ウィズアウト・ヒンジ）を適応すると負荷方向が歯軸から外れ，歯根膜に外傷を生じるが，長い歯列欠損は歯根膜支持を維持することができ，機能力を効果的に負担することができる（参考文献3，4より引用改変）．

■ リジッドコネクション・ウィズ・ヒンジ

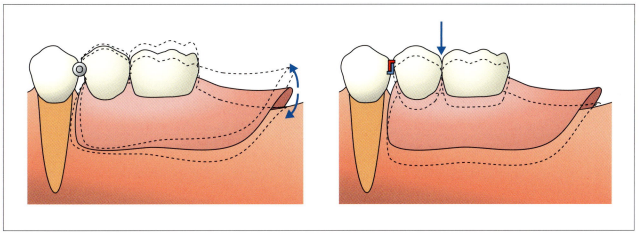

図2-8-2　短い遊離端欠損の場合には，支台装置と義歯床の間の可動性をもつ連結様式であるリジッドコネクション・ウィズ・ヒンジを用いて，支台歯の保護を図る（参考文献5より引用改変）．

III　リジッドコネクション・ウィズ・ヒンジ

　筆者は下顎大臼歯の2歯程度の短い遊離端欠損は，通法のコーヌステレスコープクラウンを支台とするリジッドサポートのパーシャルデンチャーの適応症ではないと考えています（図2-8-1）．この場合は，リジッドコネクションの支台装置と義歯床との間にヒンジ（蝶番）などの可動部を設けて，床の遊離端部の沈下を許す設計を検討します[3,4]．

　この概念が，リジッドコネクション・ウィズ・ヒンジです（図2-8-2）．これに対してコーヌステレスコープクラウン支台のパーシャルデンチャーはリジッドコネクション・ウィズアウト・ヒンジで，すなわちこれがリジッドサポートです[5]．

　厳密なリジッドコネクション・ウィズ・ヒン

ジは，そのような機構を組み込んだ既製アタッチメントのみで実現可能となります．このとき，ヒンジすなわち可動方向が軸周りに限定される具体的な蝶番構造だけではなく，チャネル＆グルーブのようなスライド機構により床の垂直方向の可動性を付与したアタッチメントや，メールとフィメールの間を弾性体や柔軟な繊維などで連結して可動方向を規制しない構造をもつものもこの概念に含めることができるでしょう．

リジッドコネクション・ウィズ・ヒンジで臨床上もっとも重要な検討すべき事項は，可動性を付与した床の可動方向の制御です．床の機能時の変位は，顎堤粘膜の被圧変位量の生理的な許容範囲内に収まっていなくてはなりません．支台歯の機能時の変位は，方向は可能な限り歯軸根尖方向であり，仮に変位がそれに直交する方向成分をもったとしても具体的な変位量はその歯の生理的動揺の範囲に収められているべきです．

ヒンジが１方向のみの可動性を許す構造であるならば，床に作用した外力で変位したときにヒンジの軸方向に応力が発生し，支台歯には側方力として作用します．スライド機構の場合も同様に支台歯に側方力が発生します．したがって可動性のヒンジをもつ既製アタッチメントが機能したときに支台歯への過剰な側方力が生じることのない設計を実現するには複数の支台歯の連結による一次固定や義歯の構造体による二次固定などの十分な配慮が必要となるのです．

ヒンジアタッチメントやスライドアタッチメントなどのアタッチメント義歯設計が臨床上で途端に難易度が高くなる背景はここにあるのです．さらにヒンジ部で床の可動方向を規制しないアタッチメントでは，遊離端欠損部の顎堤粘膜に制御されていない荷重が加わり，顎堤の異常吸収やフラビーガムの直接の原因となることもあるので，この種のアタッチメントの適用にはさらに慎重な判断が求められます．

IV　短い遊離端欠損と長い遊離端欠損症例における処置方針

1．短い遊離端欠損における処置方針

最後方大臼歯の１歯ないし２歯の欠損のような，いわゆる短い遊離端欠損症例では，その欠損部の処置方針はいくつかに分類できます．

支持様式が歯根膜支持でも粘膜支持でもないインプラント支台の修復処置を除くと，短縮歯列，延長ブリッジ，遊離端義歯の３種類に集約されます．

短縮歯列は，患者が自覚的に生活上の不便を感じることなく，術者も咬合支持機能や咀嚼機能などの顎機能に将来的にも不安を感じないならば，積極的に選択される方策のひとつです．また咬合支持や咀嚼機能を限定的にでも回復しつつ，かつ支台歯の長期にわたる保存が十分に期待できる状況でならば，患者の希望も尊重し，延長ブリッジによる修復処置の選択も妥当でしょう．しかし最大限の咀嚼機能の回復を図る場合は，術者の自覚と責任のうえで遊離端義歯の選択となり，残存諸組織保護の観点からリジッドコネクション・ウィズ・ヒンジのポリシーに準拠する必要があります．

2．長い遊離端欠損症例における処置方針

最後方歯の３歯以上の欠損のような，いわゆる長い遊離端欠損症例においては，処置方針の選択基準も変わってきます．欠損にともなう機能障害の程度にもよりますが，短縮歯列の選択は限定的です．延長ブリッジで短縮歯列を実現する場合もあるでしょうが，容易に支台歯のさらなる喪失につながります．そして遊離端義歯の場合は，リジッドコネクション・ウィズアウト・ヒンジ，すなわち，リジッドサポートを適応します．

V クラスプ義歯

上記の長い遊離端欠損症例の処置でクラスプ義歯を選択した場合においても，リジッドサポートの概念を適応します．支台装置と支台歯の連結強度を高めて，いわゆる「あそび」や「がたつき」がない状況が実現でき，支台装置と義歯床との間に可動性がなく，かつ義歯の本体の剛性が保たれれば，クラスプ義歯においてもリジッドサポートの概念は具現化できることになります．

もう少し詳しく述べれば，明確なレストシートに正確に適合するレストによる最大限の確実な「支持構造」と，支台歯を前処置し，有効な拮抗作用が得られる誘導面を付与した歯冠形態に整えてから設定した確実な「把持構造」が，義歯用金属によるフレームワークで剛性を高めた義歯床に連結されたクラスプ義歯を患者に装着したとき，初めてリジッドサポートの概念の恩恵を患者は享受できます．さらには，ミリングなどの操作により厳密に前処置を施した歯冠補綴装置の装着で複数の支台歯を一次固定すると，事実上のリジッドサポートが実現可能となるでしょう．

一方，支台装置の確実な支持と把持の効果や，支台装置と義歯の連結強度，そして義歯本体の剛性が得られない義歯材料は，リジッドサポートを意図するパーシャルデンチャーには決して用いてはなりません．概念と材料の無思慮な混用は，本来のパーシャルデンチャーの臨床上の評価を下げることになり，同時に患者に不幸をもたらします．

短い遊離端欠損の症例においては，クラスプ義歯であっても把持構造の増強により支台歯との連結強度が増すと床の機能時の変位が支台歯に為害性の強い外力をもたらします．したがって，設計に際して床の変位を想定しないか，変位方向を規制して床の変位を想定するかは，術者の考え方と症例に応じて事前に十分に検討されなくてはなりません．

前者の床の変位を想定しないのが，延長ブリッジの概念の拡張であり，後者の床の変位を想定するのがリジッドコネクション・ウィズ・ヒンジの概念の拡張です．とくに後者においては，支持構造の支台歯間線が床の変位の軸となる場合があるので，配慮が必要です．つまり複数の支台歯に支持機能を負担させる場合，把持が弱いと機能時の義歯の動きによりレストシートからレストが浮き上がり，特定の支台歯に負担が集中します．このとき，この支台歯が支台歯間線の一端となり，これを防ぐために強固な把持を負担させる支台歯を増員すると，想定した床の変位が生じなくなり設計の方針に矛盾が生じてしまいます．

リジッドコネクション・ウィズ・ヒンジをクラスプ義歯において実現するためには，義歯設計のための正確な理解に裏打ちされた豊富な臨床経験と柔軟な発想が必要です．アタッチメントのヒンジ構造に匹敵する機構をどのように実現していくかは，多くの臨床的工夫がノウハウとして蓄積されて初めて可能となるのです．

VI 遊離端欠損症例

図2-8-3の症例の患者は78歳（撮影時）の女性．上顎は 7|7 残存（6＋6 欠損）の前方遊離端欠損，下顎は 54321|1234 残存（③④⑤ブリッジ，76|67 欠損）の両側性遊離端欠損で，いわゆる前後のすれ違い咬合でした．

上顎は長い遊離端欠損であることからリジッドコネクション・ウィズアウト・ヒンジを，下顎は短い遊離端欠損であることからリジッドコネクション・ウィズ・ヒンジを意図し，上下顎ともクラスプによる金属床パーシャルデンチャーで欠損に対応しました（設計手順については，治療編第6項の図2-6-2を参照）．

■長い遊離端欠損と短い遊離端欠損でのクラスプ義歯の設計の注意点

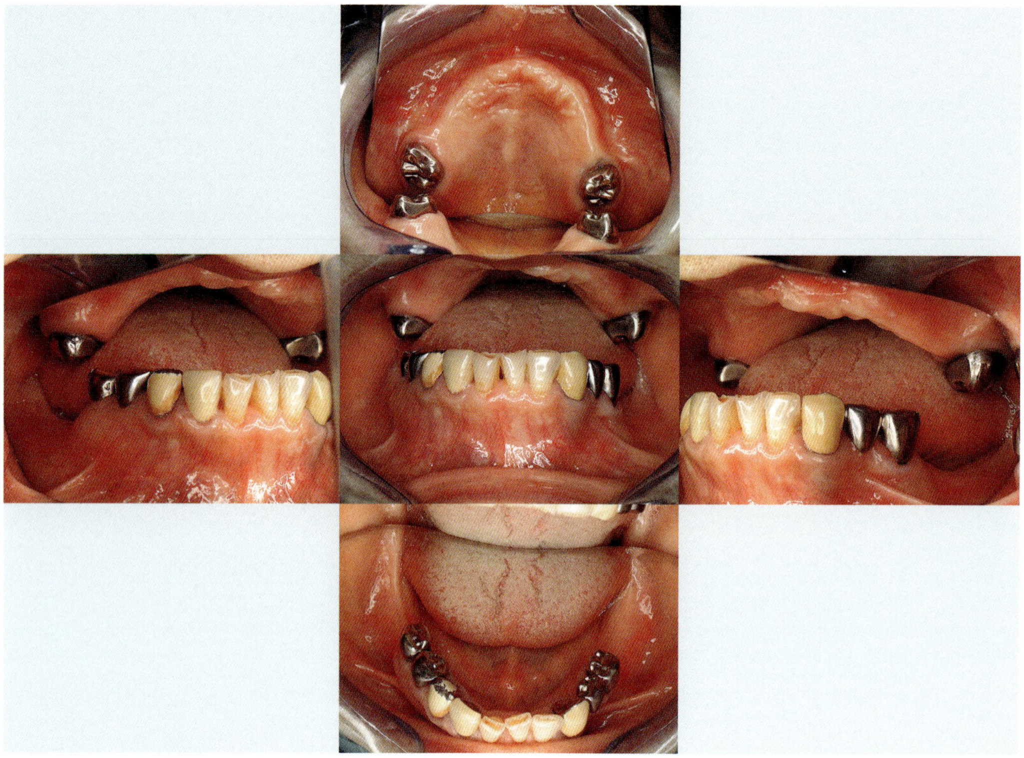

図2-8-3a　上顎は長い遊離端欠損，下顎は短い遊離端欠損である．

1．上顎の支台装置

支持は7⏋，⏌7とも，支台歯に近心レスト，遠心レストを設定して最大限の支持を確保しました．つぎに把持は7⏋，⏌7とも，近心ガイドプレーン，遠心ガイドプレーンを配置し，レシプロケーションを得るため連結子で強固に両隣接面を把持する構造としました．加えて，歯冠口蓋側で近遠心のレストを連結する連結子を配置し，把持鉤腕の機能も兼ねました．遠心から頰側に配置した維持鉤腕の肩部も含めて，結果的に歯冠のほぼ全域を囲繞する把持部で，最大限の把持を確保しました．

全体をフレームワークで構成したので，左右側の支台歯間のレシプロケーションも得られています．支台歯への強固な連結と，支台装置部の可動性の排除から，リジッドコネクション・ウィズアウト・ヒンジの概念を具現化できました．

2．下顎の支台装置

支持は⏌5に近心咬合面レスト，左側は③④⑤ブリッジで修復してあり，これを複根の1歯とみなし，「近心レスト」となるように⏌34間に咬合面レストを配置し，左右側それぞれに十分な支持を確保しました．つぎに把持は⏌5遠心にガイドプレーン，近心のレストの立ち上がり部にガイドプレーンを，⏌5遠心にガイドプレーン，⏌34間のレストの立ち上がり部にガイドプレーンを付与し，小連結子，大連結子で連結してレシプロケーションを得ました．

左右側を大連結子であるリンガルバーで連結することで，左右の支台歯間のレシプロケーションも得られています．補助的に⏌5，5⏋舌側に把持鉤腕を付与し，床の可動方向の規制を図りました．

欠損部から離れた近心レストと，強固なレシプロケーションにより，遊離端床の遠心部の変

リジッドコネクション〜遊離端欠損症例における欠損の長さによる処置方針の違い〜

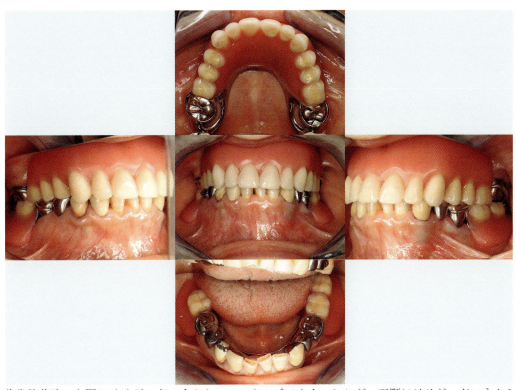

図2-8-3b　義歯装着時．上顎にはリジッドコネクション・ウィズアウト・ヒンジ，下顎にはリジッドコネクション・ウィズ・ヒンジの概念を具現化した．

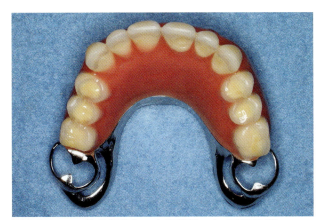
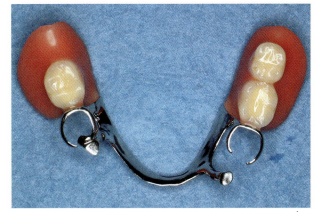

図2-8-3c, d　装着義歯（c：上顎義歯．d：下顎義歯）．

位方向を規制した沈下を許容することで，リジッドコネクション・ウィズ・ヒンジの概念を具現化できました．

参考文献

1. 後藤忠正．パーシャルデンチャーのプランニング＆デザイニング．東京；医歯薬出版．1995．
2. 公益社団法人日本補綴歯科学会（編）．歯科補綴学専門用語集 第4版．東京；医歯薬出版．2015．
3. Körber KH（河野正司，五十嵐順正：訳）．ケルバーのコーヌスクローネ．東京：医歯薬出版．1986；1-44．
4. 山下秀一郎．パーシャルデンチャーで補綴治療を行う際に部分欠損歯列をどう診るか？．2017：日補綴会誌．9(2)：92．
5. Körber KH. Partislle Prothese. In : Zahnärztliche Prothetik, Band Ⅱ-Behandlungsplanung・Kronenzahnersatz・Brückenzahnersatz・Partielle Prothese. Stuttgart. Georg Thieme Verlag. 1975 : 175-233.

第2部　治療編

Treatment Edition 9

患者の訴えから考えるクラスプ義歯，遊離端義歯，中間義歯設計のポイント

I　ヒストリーを聴いて想像する

1. 悩みの種を醍醐味に変える

　パーシャルデンチャーが患者に嫌われる原因に，支台装置の審美性もさることながら，床や大連結子の異物感が挙げられます．片側の少数歯欠損でありながら大連結子で両側性の設計となったパーシャルデンチャーで，患者から「この左右をつないでいるのを，なくせませんか」と詰問されたことは，歯科医師ならば何度か経験しているでしょう．
　そこで，本項では「だからパーシャルデンチャーはダメなのだ」ではなく，ここでは合理性のあるパーシャルデンチャーを患者に提供するための設計の必然性を考えたいと思います．
　言うまでもなく，各欠損症例において，どのような経緯でその欠損状態になって現在があるのかという患者のもつヒストリーは，パーシャルデンチャーの設計を考えるうえでは重要です．
　おそらくインプラントやブリッジによる欠損修復との最大の相違点でしょう．患者の主訴に対応するために設計が変わり，装着目的と製作材料によってさらに設計が変わることは歯科医師にとって悩みの種であり，また同時にパーシャルデンチャーだからこその醍醐味と言えます．

2. 主訴からの想像と検証が設計を導く

　パーシャルデンチャー治療を希望する患者が来院した際に筆者はつぎに述べるように想像と検証を行っています．たとえば咀嚼機能に着目すると，その患者の歯列が整っていた時期の咀嚼嗜好側は両側か片側であったかを想像します．そして，もしその咀嚼嗜好側が変化していたならば，その原因も考えています．
　欠損歯列の多くは歯科疾患の放置によるものでしょうが，不適切な歯冠修復や欠損修復といった医原性の原因であったならば問題です．その後，さらなる咀嚼嗜好側の変化が加わったならば，その原因は何であろうか．加えて，過去のそれぞれの状況で，主機能部位は確保されていたのか．
　さらに首尾良く装着したパーシャルデンチャーで患者の満足が得られたときに，咀嚼嗜好側が左右のどちらであるか，そこに主機能部位が得られているかを術前にイメージできているのか．そして今，結果として咀嚼機能障害を抱えた患者が目の前にいて，これをパーシャルデンチャーによって機能回復させることを企画している歯科医師としての自分がいる．
　このように病歴の問診をしながら，さまざまな考えを巡らせるうちに，実はすでに患者の訴えに合ったパーシャルデンチャーの設計はほぼできあがってきているのです．
　一方，病歴の結果である欠損様式を類別して代表的な設計をあてはめる手順で製作された義歯は，個々の患者には合わないでしょう．つまり，中間欠損ならばこのように設計する，あるいは遊離端欠損はこのように設計にしておけば

間違いない，という表現には根拠がありません．

II 片側性義歯と両側性義歯

さて中間欠損が両側にある場合，片側性設計の義歯を両側に2床装着する設計は一般的ではないでしょう．多くは大連結子で床を連結して1床にまとめるでしょう．しかし，さまざまな理由から片顎に片側性設計の中間義歯を左右側に1床ずつ2床装着する事態はあるでしょう．その場合は各側の義歯が正しく片側設計されていなくてはなりません．

ここに，中間欠損における片側設計と両側設計のそれぞれ配慮すべき事項のエッセンスが凝縮されています．片側の，とくに下顎の，中間欠損の場合は，もっとも不確定材料が少なくなるので，各症例においては片側の設計と両側の設計でそれぞれの長所と短所が整理しやすく，パーシャルデンチャーの良質な臨床経験を積む最初の一歩に最適でしょう．

遊離端欠損が両側にある場合，短い遊離端欠損ならばリジッドコネクション・ウィズ・ヒンジ，長い遊離端欠損ならばリジッドコネクション・ウィズアウト・ヒンジの原則は変わりませんから，両側ともにその条件を満たす工夫が必要となります（治療編第8項参照）．

両側とも短い遊離端欠損，あるいは両側とも長い遊離端欠損の場合はまだ理解しやすいのですが，片側が短い遊離端欠損，反対側が長い遊離端欠損の場合は設計時に十分な配慮が必要です．片側の，とくに下顎の遊離端欠損症例は，リジッドコネクションにチャレンジするもっとも適した症例です．

III アタッチメント義歯

既製アタッチメントは患者の口腔状態から中間欠損と遊離端欠損，片側性設計と両側性設計で，アタッチメントごとに適応不適応と使用方法がすでに定まっていますから，正しく適用します．混同したり流用したりすることのないように予備設計（仮設計）の段階で事前に十分に検討しましょう．

自家製アタッチメントは，設計と適用に自由度が大きいので，それだけに術者にはパーシャルデンチャー全般で最高レベルの理解度と設計力が求められます．くれぐれも設計集を参考にしながら欠損形態で設計をあてはめることのないように，熟練の指導者のもとで十分な臨床経験を積んでから取り組むべきものです．

アタッチメント義歯の設計では，間違っても未熟練者同士が相談し，悩みながら設計を行ってはいけません．アタッチメント義歯では欠損形態，対合の条件，患者の固有の咬合・顎運動の状態にかかわらず，片側性の設計にするべきか，両側性の設計にするべきかを思い悩むという事態は実際には生じないからです．迷いが生じるくらいなら，アタッチメント義歯ではなく，クラスプ義歯で対応できるように前処置と設計に工夫を凝らすほうが患者に迷惑をかけなくてすむでしょう．

IV 短い遊離端義歯

すでに述べたように，短い遊離端欠損ではリジッドコネクション・ウィズ・ヒンジの概念が適応となります．アタッチメントのヒンジ構造に匹敵する機構をクラスプ義歯でどのように実現していくかで，義歯設計のノウハウとして多くの臨床的工夫がなされています．

教科書的な事例では，下顎大臼歯部遊離端欠

損症例において第一小臼歯と第二小臼歯を連結冠で一次固定し「近心レスト」と称される第二小臼歯近心隆線部に咬合面レストを配置し，遊離端部の床と大連結子で連結するものがあります．第二小臼歯に設定した誘導面に沿って義歯床は変位方向を規制された状態で床遊離端部が沈下する変位が許容され，これがヒンジと同等の効果を発揮するとされています．

支台歯となる小臼歯の一次固定がなされていないと，負荷される機能力の分散・集中の状態によっては比較的短期のうちに第二小臼歯の動揺度の増大を生じます．また，近心レストを大連結子に連結する小連結子部分の破折が生じやすくなります．その対策として小連結子の大連結子への連結部の強度を確保するべくワンピースの鋳造にし，使用金属の強度を勘案して各部位の幅や厚さを適正にする，応力集中を起こす外形を避ける，などの配慮が必要となります．

支持構造の増強を図ろうとして，リジッドコネクション・ウィズ・ヒンジの原則に反して欠損に隣接する遠心レストを配置すると，そのレストが破折します．このレストの破折に対応するべく義歯構造の補強を加えると，支台歯への過重負担を招き，連結状態で動揺の増大を生じたり，歯根破折が惹起します．これは延長ブリッジの失敗例に酷似しています．

逆に，義歯全体の剛性が高い金属床での下顎リンガルプレートのような大連結子と床との連結強度が最大限に高い設計では，遊離端部の床の沈下が小さくなると考えられ，支台歯への荷重負担が生じやすいので，この対策には，レストをさらに近心の第一小臼歯近心辺縁隆線部に設定する設計もありますが，遊離端床の沈下の変位方向の規制にはさらなる設計上の工夫が必要です．

これと反対に，レジン床での下顎リンガルプレートのように使用材料の剛性が低いため連結強度が低くなると，第二小臼歯舌側のあたりで大連結子が破折することが多いのです．このような場合には第二小臼歯部での把持機能不足のために変位方向が規制されていない床の沈下が生じていることが疑われます．

このようなことを避けるために，使用する義歯材料の物性を熟知して適材適所に応用し，各部の寸法，形状・形態を最適化して初めて，有効なパーシャルデンチャーの設計が可能となるのです．

Ⅴ 長い遊離端義歯

長い遊離端欠損では，リジッドコネクション・ウィズアウト・ヒンジ，すなわちリジッドサポートの概念が適応となります．これをクラスプ義歯で実現するには，治療編第6項で詳述した「支持・把持・維持」の設計手順の遵守と，支台歯への確実な前処置，および正確な印象，適正な材料を使用した正確な技工，そして正確な装着後の調整が必須なのです．

研究用模型に咬合採得記録を添えて，技工指示書に「義歯完成」と記入して技工所に依頼しても，「部分入れ歯」は製作してもらえるかもしれませんが，真の「パーシャルデンチャー」は手に入らないでしょう．

遊離端欠損では床の遠心部が沈下するときの変位方向を制御する必要があり，この制御を感覚的に理解しやすくする義歯構造が，間接支台装置です．遊離端欠損症例では，多くが欠損の反対側に間接支台装置が設置されるので，必然的に両側性の設計となるのです．両側性の欠損の場合は，片側の直接支台装置が反対側の間接支台装置を兼ねることになりますから，このときはさらに間接支台装置を増員する場合もあるでしょう．

片側の短い遊離端欠損で残存歯群の厳密な前処置が可能な場合は，同側に間接支台装置を設置できる場合があり，このときには片側性の設計となります．この片側性設計は両側性設計に

求められる設計の要件のすべてを片側に盛り込むことができる場合にのみ合理性が得られます．異物感の原因になるからと連結子の途中からぶった切った欠陥品とは別物であることを銘記しておきましょう．

VI 中間義歯

　一隙性の短い中間欠損をパーシャルデンチャーで対応するとき，多くは欠損の両側の残存歯群が支台歯となります．このとき，全体としての支持機能が確保されたうえで，各側の支台歯（群）内で，把持が有効となるレシプロケーションが完結していて，加えて両側の支台歯（群）間で，レシプロケーションが完結し，対合歯から受ける機能力によって，支台歯間線（ここでは多く，義歯の内部を貫通する）を軸とする回転揺動運動が生じなければ問題はありません．

　また回転揺動運動が生じるとしても両側の支台装置の把持構造がこれに十分に拮抗することで支台歯の生理的動揺の範囲内の支台歯の変位しか起こらないならば，妥当な片側性設計が実現できています．

　一隙性の長い中間欠損になり，義歯の機能時の挙動が抑止しきれなくて，支台歯に過大な変位が起こる恐れがある場合は，両側性の設計にすることで支台歯間線の多角形化を図ることを考えましょう．四角形以上ならば安定性は大きく向上しますが，義歯としてはそれだけ大きくなります．最小限を目指しての三角形ならば，鋭角三角形のほうが効果的となります．

　具体的には欠損から可能な限り離れた部位で支台歯の条件を満たす残存歯に間接支台装置を設置し，大連結子で連結します．

　こうして一旦間接支台装置を設定する両側性の設計に変更したら，直接支台装置に過剰気味に付与した把持構造を最小限にまで省くことができます．すべての支台装置内で，かつすべての支台装置間で有効な拮抗作用が保たれ，得られているならば，ぎりぎりまで各支台装置の把持構造を簡素化できるのです．そしてこのことは，把持構造を有効にするために支台歯に加える狭義の前処置を最小限にまで簡素化できことを意味します．単純な構造に近づくほど，製作物の製作精度は向上し，耐久性が増すということです．

　多隙性の中間欠損をパーシャルデンチャーで対応するときは，支台歯（群）内，支台歯（群）間での完結したレシプロケーションという原則だけで多くの設計の要件を満たすことができます．つまり欠損部位が両側にわたることも多く，片側性設計と両側性設計を勘案する必要もない場合です．どの支台装置も，ほかの部位の間接支台装置として機能するように配慮すると設計が完結します．

　最後に，多隙性中間欠損での，維持構造はもっとも条件の良い支台歯に1か所に設けることで十分なことが多いのです．2か所に維持構造を設定するなら，着脱を容易にするために対角線的に離れた部位に最小の維持力を付加します．3か所以上とするとその多くは為害性を増すことになることを付記しておきます．

Treatment Edition 10

パーシャルデンチャーの義歯床の役割
～床外形はどのように設計するのか～

I 「総義歯に準じる」はすべてに通用するわけではない

　パーシャルデンチャーの床の役割は多岐多様にわたります．対合歯と咬合接触する人工歯の座，歯の欠損とそれにともなう支持組織の喪失により生じた空間を填塞する審美性にも関連する構造体，義歯に負荷される機能力を支台装置や連結子に一部を分散させつつ直下の顎堤粘膜に支持させるなど，個々の症例においてその目的や重要性はさまざまです．その多様性から，床外形の決定法に関しては簡潔な表現に絞り込みにくいようです．

　成書にはパーシャルデンチャーの床縁外形に関しては「総義歯に準じる」という表現が多いようです．しかしこれが適応できるのは遊離端床の頬側，舌側，後縁に限られます．なぜなら，総義歯の床の役割には，パーシャルデンチャーの支台装置における支持・把持・維持の機能も含まれるからです．このため，総義歯に準じた義歯床からパーシャルデンチャーの支台装置を介して支台歯にかえって為害性の強い外力が作用する場合が生じます．

　残存歯に隣接する部分の床の形態に関しては明確な記載はあまりありません．支台歯，残存歯の辺縁歯肉保護の予防歯学的配慮から，金属による接触を前提としてできるだけ開放とする，という原則があります[1]．また一方では，残存歯と義歯構造とで形成される死腔を最小化することで，義歯との接触という機械的刺激で生じる炎症による辺縁歯肉の線維性増殖を抑制するという閉鎖を優先した理論もあるようです．筆者は，予防歯学的配慮プラス吸収した歯槽骨分の回復という基準のなかで，残存歯に隣接する部分の床の形態を決定しています．つまり，「欠損によって吸収した歯槽骨がつくり出す顎堤のおおむね凹面の形態から，残存歯を支える歯槽骨と辺縁歯肉中の輪走線維がつくり出す凸面の膨隆に移行する変曲点を連接し，これにより形成される曲線に沿って床の外形を決定する」という基準を適用しています（図2-10-1）．

■ 曲線に導かれる床の外形

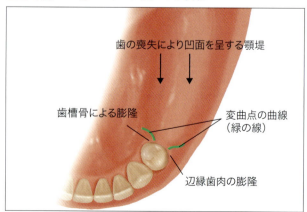

図2-10-1　欠損部顎堤に生じる豊隆の変曲点を結ぶ曲線．

II 変曲点を結ぶ曲線を探せ

　床を設定する部位は，歯の喪失により実質欠損が生じ，今後も変化が継続する可能性がある部分であり，実質欠損がなく形態的変化の少ない部位は可及的に被覆しないほうが良いと考え

パーシャルデンチャーの義歯床の役割～床外形はどのように設計するのか～

■床の前縁部の設計記入例

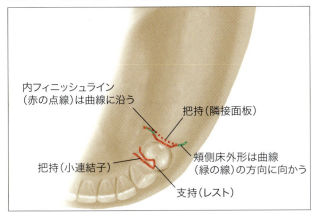

図 2-10-2　設計記入①＝支持と把持．内フィニッシュライン（赤の点線）は，遠心側から曲線に沿いながら走行し，舌側床縁に対して垂直となって外フィニッシュラインと接合．

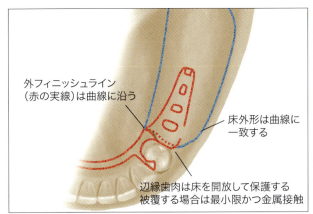

図 2-10-3　設計記入②＝大連結子と床．外フィニッシュライン（赤の実線）は，近心側から曲線に沿いながら走行し，舌側床縁に対して垂直となって内フィニッシュラインと接合．

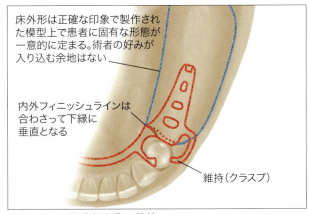

図 2-10-4　設計記入③＝維持．

られます．残存歯保護を目的とするパーシャルデンチャーであれば，欠損に隣接する残存歯の辺縁歯肉や歯槽骨の解剖学的形態は保たれることになります．したがって，その境界は形態の豊隆の変曲点となって現れることになります．

この変曲点を結ぶ曲線が目視により比較的容易に同定できるのは下顎の遊離端欠損症例です．頬側はこの曲線が床の前方部の外形線そのものになります．そして，頬側の床の厚さは残存歯群の頬側の歯槽部の豊隆と同程度となるように規定します．舌側はこの曲線がフレームワークのリンガルバーからレジンの床に移行する内フィニッシュラインとフレームワークの外形にも関連する外フィニッシュラインの設定の目安となります．少々難解なのは三次元的に空中を走る外フィニッシュラインのほうで，これが下顎舌側の床の厚さを規定することになります．

図 2-10-2～4 に床の前縁部の設計記入例を示します．パーシャルデンチャーの設計は，設計の理論の構築と実現が可能な金属床を原則としています．しかし，臨床の現場では医療制度の制約もあってレジン床で対応しなくてはならない状況のほうが多いことでしょう．このとき，金属床の設計力を正しく身につけていれば，パーシャルデンチャーとしての基本性能を維持しながらグレードダウンしてもレジン床の設計に応用することができます．

この床外形決定の基準は，今後も補綴学的，生理学的な検証を重ねていかなくてはなりません．しかし，何がしかの客観性の高い決定原則に従うなら，術者の好みによってまちまちになりがちな義歯設計のばらつきがなくなります．ひいては担当医として自信をもって個々の患者に最適なパーシャルデンチャーを提供できるようになるでしょう．

参考文献

1. 藍 稔，五十嵐順正（編著），佐々木啓一，馬場一美，鱒見進一，山下秀一郎ほか（著）．スタンダードパーシャルデンチャー補綴学．東京；学建書院．2016：81-97．

第2部　治療編

Treatment Edition 11

すれ違い咬合患者のパーシャルデンチャーの設計
～約27年にわたるすれ違い咬合との闘い～

I すれ違い咬合は欠損歯列の臨床的終末像

　欠損歯列の臨床的終末像は，すれ違い咬合といわれています．その理由は，ある程度上下の歯が残存しているにもかかわらず，咬合支持がまったくないという状態だからです．

　つまりすれ違い咬合の欠損歯列の診断としては，咬合支持がないため顎位が不安定になると同時に上下の歯でまったく噛めないという咬合崩壊の状態にあります．換言すれば，力のアンバランスが解消されない状態が存在し続けていると言えます．

　これに施される欠損補綴は，長い遊離端欠損が存在しているために受圧条件が悪く，そのため歯根膜支持と粘膜支持のバランスが悪化し，さらに対顎に強大な加圧因子が存在することで，咀嚼機能回復を目的とする義歯機能の維持にとって義歯破折などの問題もあり，きわめて困難な状況のなかで行わなければならないと言えるでしょう．

II すれ違い咬合に適応するパーシャルデンチャーの設計

　このようなすれ違い咬合に適用するパーシャルデンチャーの設計には，長い遊離端欠損部で起こる加圧因子による義歯の回転・沈下の可及的な防止とともに義歯にたわみを発生させる応力に対しても破折しない強度が求められます．

　具体的に言えば，可能な限りレストを設定して支持を獲得することに加え，離脱に対して拮抗する把持面の増員と維持力の強化が必要になってきます．ちなみにコーヌス支台装置は，すれ違い咬合の欠損状態に対しては，その把持機能，維持力ともに義歯の回転・沈下にともなう外冠のわずかな浮き上がりで消失してしまうことが多いため，不利であると考えています．

　以下，筆者が経験した27年以上にわたる長期症例を提示し，すれ違い咬合に適応するパーシャルデンチャー治療を考察していきます．

III すれ違い咬合の長期症例

1．初診時所見

　患者は53歳の男性．1990年3月に「義歯が痛くて噛めない」との主訴で来院しました．口

■初診時パノラマエックス線画像

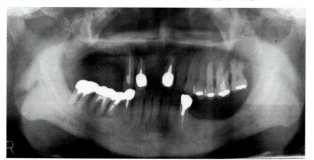

図2-11-1　初診時のパノラマエックス線画像．19歯残存9歯欠損．前歯のみ5か所の咬合支持で臼歯部咬合支持がない状態．加圧因子の影響で欠損部顎堤の吸収が認められ咬合平面が左側に傾斜して乱れている．左右的すれ違い咬合手前の状態．

腔内状態は左右側の臼歯部咬合支持が喪失し，上顎前歯部はフレミタスを認めました．また2|，|1，|3，5|は歯根破折で保存不可能と診断しました．

図2-11-1のパノラマエックス線画像からは上顎右側，下顎左側に長い遊離端欠損の存在と，その欠損に対向する多数歯の存在が確認できます．左右欠損部顎堤は垂直的骨吸収が進行しています．2|，|1，5|に歯根膜空隙の拡大が認められ，残存歯の約半数が失活歯の状態でした．

また4|の根尖部に骨透過像がありますが，根管内に根管充填材は認められません．上顎洞，鼻腔，上下顎骨内および左右顎関節にも異常所見はありません．しかし下顎角の角度から強い咬合力が推測されました．なお中等度の歯周病も認めました．

2．欠損歯列の診断

抜歯前の残存歯の状態では上顎9歯残存，下顎10歯残存であり，上下の残存歯数のバランスは良さそうですが，咬合支持数が5と少なく咬合欠陥の状態です（図2-11-1参照）．とくに臼歯部での咬合支持がすべて喪失しており，前歯部のみの咬合支持となっており，すれ違い咬合に移行する傾向が示唆されました．

欠損歯列の評価方法にあてはめるとアイヒナーの分類のB-4（診断編第1項参照），宮地の咬合三角第Ⅱエリア下部（治療編第12項参照）となり，この時点でかなり危険な状態であることがわかりました．

3．欠損補綴の診断

さらに図2-11-1のパノラマエックス線画像からは，加圧因子が|4567と4|，|76となり，強大であるとともにすれ違い咬合の傾向が確認できます．受圧条件は上顎右側臼歯部に長い遊離端欠損と，|3から|7までの長い遊離端欠損が存在し悪い条件となっています．

また欠損部顎堤は垂直的骨吸収があり，頬舌的幅径も狭く，負担能力は低い状態であると考えられました．加えて，欠損部対合歯は挺出傾向となり，咬合平面も乱れていることから，本症例は左右的すれ違い咬合手前の状態であり，これに適応する義歯製作を検討しましたが，かなりの難度が予想されました．

Ⅳ　義歯設計の軌跡

1．初診後の義歯

保存不可能歯の抜歯，歯周基本治療，う蝕処置，プロビジョナルデンチャー装着などの前処置を行うとともに義歯の設計を考えていきました．強度を可能な限り大きくするため，上下金属床義歯を計画し，上顎はアームウェーの嵌合機構で支持強化を期待したレストによるキャスト双歯鉤を|56に設定しました．

また|3に舌側シングラムレスト，近心ガイドプレーンを設定して隣接面板，唇側にキャストクラスプの支台装置を設定しました．動揺度の大きい|3，|2はコーピングとして支持獲得を図りました．口蓋金属床は違和感の軽減と強度確保のためにループ状に設計しました．

下顎義歯は，|2は生活歯でしたので，舌側にシングラムレストをエナメル質の形成可能範囲にわずかに形成し，唇側は審美性を考慮し，ワイヤークラスプを設定しました．4|，6|支台のブリッジを装着して5|のポンティック部の咬合面に義歯の咬合面レストが適合するようにして，4|，6|にエーカースキャストクラスプを設定しました．

大連結装置は強度が必要なため，厚みと幅径が確保でき違和感の少ない範囲でリンガルバーを設定しました．受圧条件，加圧因子ともに厳しい状態でしたが，義歯の強度確保に努めるとともに，劣形で支持が期待できない欠損部顎堤には，粘膜支持の獲得のために可能な限り床面

■初診時に製作した上顎義歯と設計図

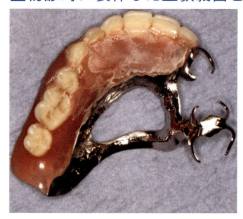

積を広く設計しました.

義歯装着後は下顎左側欠損部の疼痛のため, 何回かの調整を行いましたが, 調整後は比較的安定しており, 患者は3か月に1回のメインテナンスのために欠かさず通院していました.

図2-11-2, 3に製作した上顎パーシャルデンチャーとその設計図を示します.

図2-11-2　初診時に製作した上顎義歯(写真は11年経過時のもの).

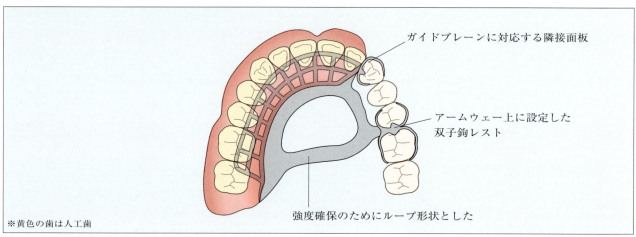

図2-11-3　初診時に製作した上顎義歯の設計図.

2. 11年後の上顎義歯再製作

最初の義歯装着後から10年経過した2000年頃から上顎金属床の前歯部人工歯の脱離を繰り返すようになりました. 図2-11-4, 5は2001年のパノラマエックス線画像と口腔内の状態です. プラークコントロールは向上し, 歯の喪失と欠損の拡大は認められませんが, 欠損部顎堤のさらなる吸収と咬合平面の傾きの増加を認めました.

上顎義歯も前歯部の金属床メタルフレームとレジン床が破折し, 人工歯部が脱離, 修理不可能となったため, この金属床の再製作を余儀なくされました(図2-11-2参照). 再製作にあたっては, アームウェーとクラスプを追加し, 義歯床面積も拡大すると同時に強度を増すためにフレームワーク部を太くしました. また 7| の人工歯は加圧因子の影響を考慮して排列しませんでした.

一方, 下顎義歯は |2 のクラスプの破折の修理を行いましたが, 継続使用可能な状態でした. 図2-11-6, 7に上下顎パーシャルデンチャーとその設計図(下顎は修理後の図)を示します.

■11年後のパノラマエックス線画像

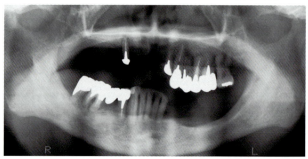

図2-11-4　初診から11年後のパノラマエックス線画像. 15歯残存13歯欠損. 欠損部顎堤のさらなる吸収と咬合平面の傾きが増加し, 左右的すれ違い傾向は強くなっている.

■ 11年後の口腔内

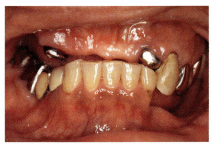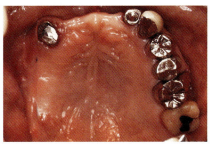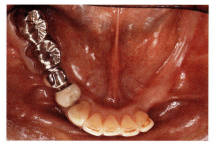

図2-11-5a〜c　a：同時期の正面観．顎堤の高度吸収でデンチャースペースがあるため，咬合挙上はあえて行わなかった．
b：上顎口腔内の状態．プラークコントロールの向上が認められ，さらなる歯の喪失はなく欠損の拡大もなかった．c：下顎口腔内の状態．上顎同様，歯の喪失，欠損の拡大もなかったが，顎堤の顕著な吸収が認められる．

■ 上顎義歯の再製作と下顎義歯の修理と設計図

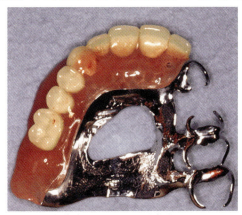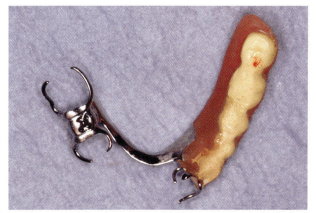

図2-11-6a, b　a：上顎義歯はフレーム強化とアームウェーを付与したレストならびにクラスプを追加した．b：下顎義歯は|2のクラスプ破折による修理を行ったが，継続使用可能と判断．右側ブリッジのポンティック部に設定した咬合面全面レストは，咬合時での左側遠心方向への義歯沈下をこのレストが対合歯と接触することで少しでも抑え込むという意図で設定した．

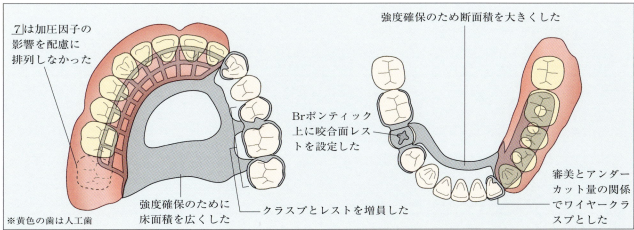

図2-11-7　初診から11年後に再製作した上顎パーシャルデンチャーと初診時に製作し，修理した下顎パーシャルデンチャーの設計図．

3. 約20年後の新義歯製作

さらに約10年が経過した2011年には，図2-11-8に示すようにさらなる下顎左側の顎堤の吸収と咬合平面の傾きが認められ，また，図

■さらなる顎堤の吸収と咬合平面の傾斜・義歯の状態

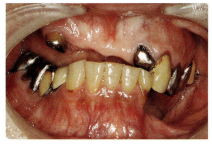 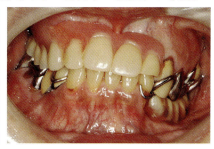

図2-11-8a, b　a：初診から21年後（2011年8月）の口腔内の状態．3|の歯根露出とさらなる顎堤吸収が認められた．b：義歯装着正面観からは咬合平面の傾きと左側顎堤の乱れが確認できた．

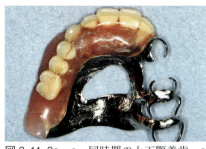 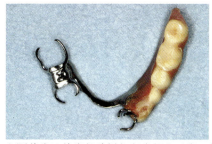 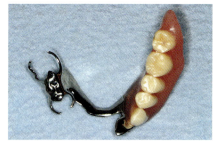

図2-11-9a～c　同時期の上下顎義歯．a：上顎義歯は前歯部破折と臼歯部人工歯の亀裂が認められる．b：下顎義歯は約21年使用したが，|2のクラスプとフレームワークが破折し，使用不能と判断した．この時点で上下顎義歯を同時に新製した．c：新製後数年でクラスプとレスト部が破折した．

■新義歯装着（製作後1年6か月）

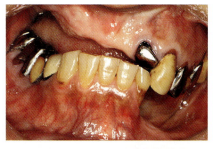 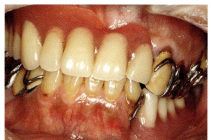

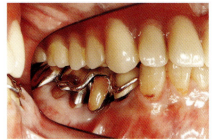 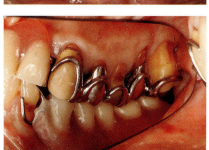

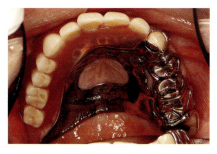 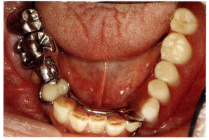

図2-11-10a～f　上下顎義歯を新製して1年6か月後（初診から23年後）の状態．3|は動揺度が増加して抜歯．上下顎義歯は安定していた．

2-11-9aのように上顎義歯は初診時に製作した義歯と同様に前歯部人工歯とメタルフレームが破折し，右側人工歯に亀裂が入ってきました．そこで新義歯製作に際しては，左側のすべての

すれ違い咬合患者のパーシャルデンチャーの設計〜約27年にわたるすれ違い咬合との闘い〜

■新義歯製作と設計図

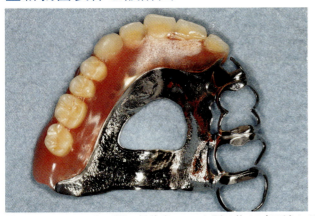
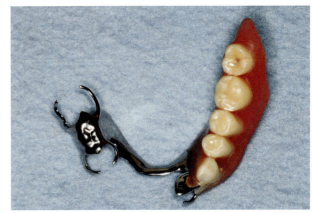

図2-11-11a, b 上下顎の新義歯．a：上顎は約10年ごとに再製作を行った．すれ違い咬合の威力をまざまざと思い知らされる症例である．b：下顎義歯はワイヤークラスプが破折したので修理を行った．現在，上下顎義歯は安定している．

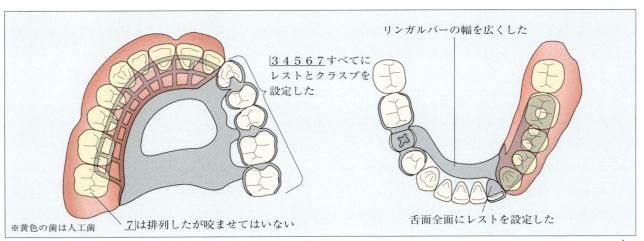

図2-11-12 新製作した上下顎パーシャルデンチャーの設計図．

残存歯にクラスプとアームウェーを追加し，スケルトンの強度も増強しました．

また約20年使用した下顎義歯も図2-11-9bのように|2のクラスプとレスト部が金属床スケルトン部から破折脱離したので，新義歯では舌面レストを可能な限り大きく設定しました（後年，再破折し修理．図2-11-9c参照）．

図2-11-10はこの新義歯装製作後1年6か月後の口腔内の状態です．上下顎はこの時点では安定していました．また図2-11-11に製作後5年の新義歯を，図2-11-12にはこの新義歯の設計図を示します．なお，約27年経過した現在も経過観察を継続しています．

本症例のように10歯前後欠損で，加圧因子の歯数が多い場合，劇的な状態を呈するという臨床実感があります．また一般的には穏やかに推移するといわれる少数歯残存症例でも，受圧条件と加圧因子の関係ですれ違い咬合傾向を示す場合，補綴対応に苦慮する場合があるとの左証と言えるでしょう．

参考文献
1. 尾花甚一（監修），大山喬史，細井紀雄（編）．すれ違い咬合の補綴．東京：医歯薬出版．1994．

第2部 治療編

Treatment Edition 12

少数歯残存症例におけるパーシャルデンチャーの設計の考え方
～咬合支持，加圧因子，受圧条件を考慮したパーシャルデンチャー治療～

I 少数歯残存症例

少数歯残存症例は一般的には穏やかに推移するといわれています．とくに4犬歯が存在する場合，臼歯部咬合支持がなくても，良い経過を辿ることが多いようです．

またすれ違い咬合の傾向の場合，少数歯残存症例でも難症例になる場合があります．少数歯残存の本症例はアイヒナーの分類でB-4（宮地の咬合三角では第Ⅳエリア）となります[1]（図2-12-1・治療編第3項参照）．

この場合，咬合支持数が4以下で咬合崩壊になりますが，一方，歯数が少ないため加圧因子が少なくなり義歯対義歯の咬合関係が確立されます．また受圧条件が良ければ，安定した咀嚼機能回復が義歯により可能になります．さらに顎堤の条件が良ければ，きわめて良好な状態になります．以下，少数歯残存症例でのパーシャルデンチャー治療を示します．

II 症例

1．初診時所見

患者は65歳の男性．1995年1月に「噛めるようになりたい」との主訴で来院しました．初診時の口腔内状態は上顎が6歯の残存に対し

■宮地の咬合三角における本症例のプロット

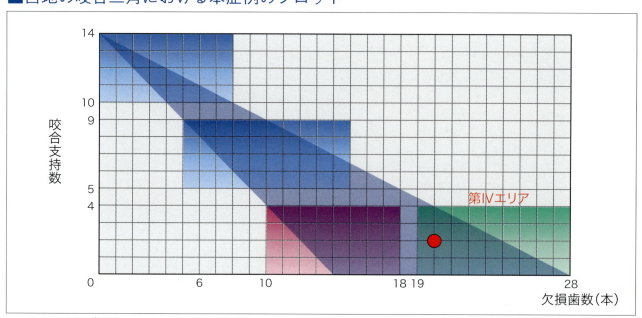

図2-12-1　4̄3̄|3̄ 1̄|1̄ 2̄ 3̄|(2)̄3̄ の8歯残存歯（|2̄は残根状態）の状態を咬合三角にプロットした[1]．

■初診後9年経過の口腔内の状態

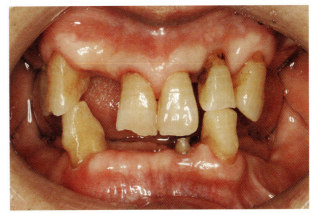

図2-12-2a, b　2004年8月の状態．初診から9年経過．|2は初診時，動揺度が3度の残根であったが，コーピングとし，支持のみを期待する設計にした．この時点まで温存できた． a|b

■咬合支持数・加圧因子・受圧条件

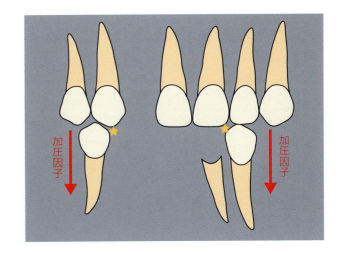

図2-12-3　初診時の本症例の咬合支持数は2（星印）で，加圧因子は|4と|3（↓）であり，加圧因子は少ない状態であった．

て下顎は2歯の残存，1歯の残根状態で，やや上下のバランスが悪い状態でした．しかし4犬歯が残存していて右側は|3，3|で，また左側は|2，3|で咬合支持が確保されていました．したがって顎位はまずまず安定していると考えられましたが，プラークコントロールの状態が悪くブラッシングのスキルアップが求められる状態でした．

なお図2-12-2に初診から9年後の口腔内の状態を示しますが，さらなる歯の欠損はありません（|2はコーピングとしています）．

2．欠損歯列の診断

本症例の咬合支持数は2ですが（図2-12-3），顎位の安定が保たれる状態でした．前述のようにアイヒナーの分類ではB-4，（宮地の咬合三角第Ⅳエリア）で穏やかに推移する状態です（図2-12-1参照）．

3．欠損補綴の診断

加圧因子は|4と|3で，上下のバランスは有利な状態でしたが（図2-12-3），上顎下顎ともに両側臼歯部遊離端欠損の状態で受圧条件はあまり良くありませんでした．顎堤の条件は優形で粘膜負担が期待できました（「受圧条件」「加圧因子」については治療編第3項参照）．

■義歯設計図

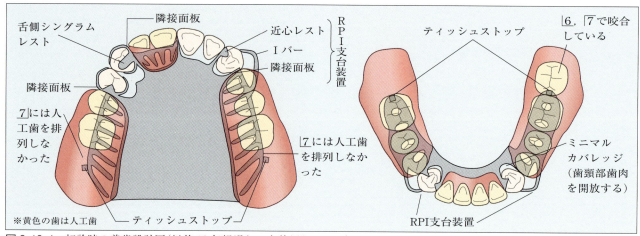

図2-12-4 初診時の義歯設計図(以後18年経過しても使用している).

■18年後の経過観察

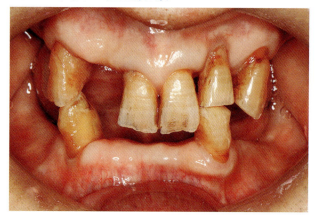
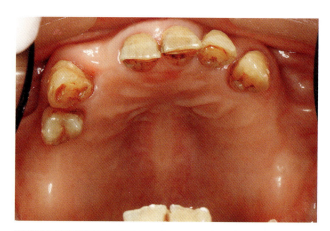
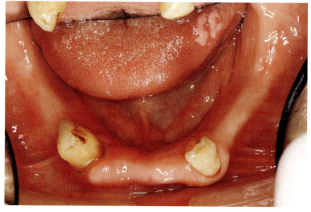

a	b
	c

図2-12-5a〜c 初診から18年経過した2013年の状態. $\overline{2|}$ を喪失した以外さらなる歯の喪失はない. また顎堤は上顎下顎とも吸収もなく安定している.

4. 義歯設計

図2-12-4の義歯設計図に示したように遊離端欠損での義歯の遠心方向への沈下に対して遠心レストを $\overline{4|}$ に,舌側シングラムレストを $\overline{3|}$ に設定し,さらに $\overline{3|}$, $\overline{|3}$, $\overline{|3}$ にはRPI支台装置を設置しました.義歯の強度を確保するために上顎下顎ともに金属床義歯の設計としましたが, $\frac{3|2}{3|3}$ の咬合支持で下顎位が安定しているため,この症例の欠損補綴の難易度は低いと考えられます.

少数歯残存症例におけるパーシャルデンチャーの設計の考え方〜咬合支持，加圧因子，受圧条件を考慮したパーシャルデンチャー治療〜

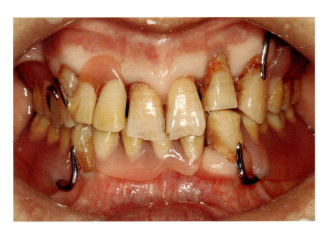

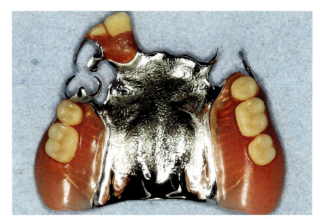

a	b
	c

図2-12-6a〜c　義歯製作から18年経過した上顎義歯の状態．3の近心レストが破折しているが，とくに沈下の問題はなく患者も高齢化のためこのまま使用してもらうことにした．リラインは一度も行っていない．

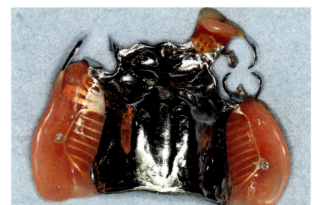

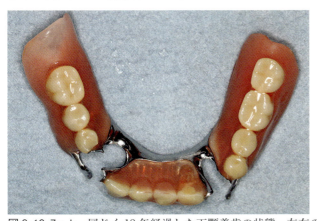

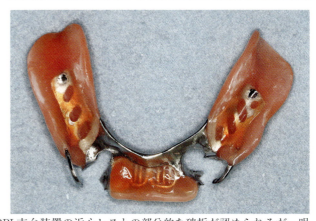

図2-12-7a, b　同じく18年経過した下顎義歯の状態．左右のRPI支台装置の近心レストの部分的な破折が認められるが，咀嚼機能に問題がないため継続使用してもらっている．

a | b

5. その後の長期経過

図2-12-5a〜7bは義歯装着後18年経過時点での口腔内と上下義歯の状態です．2以外の歯の喪失はなく，上下の顎堤も安定しています．

義歯は3のエーカースクラスプと3のIバークラスプの破折修理を行ったのみでリラインは一度も行っていません．患者は何でも良く噛めると満足しています．

参考文献

1. 宮地建夫．症例でみる欠損歯列・欠損補綴 レベル・パターン・スピード．東京：医歯薬出版：2011．

第2部　治療編

Treatment Edition 13

咬合高径の挙上を要する症例

I 残存歯と咬合高径

　部分欠損歯列においては，臼歯部咬合支持の残り方によって補綴装置装着時の咬合高径の考え方は異なります．臼歯部咬合支持によって適正な咬合高径が確保されている場合には，その高径に準じて補綴装置を製作すれば大きな問題は生じません．しかし，残存歯によって咬合高径が確保されてはいるが，修正が必要な場合や残存歯によって咬合高径が確保されていない場合には，新たな顎位を設定しなくてはなりません．このような場合，多くの症例では，最終義歯の咬合高径を先に設定したうえで残存歯に対して歯冠修復などの前処置を施し，その高径に合わせて欠損部に義歯を製作する方法が一般的です．

　一方，症例によっては残存歯に大きく手を加える前に治療用義歯を製作し，まずは顎位の確保をせざるを得ない場合も存在します．新たな顎位を確保するためには，義歯を装着した際に咬合が挙上される補綴方法を選択し，人工歯部のみで咬合挙上するのではなく，残存歯の咬合面にアンレー型のレストを設定するなどして，咬頭嵌合位や偏心咬合位での咬合接触が，人工歯部と残存歯部との間で調和がとれていなければなりません．

■矯正学的分析法で治療を行った症例

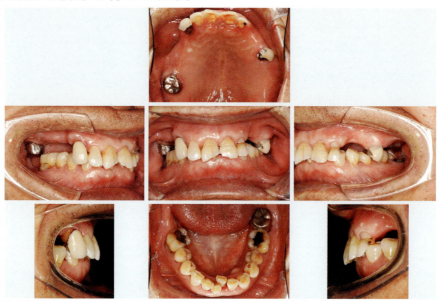

図2-13-1　74歳男性の初診時の口腔内写真．主訴は「入れ歯を装着しても食事がうまくできない」（山下秀一郎．パーシャルデンチャーで補綴治療を行う際に部分欠損歯列をどう診るか？　2017：日補綴会誌．9(2)：87-93.より許可を得て転載)[1].

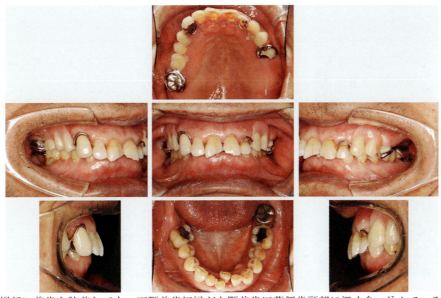

図2-13-2 上顎欠損部に義歯を装着しても，下顎前歯切縁が上顎前歯口蓋側歯頸部に深く食い込んでいる（山下秀一郎．パーシャルデンチャーで補綴治療を行う際に部分欠損歯列をどう診るか？ 2017：日補綴会誌．9（2）：87-93. より許可を得て転載）[1].

II 咬合高径の評価

補綴治療を進めるにあたり，新たな咬合高径を設定しなければならない場合には，初診時の段階で既存の咬合高径を客観的に評価する必要があります．成書には無歯顎に準じて咬合高径を評価すると記載されており，形態的方法や機能的方法などによる複数の情報をもとに判断するのが一般的とされています．しかし，部分欠損歯列では，残存する咬合支持数の減少による顎位の変化や残存歯の位置異常など，多様な咬合の状況が認められます．たとえ残存歯による咬合接触が残っていても，果たして本来の咬合高径が確保されているのか，あるいは喪失しているのかを見極めることは非常に難しく，適正な咬合高径を判断するのに苦慮を要することが多々あります．

図2-13-1は，「入れ歯を装着しても食事がうまくできない」ことを主訴に来院した74歳男性の初診時口腔内写真です[1]．前歯部では非常に深い被蓋を呈していて，上顎欠損部に義歯を装着しても，下顎前歯切縁が上顎前歯口蓋側

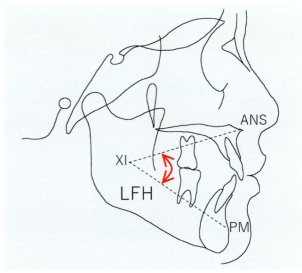

図2-13-3 Ricketts分析法で用いられる下顎面高（Lower Facial Height；LFH）は，ANS（前鼻棘）とXI（下顎枝の中心），XIとPm（オトガイ隆起）を結ぶ2本の線分のなす角度であり，咬合高径を評価するための重要な指標となると考えられる（山下秀一郎．パーシャルデンチャーで補綴治療を行う際に部分欠損歯列をどう診るか？ 2017：日補綴会誌．9（2）：87-93. より許可を得て転載）[1].

歯頸部に強く食い込んでいる状況が認められました（図2-13-2）．

咬合支持は左側の小臼歯部にのみ残存していますが，上顎小臼歯の歯冠の崩壊により咬合高径の低下が認められました．歯周病治療に先立

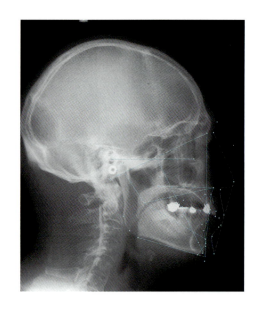

図2-13-4 本症例の患者のLFHは40.5°と小さな値を示した（山下秀一郎．パーシャルデンチャーで補綴治療を行う際に部分欠損歯列をどう診るか？ 2017；日補綴会誌．9(2)：87-93．より許可を得て転載）[1]．

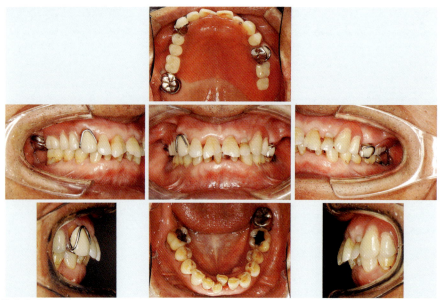

図2-13-5 治療用義歯装着時の口腔内写真．前歯部で約3mmの挙上を行った．現在，機能的にも審美的にも問題は発生していない（山下秀一郎．パーシャルデンチャーで補綴治療を行う際に部分欠損歯列をどう診るか？ 2017；日補綴会誌．9(2)：87-93．より許可を得て転載）[1]．

ち咬合再構成を行うためには，治療用義歯を用いて思い切った咬合挙上が必要と判断した症例です．

著者らは，以前より崩壊した咬合状態を定量的に評価する手法として，側面頭部エックス線規格写真に基づく矯正学的分析法の応用について検討を加えてきました．そのなかで，Ricketts分析法で用いられる下顔面高（Lower Facial Height; LFH）は，咬合高径を評価するための重要な指標として考えられています[2]．これは，ANS（前鼻棘）とXI（下顎枝の中心），XIとPm（オトガイ隆起）を結ぶ2本の線分のなす角度であり（図2-13-3），年齢による変化はなく一定であるとされ，日本人の場合は48.5±3.2°（平均値±標準偏差）です．したがって，欠損にともない咬合高径の低下が予測される症例でLFHが48.5°よりも小さければ，咬合挙上の適用が示唆されます．図2-13-1に示した症例のLFH

は40.5°と小さな値を示しました（図2-13-4）．

しかし，LFHをさまざまな顎顔面形態の患者に応用するには，果たして一律に平均値（48.5°）だけを基準として構わないのかという疑問が残ります．この症例では，LFHが平均値よりも-8°ですが，挙上時には不足分をすべて回復すべきなのでしょうか．そこで，健常有歯顎者のセファロからトレースした模式図をもとに，LFHと鼻下点-オトガイ点間距離（ANS-PM）との関係を検討すると，LFH 1mm増減に対して鼻下点-オトガイ点間距離は1〜1.3mm変化する状況が示唆されました．したがって，本症例において，40.5°のLFHを48.5°にまで挙上すれば，著しい開口状態となることが予測され，これは妥当ではないと考察されます．

そこで著者らは，患者固有の顎顔面形態に即したLFHの算出手法を提案しました[3]．矯正歯科治療の既往のない健常有歯顎者58名（男性25名，女性33名：平均年齢28.6歳）を対象に側面頭部エックス線規格写真を用いてセファロ分析を行いました．被験者のLFHは47.9±4.0°（Mean±SD）であり，前述の日本人の平均値に近似した値となりましたが，一方で最小値は37.3°，最大値は58.7°であり，平均値から大きく逸脱する値が認められました．この結果からも，すべての患者に対して一律に平均値（48.5°）だけを基準として診断を下すのは妥当ではないことが明確となりました．

LFHを従属変数とした回帰式を求めるにあたり，セファロ分析項目のなかから下顎位が変化しても値の変動しにくい10項目を独立変数として選び，変数増加法により重回帰分析を行いました．その結果，以下のような回帰式が算出されました．

$$\text{LFH (degree)} = 65.38 + 0.30 \times (\text{Gonial angle；degree}) - 0.49 \times (\text{SNA；degree}) - 0.41 \times (\text{N-S；mm}) + 0.21 \times (\text{Go-Me；mm}) - 15.45 \times (\text{Nasal floor to FH；degree}) + 15.22 \times (\text{Nasal floor to SN；degree}) - 15.40 \times (\text{FH to SN；degree}).$$

今後さらに年齢層が高い被験者を対象に同様な検討を加えることで，より正確な算出方法が確立されるものと期待されます．

図2-13-1に示した症例について，LFHの予測値を回帰式により算出すると44.3°となり，平均値である48.5°までは挙上する必要のないことが示唆されました．図2-13-5に治療用義歯装着時の口腔内写真を示します．前歯部で約3mmの挙上を行い，現在，機能的にも審美的にも問題なく経過が推移しています．

参考文献

1. 山下秀一郎．パーシャルデンチャーで補綴治療を行う際に部分欠損歯列をどう診るか？．2017；日補綴会誌．9(2)：87-93．
2. Ricketts RM, Roth RH, Chaconas SJ, Schulhof RJ, Engel GA. Orthodontic Diagnosis and Planning：-Their roles in preventive and rehabilitative dentistry Volume 1. 1982；Denver：Rocky Mountain/Orthodontics. 37-147.
3. Yamashita S, Shimizu M, Katada H. A newly proposed method to predict optimum occlusal vertical dimension. 2015；J Prosthodont. 24：43-57, 287-290.

第 2 部　治療編

Treatment Edition 14

歯周治療後に補綴治療により咬合回復を行った症例

I　残存歯の連結固定

部分欠損歯列に対する補綴処置を進める際に，支台歯が歯周疾患に罹患しているために，機能力を十分に負担できる健全な歯周組織を有していない症例に遭遇することは，日常臨床において稀ではありません．そのような症例では，歯周治療後に残存歯の連結固定を行うことで，負担過重の軽減を期待することが可能です．そして連結固定は，一次固定と二次固定に大別できます．

1．一次固定

一次固定とは，図 2-14-1 のように複数歯に連結されたクラウンを合着し，支台歯の支持能力の増強を図る目的で行われます．欠損部に隣接する歯は支台歯としてすでに長期間使用されていることが多く，欠損側隣接面は歯槽骨喪失の度合いが高くなっています．将来的に荷重負担から歯周組織の破壊が予測される場合には，隣在歯との一次固定で負荷の分散を図ります．
なお，一次固定を行う際には，以下①〜③のような留意点があります．
①固定全体が動揺しないように支台歯の選択を行うこと
②適切なプラークコントロールの妨げにならないような固定形態とすること
③固定は審美性，会話の妨げにならないこと

■一次固定

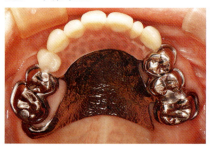
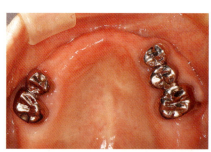
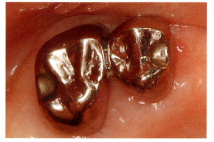
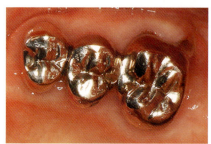

a	b
c	d

図 2-14-1a〜d　支台歯に連結クラウンを装着し，一次固定を図った症例．

■二次固定

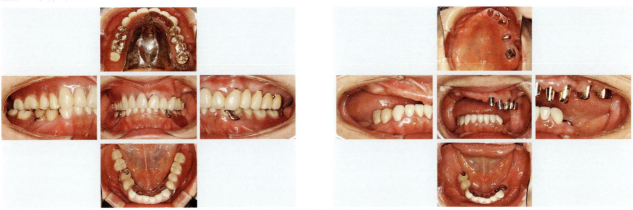

図2-14-2a, b　上顎にコーヌステレスコープ義歯を用いて二次固定を図った症例．a：義歯装着時．b：義歯撤去時．

■歯周治療

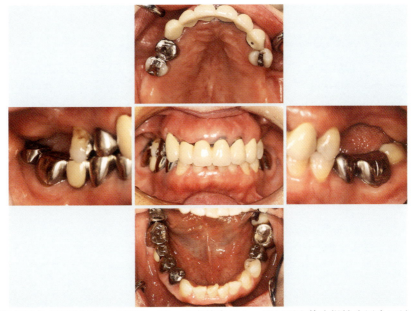

図2-14-3　初診時口腔内写真［窪川恵太，山下秀一郎，吉成伸夫ほか．限局型中等度慢性歯周炎に対して歯周組織再生療法を施行した症例．2015；日歯保存誌．58(3)：241-252．より許可を得て転載］．

2．二次固定

一方，二次固定とは，義歯の支台装置が装着されることにより残存歯が固定される状況を指します．図2-14-2に示したコーヌステレスコープ義歯を用いた二次固定が代表例です．二次固定では，一次固定ほど強固な連結効果は得られませんが，義歯を取り外すことによって歯間部や欠損部が開放され，残存歯と補綴装置の清掃が容易になります．また，仮に残存歯に何らかの障害が生じた場合でも補綴的に対処がしやすいなどの利点があります．

II　残存歯の歯周治療と補綴治療による咬合回復[1]

1．歯周治療

図2-14-3は，「歯ぐきからの出血」を主訴に来院した58歳女性の初診時口腔内写真です．上顎前歯部はすでに5回の補綴治療を受けています．初診時のPCR (Plaque Control Record) 値

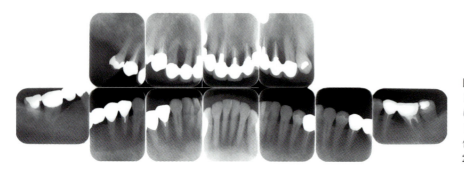

図2-14-4 初診時歯周組織検査［窪川恵太，山下秀一郎，吉成伸夫ほか．限局型中等度慢性歯周炎に対して歯周組織再生療法を施行した症例．2015；日歯保存誌．58(3)：241-252．より許可を得て転載］．

図2-14-5 初診時エックス線画像［窪川恵太，山下秀一郎，吉成伸夫ほか．限局型中等度慢性歯周炎に対して歯周組織再生療法を施行した症例．2015；日歯保存誌．58(3)：241-252．より許可を得て転載］．

は60.8％と口腔清掃状態は不良でした．全顎的なPD（Probing Depth）の平均は3.6mm，PD 4 mm以上の部位率は37.7％，PD 7 mm以上の部位率は5.8％でした．またプロービング時の出血（BOP：Bleeding on Probing）率は28.3％でした（図2-14-4）．

エックス線所見では，全顎的には軽度の水平性骨吸収像ですが，3|，|1 2に高度の垂直性歯槽骨吸収，7|の根分岐部に透過像がみられました（図2-14-5）．

全身的リスク因子はなく，局所的リスク因子としては，プラーク，外傷性咬合が考えられた症例です．検査結果より限局型中等度慢性歯周炎と診断しました．

歯周基本治療後の再評価検査では，全顎的なPDの平均は2.8mm，PD 4 mm以上の部位率は5.8％，BOP率は5.8％に改善し，O'LearyのPCR値も16.8％まで減少しました．しかし，3|の近遠心，口蓋側部にPD 4～6 mm，|1の近心部と|2の近心，遠心部にPD 4 mmが残存したため，上顎前歯部に対して歯周組織再生療法（骨移植併用GTR法）を施行しました．

2．補綴治療

歯周組織再生療法後の再評価検査では，全顎的なPDの平均は2.2mm，PD 4 mm以上の部位率は0.8％，BOP率においても3.8％まで減少し，歯周組織は順調に改善しました．

引き続き口腔機能回復治療として，⑤④③②①|①②③④，|⑦⑥⑤は陶材焼付冠ブリッジ，|5 7（|6は欠損のまま），|4は陶材焼付冠，8|は全部金属冠，|8はアンレー，7 6|，|5 6 7歯列欠損部はパーシャルデンチャーによる補綴処置を施行しました．上顎の残存歯に関しては，すべて一次固定を行い，個々の歯に対する負担過重の軽減を図りました．ただし，患者は発音時に歯間部から息が漏れることを気にしていたため，連結冠の下部鼓形空隙は細い歯間ブ

■補綴治療

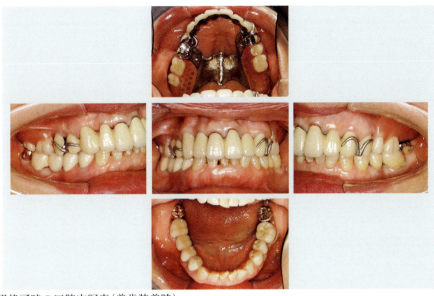

図 2-14-6　最終補綴終了時の口腔内写真（義歯装着時）.

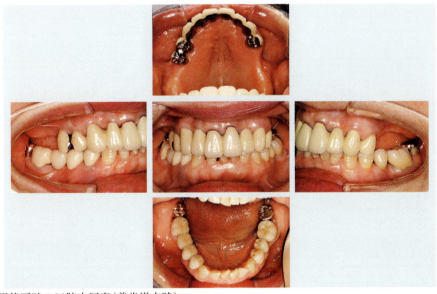

図 2-14-7　最終補綴終了時の口腔内写真（義歯撤去時）.

ラシがようやく通る程度の解放量としました（図 2-14-6, 7）.

3. 義歯設計

上顎義歯の設計に際しては，図 2-14-8 のように大連結子には中パラタルストラップを用いることと，小連結子の走行に配慮して発音の妨げにならないようにしました．また支台歯は左右側ともに欠損に隣接する 2 歯を選択し，可及的に支持と把持とを確実に得られることを心がけました．

とくに把持作用を高めるために，欠損に隣接した支台歯である 5|, |4 の口蓋側のクラスプは，図 2-14-9 のように把持鉤腕として遠心の隣接面板と近心の小連結子とをつなぐ形態とし，その際，支台歯の口蓋側面はガイドプレーンと平行な軸壁となるように，あらかじめクラウンに形態を付与しました．

■義歯設計

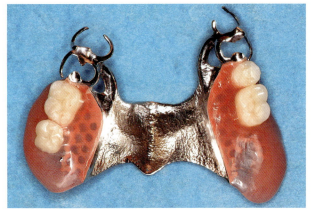 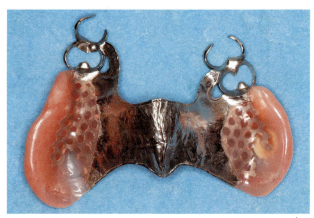

図2-14-8a, b　a：最終義歯研磨面．b：最終義歯粘膜面．

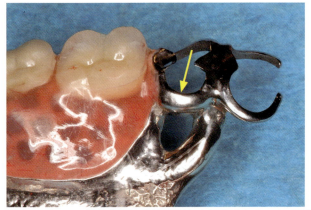 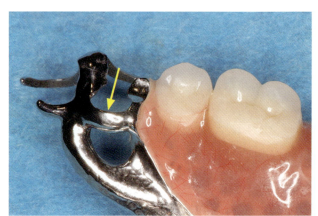

図2-14-9a, b　把持鉤腕は隣接面板と小連結子とをつなぐ形態とした（矢印）．

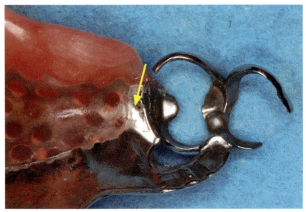 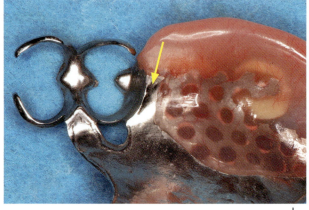

図2-14-10a, b　床粘膜面にはメタルタッチを設けた（矢印）．

　義歯床の粘膜面に関しては，図2-14-10のように支台歯周囲の辺縁歯肉部に吸水性の高いレジンが接触しないように配慮し，幅1.5mm程度のメタルタッチ部を設けました．図2-14-11にこの義歯の設計図を示します．

　現在，歯周外科処置後6年，SPT(Supportive Periodontal Therapy)移行時から4年経過していますが，全顎的なPDの平均は2.6mm，PD 4mm以上の部位率は2.3％，BOP陽性部位は認められず，歯周組織は安定しています

■義歯設計図

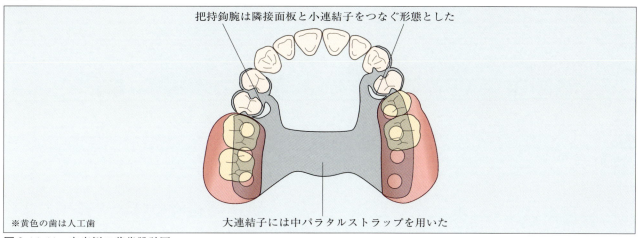

図2-14-11 本症例の義歯設計図.

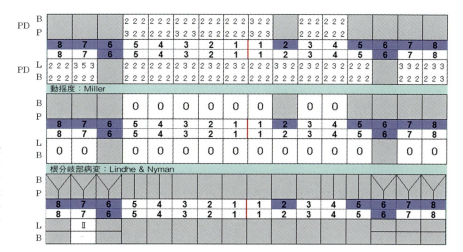

図2-14-12 SPT移行時から4年経過時の歯周組織検査［窪川恵太，山下秀一郎，吉成伸夫ほか．限局型中等度慢性歯周炎に対して歯周組織再生療法を施行した症例．2015；日歯保存誌．58(3)：241-252．より許可を得て転載］.

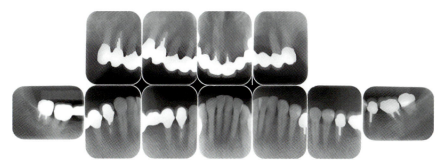

図2-14-13 SPT移行時から4年経過時のエックス線画像［窪川恵太，山下秀一郎，吉成伸夫ほか．限局型中等度慢性歯周炎に対して歯周組織再生療法を施行した症例．2015；日歯保存誌．58(3)：241-252．より許可を得て転載］.

（図2-14-12）．またエックス線画像所見においても，3|の歯槽骨の再生，および歯槽硬線の改善を認めます（図2-14-13）．O'LearyのPCR値も，20％以下を維持しています．今後もモチベーションの持続に注意し，SPT処置を継続していく必要があると思われます．

参考文献

1. 窪川恵太，海瀬聖仁，三木 学，岩井由紀子，石岡康明，尾﨑友輝，上條博之，内田啓一，田口 明，山下秀一郎，吉成伸夫．限局型中等度慢性歯周炎に対して歯周組織再生療法を施行した症例．2015；日歯保存誌．58(3)：241-252．

Treatment Edition 15

治療用義歯が必要な症例と設計のポイント

I 治療用義歯の目的

　外観・咀嚼・発音機能・咬合高径の確保を目的として，最終義歯製作前に暫間的に装着する義歯を暫間義歯と言いますが，そのなかでも，咬合関係の改善あるいは顎堤粘膜の症状に対する治療目的で製作される義歯を治療用義歯と呼びます．

　治療用義歯装着の目的としては，①顎堤粘膜の治療（粘膜調整），②咬合接触関係の改善，③顎機能障害の治療が挙げられます[1]．

■顎堤粘膜の治療を要する症例

II 治療用義歯の新製と修理による対応

　治療用義歯が必要とされる症例では，何らかの原因で義歯に不具合が生じている場合がほとんどですが，欠損の放置や義歯の不使用により問題が生じていることもあります．

　使用中の義歯がなければ新たに治療用義歯を製作する必要がありますが，使用中の義歯がある場合には，その義歯を修理・改変して治療用義歯として使用することもあります．

　患者の希望，治療に関わる時間やコストなど

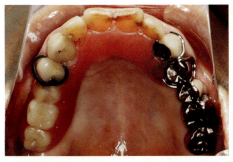
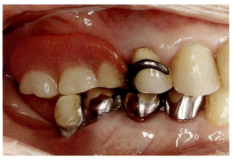

a|b
c|d

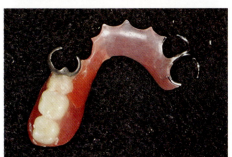
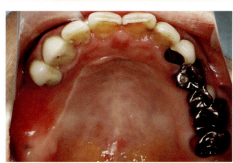

図2-15-1a〜d　義歯床面積の不足により顎堤粘膜に疼痛を生じていた症例．a，b：上顎片側遊離端欠損であるにもかかわらず，義歯床後縁は臼後結節が被覆されておらず頰側の床縁も短く設定されていた．c：間接支台装置はワイヤーのみとなっており，レストが適切に設定されていなかった．直接支台装置口蓋側の義歯床には破折の既往が確認できる．d：顎堤粘膜に義歯外形に沿った圧痕と発赤が認められた．

治療用義歯が必要な症例と設計のポイント

■ 左右的なすれ違い咬合により経時的な顎堤吸収の進行を認めた症例

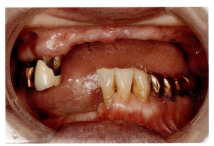
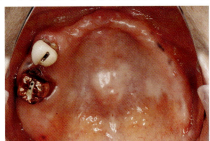
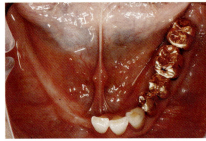

図2-15-2a～c　正面観，上下顎咬合面観．上顎前歯部のフラビーガムと下顎右側臼歯部の顕著な顎堤吸収が認められた．

a|b|c

d|e
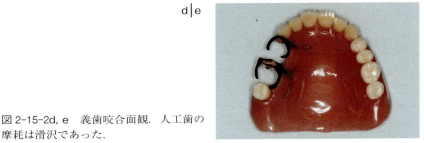

図2-15-2d, e　義歯咬合面観．人工歯の摩耗は滑沢であった．

f|g
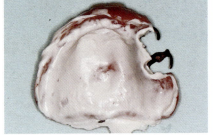
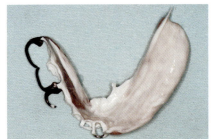

図2-15-2f, g　義歯適合試験写真．適合状態は不良で，切歯乳頭付近の過圧が認められた．

を考慮して使用中の義歯を修理・改変するのか，新たに治療用義歯を製作するのかを決定します．

III　治療用義歯の適応症

1．顎堤粘膜の治療を要する症例

顎堤粘膜に生じる問題に直接的に関連するのは支持要素です．不適切なレストの設定やレストの破損，すれ違い咬合や咬合支持の喪失などに起因する加圧と受圧のバランスの崩れにより欠損部顎堤粘膜に過大な咬合力が負荷されることや，義歯床の形態が不適切で義歯床面積を十分に確保できていないと，顎堤粘膜に局所的に過大な咬合力が伝わり，圧痕や変形，炎症性変化や潰瘍形成，咬合時の粘膜の痛みなどを生じ

る結果となります（図2-15-1）．

このような状況が継続すると経時的に顎堤吸収が生じ，義歯床が顎堤粘膜と適合しなくなり，さらに状況は悪化してしまいます（図2-15-2）．

こうした状況に対して治療用義歯が適応となり，治療用義歯を用いて歯根膜と粘膜の双方に適正に咬合力を配分し問題の解決を図ります．また使用中の義歯を改変する場合には，リラインや床縁の調整を行い，必要に応じて粘膜調整剤による顎堤粘膜への対応や支持要素の補強，つまりレストの追加・修理を行います．

2．咬合関係の是正を要する症例

人工歯の摩耗や欠損の放置などによる不適切な顎間関係に起因する咬合関係の異常を修正する場合にも治療用義歯が用いられます．

早期接触や咬頭干渉のような咬合の不調和が

第2部　治療編

117

第2部　治療編

■咬合関係の是正を要する症例

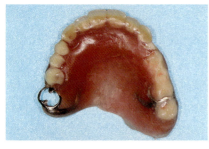
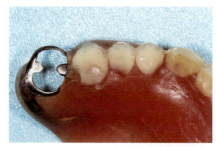
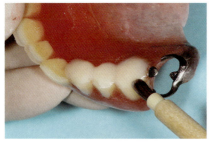
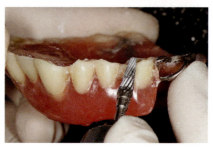
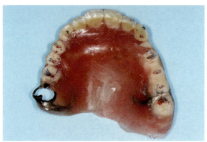
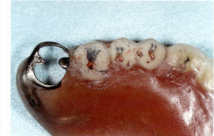

図2-15-3a〜f　人工歯の摩耗と咬合面再形成による咬合関係の改善を図った症例．a, b：人工歯の摩耗による咬合高径の低下が認められたので，最終義歯移行前に咬合関係の改善を図り，最終義歯の咬合関係の指標とした．c, d：即時重合レジンを摩耗した人工歯咬合面に添加し，咬合面の再形成を行った．e, f：咬合調整を行い，臼歯部での咬合接触を確立した．

■治療用義歯の設計のポイント

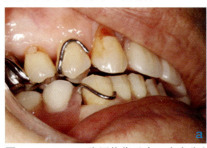
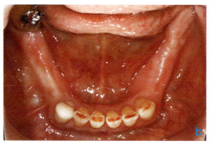
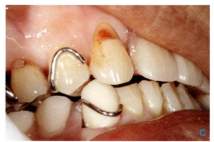

図2-15-4a〜c　歯冠修復予定の支台歯と支台装置の調整．a：咬合高径の低下を認めたため，咬合挙上した治療用義歯を製作した．支台歯とした下顎右側犬歯は著しく摩耗しており，今後の歯冠修復の際の追従性を考慮して維持腕にはワイヤークラスプを採用した．舌側には鋳造によるレストを設定している．b：暫間被覆冠の装着．舌面は治療用義歯のレストに合わせて即時重合レジンでレストシートを調整している．c：ワイヤークラスプであれば，プライヤーで容易に維持力を調整できる．

あると，習慣性咬合位の変位や咬頭嵌合位の不安定化が生じ，欠損が進行して咬合支持が喪失すると前歯部の突き上げや咬耗の進行により咬合高径が低下し，対合残存歯の挺出も相まって，補綴空隙が著しく減少する場合もあります．

治療用義歯を用いて，不適切な咬合状態の是正，咬頭嵌合位の確立，咬合挙上などを行いますが，こうした変更による顎口腔系への影響が危惧されますので，これらを確認しつつ必要に応じて調整を加えながら最終補綴装置に付与すべき咬合関係を決定します（図2-15-3）．

3．顎機能障害の治療を要する症例

顎関節症状や咀嚼筋の機能異常や過緊張な

■治療用義歯と義歯設計図

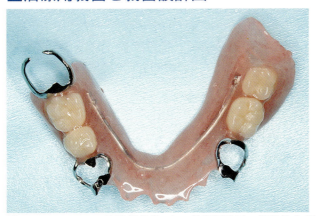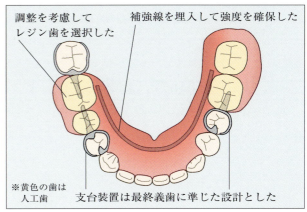

図2-15-5a, b　a：治療用義歯．b：義歯設計図．追従性を考慮して義歯床はレジン床とするのが基本．剛性と破折強度を高め，義歯の安定化を図るために補強線を埋入した．

ど，顎機能障害が認められる症例に対しても治療用義歯は適用されます．前項2に示すような不適切な顎間関係と口腔周囲組織にかかる負荷が誘因となっていることが多いので，咬合状態の改善に加えて，顎関節や口腔周囲筋の安静化を図り，睡眠時ブラキシズムや歯列接触癖（TCH）などの非機能的な運動による力への対応も並行して行います．

IV　治療用義歯設計のポイント

1. 支台装置

咬合や粘膜の安定化を図るためには，義歯の動きを制御する必要があるので，義歯の設計原則に従った設計を行います．支台歯の形態的な変更の予定がなく最終義歯に準じた設計が可能であれば，最終義歯と同様の支台装置を選択しますが，装着後の調整の必要性を想定し，できる限りシンプルな設計とします．支台歯を治療する場合には，追従性を考慮して調整が容易なワイヤークラスプを選択します（図2-15-4）．

2. 連結子と義歯床

暫間的な義歯なので追従性を考慮して，金属製の大連結子ではなく，レジン床あるいはレジンを用いた連結子を用います．補強線を組み込んだり，レジンアップとして広く歯面を被覆することで剛性と破折強度を高めます（図2-15-5）．

3. 人工歯と咬合様式

咬合治療が必要なケースでは，硬質レジン歯ではなく，咬合調整とレジン添加とが容易なレジン歯を用いる場合もあります．長期使用では摩耗の心配もありますが，操作性や調整量，使用期間を考慮して人工歯の材質を選択します．

咬合様式の与え方は通常のパーシャルデンチャーと同様ですが，咬合高径が低下して挙上する必要がある場合には顔面形態などの形態的な要素と下顎安静位など生理的な要素，発音や嚥下などの機能的な要素を参考にして咬合挙上量を決定します．義歯装着後の調整も十分に行い，最終補綴装置を製作する際に参考とします．

参考文献

1. 山森徹雄，清野和夫．3歯の欠損様式と義歯の分類．In：藍 稔，五十嵐順正（編著），佐々木啓一，馬場一美，鱒見進一，山下秀一郎ほか（著）．スタンダードパーシャルデンチャー補綴学．東京：学建書院．2016；37．

Treatment Edition 16

即時義歯が必要とされる症例
～審美障害，咬合支持喪失に対応する即時義歯製作法～

I 即時義歯

　即時義歯とは，抜歯予定の歯がある場合に，あらかじめ印象採得・咬合採得を行って用意した作業用模型上で抜歯後の形態を予測して製作される義歯で，抜歯後，即時に装着されます[1]。

　前歯部の抜歯や多数歯の抜歯により審美性や機能性の障害が予測される場合に，事前に義歯を用意しておけば，上記の問題の影響を最小限に食い止めることができます．抜歯後形態を予測して製作される義歯なので，通常は暫間的に使用され，抜歯窩が治癒し補綴前処置がすべて終了したのち，最終補綴処置に移行します．

II 即時義歯の適応症

審美や機能の障害が予測される症例

　図2-16-1のように前歯部の抜歯にともなって審美不良を生じる場合は即時義歯の適応となります（図2-16-2）．また臼歯部であっても小臼歯の抜歯により審美的な問題が発じる場合もあります．いずれの場合にも抜歯前に患者に十分な説明を行って患者の同意を得る必要があります．

　また図2-16-3のように抜歯により咬合支持域の大半が喪失することで下顎位の保持が困難になり，残存歯や顎関節への負荷が過大になったり，咀嚼，発音機能が著しく損なわれたりすることが懸念される場合も即時義歯の適応となります（図2-16-4）．

■審美障害を回避するための即時義歯

a	b
c	d

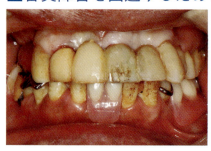
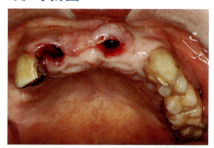
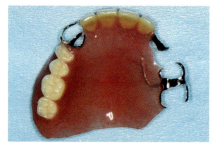
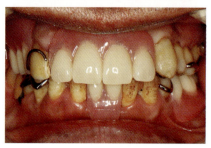

図2-16-1a〜d　前歯部ブリッジの支台歯が歯周炎により抜歯適応と診断し，抜歯後の審美障害を回避するために即時義歯を製作した．a：抜歯前．b：抜歯直後．c：完成した即時義歯．d：即時義歯を装着．

即時義歯が必要とされる症例〜審美障害，咬合支持喪失に対応する即時義歯製作法〜

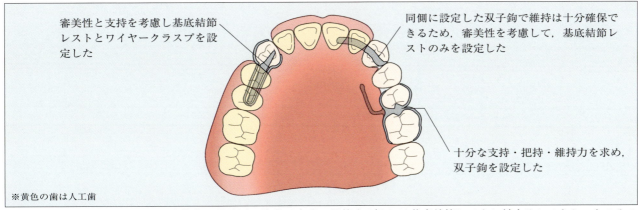

図 2-16-2　審美障害に対する即時義歯の設計図．抜歯予定歯に隣接する|3|には基底結節レストに対するレストシートのみの前処置を行った．ほかの残存歯に対しては最終義歯の形態を踏まえて前処置を行った．

■咬合接触を維持するための即時義歯

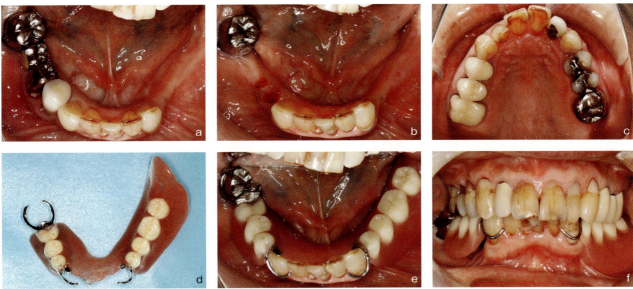

図 2-16-3a〜f　抜歯にともなう咬合支持の喪失による咀嚼障害を回避するために即時義歯を製作した．術前に義歯を装着しておらず，増歯修理による対応はできなかった．抜歯前の下顎位を保持しつつ咀嚼機能の回復を図った．a：抜歯前．前処置としてレストシートを形成した．b：抜歯直後．c：対合歯列．d：完成した即時義歯．e, f：即時義歯を装着．

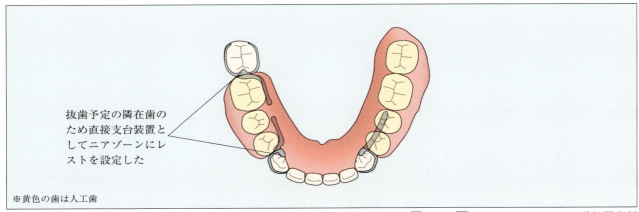

図 2-16-4　咬合支持の喪失に対する即時義歯の設計図．抜歯予定歯に隣接する|3|および|7|はレストシートのみの前処置を行い，支台装置の脚部は舌側に延ばし抜歯窩を避けるように設置した．追従性を考慮し，レジンアップの設計とした．

121

第2部　治療編

■即時義歯と最終義歯の比較

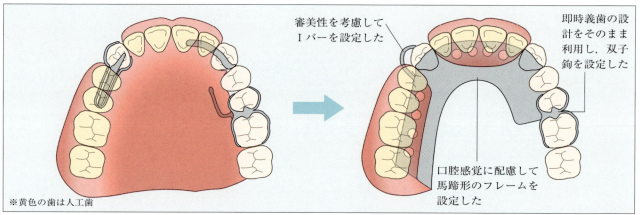

図2-16-5a, b　前歯部欠損に対する即時義歯と最終義歯の設計図の比較．即時義歯では義歯の安定と強度および追従性を考慮して口蓋を被覆したが，最終義歯では剛性の高いメタルフレームを用いてコンパクトな設計とした．　a｜b

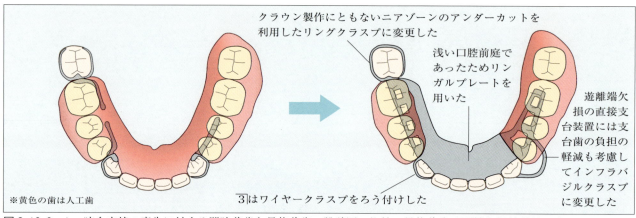

図2-16-6a, b　咬合支持の喪失に対する即時義歯と最終義歯の設計図の比較．最終義歯は剛性と把持効果の高いリンガルプレートを採用した．即時義歯製作後の7┘のクラウン製作にともない近心舌側のアンダーカットを利用したリングクラスプに変更した．　a｜b

III　即時義歯設計のポイント

1. 義歯床形態

　義歯床形態は症例によって異なりますが，粘膜面は抜歯予定の歯を削合した模型の形が再現されます．抜歯予定歯を削合した模型に石膏を添加して，あらかじめリリーフを行うか，完成したのちに義歯床粘膜面を削合してリリーフを行います．このリリーフが不十分だと，抜歯後の抜歯窩周囲の粘膜の腫脹により義歯を装着できなくなったり，装着時の疼痛を生じたりします．

　また前歯部では唇側顎堤にアンダーカットが存在する場合が多いので，必要に応じて同部を模型上でブロックアウトしておくと着脱がスムーズになります．研磨面については通常の義歯の研磨面形態に準じて製作します．

2. 人工歯

　抜歯予定歯や残存歯の位置を参考に人工歯の排列位置を決定します．ただし，抜歯予定歯に前歯が含まれる症例で歯列不正やフレアーアウトがあると，正中線の傾斜や前歯切縁部の位置が不正となりオーバージェットが大きくなっていることもありますから，印象採得時にチェアーサイドでこれらの確認を行い，是正するか否かについて，ラボサイドに指示する必要があ

即時義歯が必要とされる症例～審美障害，咬合支持喪失に対応する即時義歯製作法～

■レストシートの形成

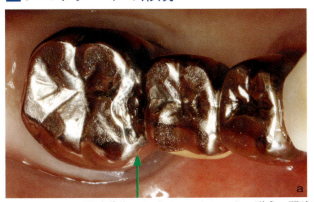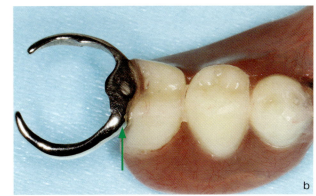

図2-16-7a, b　即時義歯におけるレストシートの形成．即時義歯であっても，印象採得前に可及的に前処置を行うことで，支台装置の適合性を向上させ，確実な支持を確保できる．a：抜歯前の前処置．b：完成した即時義歯の支台装置．

ります．

通常は硬質レジン歯，あるいはレジン歯を用いますが，調整量が多くなることが予測される場合や抜歯予定歯の歯冠長が短く垂直的な排列スペースが少ない場合などでは，レジン歯を選択します．

3. 支台装置

理想的には最終義歯と同様の設計ができれば良いですが，抜歯によって生じる欠損に対する直接支台装置では，必ずしも最終義歯に用いる支台装置と同等の設計で設定できるわけではありません．

たとえば抜歯される歯に隣接する支台歯に対しては前処置によって誘導面を形成することはできないので，直接支台装置には隣接面板を設定できません．

このような場合は，支台装置の隣接面板に相当する部位は床用レジンで設定しておき，抜歯後に誘導面を形成後，常温重合レジンを添加するなどして暫間的に義歯の安定性を図ります．図2-16-5, 6に即時義歯と最終義歯の比較図を示します．

Ⅳ 即時義歯による治療過程における注意点

1. 前処置と印象採得

間接支台装置が設定される部位については通法どおり，最終義歯の設計を想定して前処置を行います．抜歯予定の歯の隣接歯に設定する支台歯に対しては，前述のように誘導面は設定できませんが，図2-16-7に示したようにレストシートの形成は可能です．抜歯前の前処置として支台歯にレストシートを形成しておきます．

印象採得にあたり，抜歯予定の歯は支持歯槽骨が喪失して動揺が著しいことが多いですが，このような場合には，図2-16-8のように確実にブロックアウトを行い，印象体撤去時に大きな負荷がかからないようにする必要があります．ブロックアウトしても印象体撤去時に疼痛が生じる場合もあるので，印象採得前に患者に十分な説明を行っておく必要もあります．

図2-16-9に近年普及しつつある光学印象を用いた即時義歯製作法を示します．光学印象法を用いることにより，前述の印象体撤去時の負荷を避けられるため，歯周疾患により動揺度が著しく増大した歯の印象を安全に採得することができます．

第2部　治療編

■ ブロックアウト

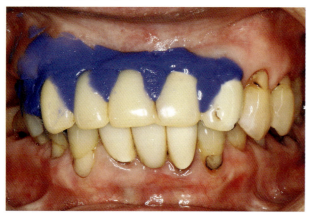

図2-16-8　アンダーカットのブロックアウト．抜歯予定歯の歯周組織の状態が不良な場合，印象体撤去時に過大な力が及ばないように，アンダーカットのブロックアウトを十分に行う．支台歯へのブロックアウトは行わない．

■ 光学印象法

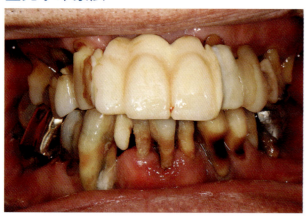
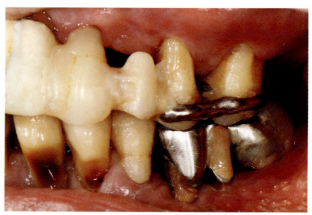
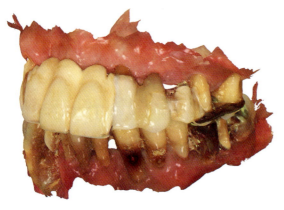
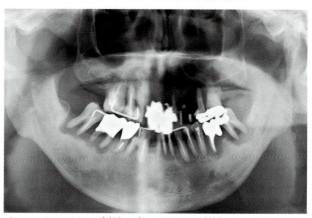

図2-16-9a〜d　光学印象を用いた次世代の即時義歯製作法．パーシャルデンチャー領域でも，デジタル技術の発展により，図a, bのような歯列をもつ患者に対しても，残存歯に負担をかけることなく図cのように顎間関係や歯冠形態を含む口腔内情報を得ることができる．この情報を反映させることでより簡便に即時義歯を製作することが可能である．図dは即時義歯を装着した際のエックス線画像．

2. 咬合採得

すでに欠損が存在する症例で，模型上で咬合が安定しない欠損形態やリップサポートの回復を要する欠損形態では，咬合床を用いた咬合採得が必要です．既存の顎間関係が正常かつ安定している場合には通法どおりに咬合採得を行います．

即時義歯の大半は前歯部抜歯予定の症例です

が，ろう義歯を利用して人工歯排列位置を確認することができないため，咬合採得時に現状の歯の位置を再現するのか，変更する必要があるのか，もし変更するのであればどのように変更するのかについて，患者とともに確認しておき，それらの情報をラボサイドに伝えて製作される義歯の人工歯排列に反映してもらいます．

抜歯によって総義歯やオーバーデンチャーに移行する症例など，咬合挙上や顎間関係の変更を要する場合もあります．咬合挙上を行う際には，通常使用される咬合床のみで模型に再現される顎位が安定しないこともありますので，シリコーンやワックスなどの咬合採得材を補助的に用いて咬合採得を行います．

3．抜歯直後から1か月後までの対応

抜歯窩周囲の粘膜が腫脹するので，義歯床粘膜面の当該部は十分にリリーフします．適合試験材を抜歯直後に用いる場合には抜歯窩への残遺や縫合糸の巻き込みに注意します．

粘膜の創傷治癒後，必要に応じてティッシュコンディショナーを利用して粘膜調整を行います．また抜歯創周囲に過剰な圧が加わり抜歯窩の骨性の再生を妨げないようにします．ティッシュコンディショナーは抜歯窩に入り込みやすいので，硬化後には十分にトリミングしてリリーフを行い，咬合力が過剰にならないように咬合調整を行います．

4．装着後1〜3か月後までの対応

抜歯後1か月程度で抜歯創は完全に閉鎖されるため，その後，常温重合レジンでリラインを行います．リラインは通法に従って行いますが，抜歯窩の陥凹が消失して顎堤の形態が安定するまでには3か月程度を要するので，それまではやはり，陥凹部に相当する部分の義歯床粘膜面は削合してリリーフを行います．

参考文献
1. 山森徹雄，清野和夫．3 歯の欠損様式と義歯の分類．In：藍 稔，五十嵐順正（編著），佐々木啓一，馬場一美，鱒見進一，山下秀一郎ほか（著）．スタンダードパーシャルデンチャー補綴学．東京：学建書院．2016；36，37．

Treatment Edition 17

支台装置における支持・把持・維持

I 義歯の動きを抑制するのは支持と把持

　パーシャルデンチャーによる補綴治療を成功に導くためには，義歯の設計は支持→把持→維持の順番で考えます．それは，咬合時に発揮される垂直的，水平的な力を受け止めるだけの構造をまず優先的に考えないと，残存諸組織が義歯を入れることによって大きなダメージを受けることになるからです．

　義歯を安定させるために維持を優先に考えることは大きな誤りです．アンダーカット部に入ったクラスプの先端で締め付けることによって義歯の動きを止めるわけではありません．支持と把持によって義歯の動きを抑制するのが正しい考え方です．

　義歯の構成要素のなかで，支台装置，隣接面板，連結装置，義歯床が，それぞれ支持，把持，維持の3つの作用を担っていますが，本項では，とくに支台装置（隣接面板を含む）のように支台歯に直接関わる構成要素について述べてみます．

II 支台装置

　支台装置とは，義歯を支台歯に連結する装置のことであり，レスト，クラスプ，アタッチメント，スパー，フックなどに大別されます．支台歯上に支台装置を設計する際には，連結強度の概念を理解する必要があります．

　連結強度とは，支台装置が支台歯上でどの程度変位しやすいかを示す用語です．義歯の動揺度の最小化を図るためには連結強度を高めることが望ましく，先に述べたように，まずは支持と把持の両作用を十分に確保することが要件となります．決して維持作用を優先的に高めるのではありません．連結強度の強い場合をリジッド・コネクションと呼び，テレスコープや非緩圧型精密性アタッチメントの多くが含まれますが，クラスプ義歯においても，連結強度の向上をはかり，リジッド・コネクションに近い状況を設計に盛り込むことが理想となります．

III 支台装置の支持

　支台装置の支持作用のなかでもっとも重要な役割を担うのがレストです．

1. レストの種類とレストシートの形成

a. 咬合面レストとレストシート

　臼歯部の近心もしくは遠心の辺縁隆線から咬合面に設置されるレストです．また咬合面レストにおいてレストの面積が咬合面の大半を占める場合，アンレーレストと呼ばれます．アンレーレストでは，咬合高径の回復を目的とすることもあります．

　このレストの厚みは通常1mm程度であり，レストシートの形成は支台歯のエナメル質内に

支台装置における支持・把持・維持

■レストシートの種類

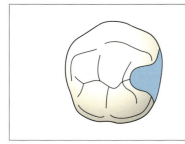
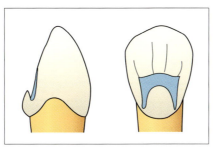
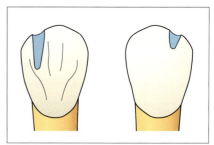

図 2-17-1a〜c　レストシートの形成．a：咬合面レストシート．b：基底結節レストシート．c：切縁レストシート（参考文献1より引用改変）．
a｜b｜c

とどめる必要があります．支台歯エナメル質内でレストシートの厚み確保が困難な場合は，対合歯の切削や，支台歯の歯冠修復を考慮する必要があります．辺縁隆線部に咬合面の1/3〜1/4程度の幅で1〜2mmの深さで形成を行い，レストシートはスプーン状に掘り下げ，歯冠中央側がレストシートの最深部となるよう形成します．最深部が辺縁隆線寄りになってしまうと，支台歯へ側方力が生じてしまいます（図2-17-1a）．

b．舌面レスト（基底結節レスト）とレストシート

犬歯・切歯部の基底結節部に設置されるレストです．また犬歯や中切歯の基底結節部に設定されるものは基底結節レストと呼ばれます．

これら前歯の歯軸は傾斜しているため咬合負荷を歯軸方向へ伝達する必要があり，可能な限り歯軸に直角となる水平面もしくはV字斜面のレストシートの形成を行う必要性があります（図2-17-1b）．また咬合時や運動時の接触点を避けた位置に設定します．

c．切縁レストとレストシート

犬歯・切歯部の切縁に設置されるレストです．舌面レストと比較し，歯軸方向への荷重負荷の伝達が行いやすく，前歯領域において優れた支持能力を有しますが，レストが外観に触れてしまうため審美的に問題があります．そのため事前に患者の同意を得ておくことが必要です．

表 2-17-1　レストの機能（作用）

①咬合圧を支台歯の歯軸方向に伝達する
②義歯の沈下を防ぐ
③クラスプや義歯を定位置に保持する
④義歯の動揺を防ぐ
⑤食片の圧入を防ぐ
⑥咬合関係を改善する

シートの形成は切縁の隅角寄りにV字溝のレストシートを形成し，そのまま唇側をV字状に削合します（図2-17-1c）．

そのほかのレストとしては，残根上義歯において，残根の根面と接する義歯内面部を根面レストと呼びます．

2．レストの機能（作用）

レストの機能を表2-17-1に挙げておきます．

3．レストの位置・配置

義歯に咬合力が加わった際には（とくに遊離端欠損において），支台歯間線（fulcrum line）が軸となって回転運動が起こります．支台歯間線が1本だけでは義歯が容易に回転を起こすため，レストを別の部位に求める必要があります．この線に囲まれた多角形の面積が広いほど，義歯の安定に対して有利になります．

支台歯にレストを設定する際には，レストを介して支台歯に伝達される力が可及的に歯軸に平行となることが望ましいため，表2-17-2に挙げたように欠損様式などによって設定部位の配慮が必要となります．

表 2-17-2　欠損様式とレストの設定部位

欠損様式	設定部位
中間欠損	欠損部に隣接する側
遊離端欠損	欠損部から離れた側（とくに欠損歯数の少ない場合）
動揺歯・傾斜歯・孤立歯	近遠心両側

■接触面の複数箇所の設置

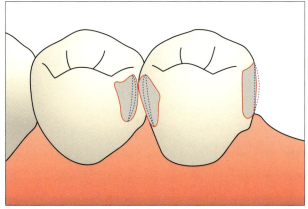

図 2-17-2　歯面に形成されたガイドプレーンに小連結子や隣接面板が接触すると着脱方向の規制とともに把持作用が得られる（参考文献 2 より引用改変）．

4．レストの為害性

　レストの設置数や位置が不適切であれば，結果的に支台歯の傾斜や動揺の増加を招きます．

　レストシートの形成量が不十分であると，咬合面より高いレストになってしまい，対合歯との早期接触や咬合干渉の原因となることがあります．また調整によりレストの厚みが極端に薄くなると，変形により歯根方向への咬合力の伝達が正しく行えなくなってしまうため，再製が必要となります．

　適合の良いレストとレストシートであっても，レスト表面はプラークが付着しやすく，適切なホームケアが行われない場合，う蝕発生のリスクが上昇します．またレストシートは，エナメル質内に限局し形成しますが，レストとしての強度を担保するため，レストシート形成時に象牙質が露出した場合，う蝕発生のリスクはさらに高くなります．そのためリコール時のより綿密なチェックおよび清掃指導が必要です．

IV　支台装置の把持

　支台装置のなかで把持の役割を担っているのは，非アンダーカット領域に設定された鉤腕です．維持鉤腕であれば肩部に近い弾性のない強固な部分であり，把持鉤腕であれば鉤腕全体が把持作用を有します．

　またワイヤークラスプのようにヤング率が小さく連結強度の弱い場合には把持作用が確保しにくいという特性を理解しておきましょう．

　審美的な要件を満たすために頰側にはワイヤークラスプを設定し，舌側には把持作用の強固な鋳造クラスプを設定するコンビネーションクラスプは，頰舌側ともワイヤークラスプによる 2 腕鉤よりも義歯の動揺の抑制という観点から優れていると言えるでしょう．

　また小連結子や隣接面板が，歯面に形成されたガイドプレーンと接触することによって，着脱方向の規制とともに把持作用が得られます．このような接触面が複数箇所設定されると高い把持作用を期待することができるのです（図 2-17-2）．

V　支台装置の維持

1．維持に対する基本的概念

　義歯を入れることによる支台歯への負荷を最小限に抑え，支台歯の保護を図るためには，アンダーカット部に設定される鉤尖部で発揮される機械的な維持作用を最小限にすることが最善

■拮抗作用と囲繞性

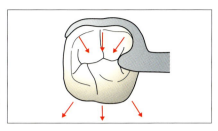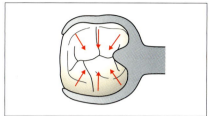

図2-17-3a, b　a：片側だけ鉤腕では歯の移動が起こる．b：頬舌側に鉤腕があると歯に加わる力を相殺する（参考文献3より引用改変）．

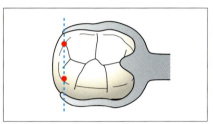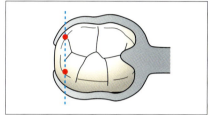

図2-17-4a, b　a：鉤尖の位置が短いとクラスプの維持力を発揮できない．b：3面4隅角を取り囲むように鉤尖の位置は隅角を超えた設計にすると維持力を発揮する（参考文献3より引用改変）．

な考え方です．

　維持力が弱ければ，当然のことながら患者は義歯の浮き上がりや脱離を訴えます．維持力が弱くても構わないというのではなく，アンダーカット部に多くの機械的維持力を求めなくても，把持作用を高め着脱方向を規制することで十分な安定が期待できるという考え方が重要です．

2. クラスプ設計における必要条件

a. 拮抗作用

　クラスプの鉤腕が頬側のみに1本しかない場合，義歯に着脱力や機能力が加わったときに支台歯を側方に変位させる力が働きます．適切な維持作用を発揮させるためには，必ず舌側にも鉤腕あるいは床縁を設定して，支台歯を頬舌側の両側で抑えるという概念が拮抗作用です．つまり頬舌側の鉤腕でお互いの力を相殺するという考え方です（図2-17-3）．

b. 囲繞性

　クラスプによって発揮される維持力は，支台歯の3面4隅角をしっかり取り囲むことによって発揮されます．クラスプの設計を行う際には，鉤尖の位置が短くならないように隅角を超えて設定することが重要です（図2-17-4）．

c. 受動性

　適合の良いクラスプの維持力は義歯の着脱時に鉤尖がサベイラインを超える瞬間に発揮されますが，定位置に静置された状態では支台歯に対して力を及ぼすことはありません．この状況を受動性と呼びます．

　鉤腕が本来の外形に対して内向きに変形していると，支台歯に対して適合しているようでもつねに力を及ぼしており受動性が失われていることになります．

参考文献
1. 和田淳一郎, 高市敦士, 若林則幸. パーシャルデンチャー活用力 ライフコースに沿った基本から使いこなしまで. 東京：医歯薬出版. 2016；29.
2. 山下秀一郎. Strategic Prosthetic Dentistry 4 パーシャルデンチャーを科学する. 2005；QE. 24(4)：723.
3. 若林則幸. 6支台装置. In：藍 稔, 五十嵐順正（編著）, 佐々木啓一, 馬場一美, 鱒見進一, 山下秀一郎ほか（著）. スタンダードパーシャルデンチャー補綴学. 東京：学建書院. 2016；73.

Treatment Edition 18

アタッチメントによる対応
〜症例に合ったアタッチメントの選び方〜

I クラスプの問題点

パーシャルデンチャーの代表的な支台装置はクラスプです．これは義歯に設置される金属構造物で支台歯の歯冠に接触し，そのアンダーカット部に先端部を設置することで義歯にかかる離脱力に抵抗するものですが[1]，残存歯によっては義歯床との非可動性連結に十分耐えられないにもかかわらず，支台装置の支台歯として使用しなければならない場合が多いのが現状です[2]．

骨植不良歯，動揺歯，短根歯，歯冠崩壊歯など負担能力の劣った歯をパーシャルデンチャーの支台歯として使用する場合は，義歯の回転などの力を支台歯に伝達することなく，可能な限り逃し，義歯が浮き上がらないだけの最小限の維持力を発揮させること，つまり維持力を発揮しながら支台歯にかかる側方力を逃すことが望ましいのです．しかし，クラスプではこれを実現することが困難なので，この機能を実現するためにテレスコープやアタッチメントが考案され，長年使用されてきました．

II テレスコープクラウン

テレスコープクラウンは，リジッドサポートの確立によって義歯の動揺を最小限にしたい場合に用いる支台装置であり，支持と把持とを同時に発揮します．テレスコープクラウンは内冠と外冠の二重冠で，内冠は支台歯にセメント合着され，その上に義歯と一体化した外冠が装着されます．

テレスコープクラウンには内冠の軸面が平行

■ テレスコープクラウン

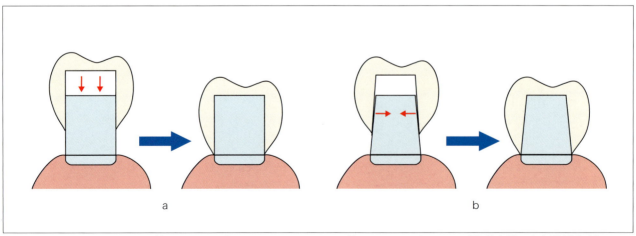

図2-18-1a, b　a：シリンダー型テレスコープクラウン．b：コーヌス型テレスコープクラウン（参考文献1より引用改変）．

アタッチメントによる対応〜症例に合ったアタッチメントの選び方〜

で外冠内面との摩擦によって維持が図られるシリンダータイプと，内冠の軸面がテーパーを有し円錐面となっていて，外冠内面との面同士の圧迫によって最終適合時に摩擦維持力が生じるコーヌスタイプがあります（図2-18-1）．

後者は軸面の傾斜度によって維持力を調整することが可能であるため臨床応用に有利とされています[3,4]（図2-18-2）．

パーシャルデンチャーの装着により咬合の回復と保持を得なければならないすれ違い咬合の症例[5〜7]や義歯床と支台装置との強固な連結が必要とされる症例に対して，テレスコープクラウンを適用することで良好な術後経過が得られることが報告されています（図2-18-3）．

これは支台歯が全部被覆型の歯冠修復によって処置されているため，う蝕のリスクが非常に低く，清掃が困難とされる歯冠空隙がないためプラークコントロールも容易となり，歯周疾患の予防も期待できるためです．

テレスコープクラウンは義歯と支台歯とが強固に連結され，義歯の機能時に支台歯を傾斜させるような側方力は発現しにくいといわれていますが，支台歯間の歯軸が平行でない場合，内冠の歯頸部にアンダーカットが生じたり，適応症を誤ると支台歯の負担荷重が生じたりするため注意が必要です．またテレスコープクラウンの製作に際しては，精度が重要視されるため精

■コーヌス型テレスコープクラウン

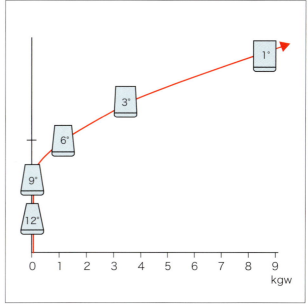

図2-18-2 コーヌス型テレスコープクラウンの内冠軸面の傾斜度（6°）を中心とした維持力との関係（参考文献3，4より引用改変）．

密な技工操作も要求されます．

III 磁性アタッチメント

一方で，アタッチメントとは，支台歯に設置される固定部と義歯床に設置される可撤部が互いに嵌合することにより，支台歯と義歯を機械的に連結し，支持・把持・維持を発揮する支台装置です．機能時に義歯に加わる力が支台歯に伝達される方向を規制でき，歯根膜と顎堤粘膜

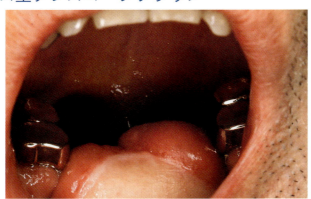 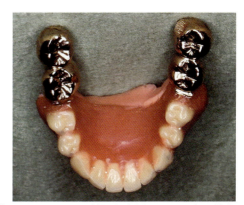

図2-18-3a, b コーヌス冠を利用した下顎補綴症例．a：装着されたコーヌス内冠．b：コーヌス外冠と金属フレームを一体化させた下顎補綴装置［図b：鱒見進一．20 その他の義歯．In：藍 稔，五十嵐順正（編著），佐々木啓一，馬場一美，鱒見進一，山下秀一郎ほか（著）．スタンダードパーシャルデンチャー補綴学．東京：学建書院．2016：222．より許可を得て転載］． a｜b

表2-18-1 アタッチメントの長所と短所

長所	短所
①クラスプと比べて，義歯により良い支持・把持・維持を得ることができる． ②義歯から支台歯への力の伝達を調整できる．力の方向が規制できることと，歯根膜，顎堤粘膜への力の配分をクラスプに比べてより効果的に行える． ③荷重点を支台歯の低い位置に設定できる． ④外観に触れない．	①支台歯として生活歯には適用できない場合がある．歯冠内アタッチメントとしても歯質削除量が多い場合は生活歯には応用できない． ②支台歯にはクラウンなどの補綴的処置が必要となる． ③機構が複雑で微細なため破損しやすい． ④技工操作が複雑で高度な技術が必要である． ⑤高価である．

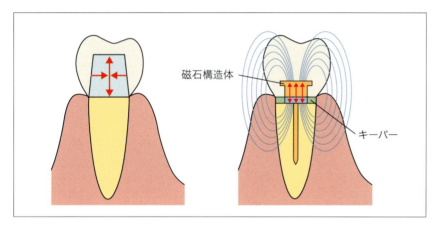

図2-18-4 磁性アタッチメントの力学的特性．ほかの維持装置と異なり，支台歯に対する維持力，支持力は磁石の力で同時に働くが，把持力は働かない（参考文献9，10より引用改変）．

への力の配分を効果的に行えること，荷重点を支台歯の低い位置に設置できることなど，力学的に有利な点が多いのが特徴です．また装置が外観に触れないため審美的に優れています．

表2-18-1にアタッチメントの長所と短所を示します．

アタッチメントは数多く存在しますが，とりわけ，わが国で開発された磁性アタッチメントは磁石の磁力を維持力として利用した支台装置で，支持と維持とが同時に機能しますが，把持力を有しないことがほかのアタッチメントと異なる点です[9,10]（図2-18-4）．

そのため従来，抜歯適応とされていた動揺歯にも応用可能であり，オーバーデンチャーの場合には，支台歯が脱落するまで歯根膜受容器としての機能も果たすことができ，歯根垂直破折歯にも応用可能であったとの報告もあります[10]．

またパーシャルデンチャーによる補綴処置が必要と考えられる症例に対し，図2-18-5に示すようにmagno telescopic crownを用い可撤性ブリッジとして使用すると，見た目はブリッジであるため高い審美的満足度が得られることも利点です[12]．維持力が既知であり，それ以上の維持力は発揮せず，着脱方向の自由度が大きく，義歯の取り出しエネルギーが小さいため，今日では日常臨床で広く応用されています．

磁性アタッチメントは，完成部品としてのキーパーを根面板に，磁石構造体を義歯床に組み込むため，特殊な技術や機器を必要とせず[13]，口腔内で即時重合レジンを用いて磁石構造体を固定するため高い精度が要求されず，テレスコープと比較すると簡便で，技工操作が容易であるのも大きなメリットです．また磁石の力は本質的に消耗することがないため維持力の

アタッチメントによる対応〜症例に合ったアタッチメントの選び方〜

■磁性アタッチメントを応用した可撤性ブリッジ

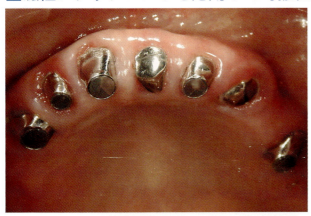
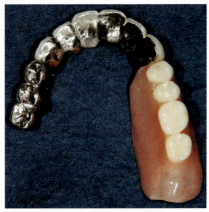
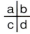
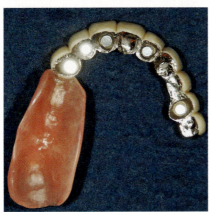
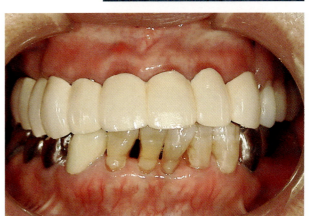

図2-18-5a〜d　磁性アタッチメントを応用した可撤性ブリッジ症例．a：キーパー付き内冠装着時（ミラー像）．b：完成した可撤性ブリッジ．c：外冠内に組み込まれた磁石構造体．d：可撤性ブリッジ装着時．

低下がないことも特徴です．

しかし，磁性アタッチメントをオーバーデンチャーに設置する場合には，支台歯となる根面板上面と対合歯との間に磁石構造体が入るスペースが必要となります．レジン床義歯に組み込む場合は，根面板上面から5mm以上のクリアランスがないと，義歯装着後，経時的に薄くなったレジンの部分での破折や，即時重合レジンの劣化による磁石構造体の脱離が生じやすくなるため[14]，鋳造用のハウジングパターンを用いた義歯の補強が有効となります[15]．

参考文献

1. 若林則幸．支台装置．In：藍 稔，五十嵐順正（編著），佐々木啓一，馬場一美，鱒見進一，山下秀一郎ほか（著）．スタンダードパーシャルデンチャー補綴学．東京：学建書院，2016；59-79．
2. 水谷 紘．磁性アタッチメントの特徴と適応症．2014；補綴誌 48（1）：10-19．
3. Körber KH（河野正司，五十嵐順正：訳）．ケルバーのコーヌスクローネ．東京：医歯薬版．1986．
4. Körber KH（田端恒雄，河野正司，福島俊士：共訳）．ケルバーの補綴学 第1巻．東京：クインテッセンス出版．1982．
5. 黒田昌彦．コーヌスクローネ．東京．医歯薬出版．1984；2-188．
6. 金子一芳．パーシャルデンチャーの100症例．私の臨床ファイル．東京：医歯薬出版．1987；3-269．
7. 後藤忠正．コーヌス・テレスコープの臨床．東京：クインテッセンス出版．1986；7-131．
8. 鱒見進一．20その他の義歯．In：藍 稔，五十嵐順正（編著），佐々木啓一，馬場一美，鱒見進一，山下秀一郎ほか（著）．スタンダードパーシャルデンチャー補綴学．東京：学建書院．2016；222．
9. 石幡信雄，水谷 紘，藍 稔．磁性合金の補綴領域における応用-第5報 磁性アタッチメントとその骨植不良歯への応用．1987；補綴誌．31：1445-1453．
10. 田中貴信（編）．新・磁性アタッチメント．東京：医歯薬出版．2016；50．
11. 石幡伸雄，水谷 紘，中村和夫，石川 普，鈴木祐司，藍 稔．磁性アタッチメントの特性を活かした臨床応用法．1992；日磁歯誌．1（1）：76-82．
12. 槙原絵理，鱒見進一，有田正博，八木まゆみ．ダイレクトボンディングシステムを用いた可撤性ブリッジによる上顎補綴処置の一症例．2008；日磁歯誌．17（1）：50-53．
13. 鱒見進一．磁性アタッチメントの適用は，どのような点に有効か？．2013；日磁歯誌．22（1）：30-35．
14. 野崎乃里江，田中貴信，出崎義規ほか．磁性アタッチメントのレジン義歯床の曲げ強さに及ぼす影響．1999；日磁歯誌．8（1）：63-69．
15. 石上友彦．磁性アタッチメントの履歴と指針．2014；補綴誌．6（4）：343-350．

Treatment Edition 19

ノンメタルクラスプデンチャーを正しく用いるには

I ノンメタルクラスプデンチャーの現状

　高齢者の社会活動も活発になっている現在では，パーシャルデンチャーも「噛めれば良いと」いうだけではなく，見た目や違和感など義歯装着者の気持ちに対しても配慮が必要になっています．そのような要望に応えるように，維持部が義歯床用の樹脂を用いて製作されたノンメタルクラスプデンチャー（ノンクラスプデンチャー）を臨床の場で目にする機会も増えてきています．

　入れ歯を入れていると気づかれにくい義歯のため，満足度が高い義歯であることは間違いありませんが，一方で噛めない，緩くなった，汚れる，壊れた，歯がだめになったなどのトラブルの対応に苦慮しているという声も聞かれます．実際，臨床で行ってみると，この義歯はパーシャルデンチャーの設計原則に配慮したうえで，さらに多くの配慮が必要な義歯であることがわかります．

　本項では，ノンメタルクラスプデンチャーを製作する際に，材料の選択から適応症例，設計を考えるうえで失敗しないために配慮しなければならない点を解説していきます．

II 材料の特性を知って選択

　現在，日本で認可されている樹脂は，表2-19-1 に示したように5系統，20種類近くあります．これらの樹脂の使い分けはどのようにしたら良いのでしょうか．樹脂のトラブルで起きやすい問題は，クラスプの破折や緩み，歯面との適合不良，樹脂の傷や劣化です．このようなトラブルの発生を防ぐためには，使用する材料の特性を知って，選択する必要があります．

　現在，主流になっているポリアミド系樹脂の最大の特徴は折れにくいということです．種類も多く，歯冠形態によって選択の幅も広いと言えます．なかでもバルプラスト®やバイオ・プラスト®は比較的大きなアンダーカットでも対応できます．ただし，ポリアミド系は常温重合レジンと直接接着しないため，チェアーサイドでの修理が困難です．しかし最近はチェアーサイドで修理が可能なプライマーも発売されていますので，今後ポリアミド系の需要はさらに高くなると思います．

　一方，ポリエステル系やポリカーボネート系，アクリル系は常温重合レジンと直接接着するため，増歯，リラインなどの修理が通常の義歯と同様に行える利点があります．増歯修理やリラインなどの懸念がある場合には，常温重合レジンと直接接着できる材料の選択が無難でしょう．エステショットブライト®，レイニング樹脂N®，ジェットカーボ-S®などは折れにくくはなっていますが，柔らかいポリアミド系と比較するとアンダーカットが大きい症例での使用には注意が必要です．

　樹脂の劣化や変色の程度は，それぞれの樹脂

表2-19-1 日本国内で認可されているノンメタルクラスプデンチャー用樹脂と補修（2017年9月現在）．

樹脂分類	樹脂商品名	常温重合レジンとの接着	NMCD樹脂同士の接着
ポリアミド系（ナイロン系）	バルプラスト®	接着しない	専用プライマーで接着
	フレックス スター V®	接着しない	接着しない
	ルシトーン FRS®	接着しない	接着しない
	アルティメット®	専用プライマーで接着	熱溶着
	バイオ・プラスト®	専用プライマーで接着	専用プライマーで接着
	バイオ：トーン®	専用プライマーで接着	専用プライマーで接着
	アンカーアミド®	専用プライマーで接着	専用プライマーで接着
	サーモセンス®	接着しない	接着しない
	ベイシス エラスト®	接着しない	接着しない
	TUM -タム-®	専用プライマーで接着	専用プライマーで接着
	アミド・デ・ショット®	専用プライマーで接着	専用プライマーで接着
ポリエステル系	エステショット®	接着する	常温重合レジンで接着
	エステショットブライト®	接着する	常温重合レジンで接着
ポリカーボネート系	ジェット・カーボ®	接着する	常温重合レジンで接着
	レイニング樹脂®	接着する	熱溶着
	レイニング樹脂N®	接着する	熱溶着
	ジェットカーボ-S®	接着する	常温重合レジンで接着
アクリル系	アクリ：トーン®	接着する	常温重合レジンで接着
ポリプロピレン系	ウェルデンツ®	不明	不明
	デュラフレックス®	接着しない	接着しない

注：専用プライマーはほかの樹脂に有効な場合もある．ただし，口腔内での使用はできない．また，熱溶着する可能性がある樹脂はほかにもある（各樹脂分類内の樹脂商品名は認証順）．

によってさまざまですが，最近の材料は比較的劣化しにくいようです．とくにアルティメット®は材質の劣化が少ないといわれています．義歯洗浄剤を毎日使用してもらうとともに定期的なメインテナンス時に義歯を研磨することで樹脂を良好な状態に維持させることができます．

III 適応症例を間違えるな

ノンメタルクラスプデンチャーが必要とされる症例は，外観に金属がみえることを気にする症例や金属アレルギーで金属を使えない症例，何んらかの理由によって歯を削ることができない症例などです．

しかし，メタルフリーの義歯の場合は，義歯の動きを抑えにくいため，噛めない，痛い，支台歯が動揺するなどの問題もみられます（図2-19-1）．やむなく，メタルフリーで設計しなければならない場合には，考えられるリスクに配慮したうえで，短期間での定期的な経過観察

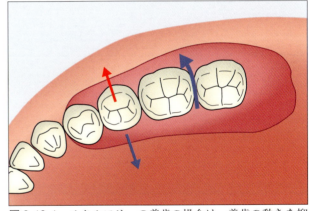

図2-19-1 メタルフリーの義歯の場合は，義歯の動きを抑えにくいため，噛めない，痛い，支台歯が動揺するなどの問題が起こりやすい（参考文献1より引用改変）．

が必須です．とくに義歯の頬舌的な動きには注意が必要です．

一方，金属構造物を併用したものは通常のクラスプデンチャーとほぼ同じであると考えます．ただし，すれ違い咬合や片側に残存歯が偏在している少数歯残存症例に用いると義歯の動きをコントロールできずに早期にクラスプが破損したり，維持力が低下したりする可能性がありますから注意が必要です（図2-19-2）．

第2部　治療編

■レジンクラスプが適さない症例

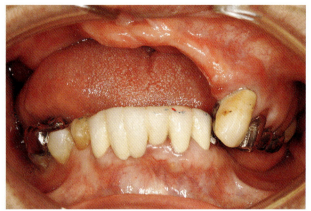

図2-19-2　すれ違い咬合で片側に残存歯が偏在している少数歯欠損症例（上顎）ではレジンクラスプへの負担が大きく，クラスプの破損や緩みが早期に起こるため適応ではない．

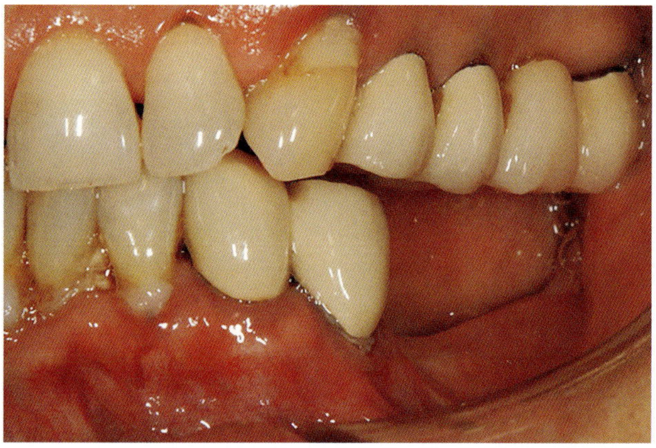

図2-19-3　小帯が歯頸部付近にあるなど，付着歯肉幅が少ない症例はレジンクラスプの幅が確保できない場合があり，適応に注意が必要である（参考文献1より転載）．

■レジンクラスプの設計ポイント

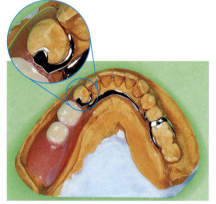

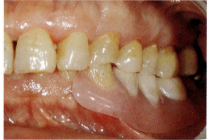

図2-19-4　レジンクラスプ（円内）に過剰な負荷がかからないように確実な支持と把持を確保するべきである．

図2-19-5a, b　レジンクラスプは辺縁歯肉を囲むため，支持が確実でなかったり，覆いすぎたりすると歯周組織を損傷（矢印）させる危険性がある．

a|b

　また，歯冠の高さが低い場合やアンダーカットがほとんどない場合は適切な維持力が得られません．

　さらに支台歯歯頸部直下の歯槽骨に大きなアンダーカットがある場合や付着歯肉の幅が十分でない場合は，歯肉部にレジンクラスプに必要な幅が得られないことがあるため適応には注意が必要です（図2-19-3）．

IV　設計の重要ポイント

　設計の基本的な考え方は，一般的なクラスプデンチャーの設計と同じですが，さらにレジンクラスプへの配慮が必要になります．レジンクラスプの弾性限界は明らかにメタルクラスプの弾性限界よりも低いため，義歯を設計する際に支持と把持をしっかり確保して，維持力に頼らない設計をすることが大切です（図2-19-4）．義歯自体が動いてしまうと，徐々に維持力は低下しますので，できる限り義歯が動かない設計をするべきです．

　また歯周組織は基本的には義歯の構成要素から開放されていることが原則ですが，レジンクラスプは辺縁歯肉を囲むため，歯周組織を損傷させる危険性があります（図2-19-5）．定期的なメインテナンスとセルフケアの指導がもっとも大切ですが，レジンクラスプが辺縁歯肉を過剰

ノンメタルクラスプデンチャーを正しく用いるには

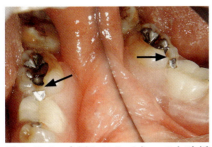 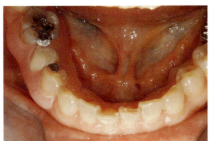 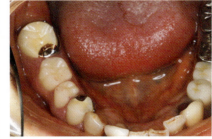

図2-19-6　金属レストであっても破折することがあるため，レストの剛性には注意する．

図2-19-7a, b　a：歯槽堤の幅が大きい場合は，舌側をレジンクラスプにすると違和感が大きくなる．b：基本的には舌側の把持鉤腕はメタルのほうが良い．　a｜b

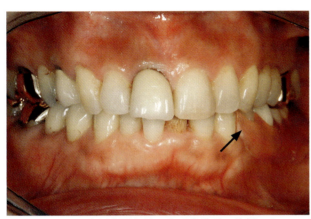 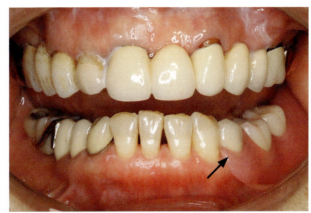

図2-19-8a, b　歯冠を覆う量，人工歯排列の位置，クラスプの尖端の位置によって外観は変わるため，より自然にみせるための配慮が必要である．無理に片側設計にせずに両側設計にする．　a｜b

に圧迫しないためには，支台歯に確実な支持が必要になります．金属レストでも破折することがあるので，強度の確保には十分注意しましょう（図2-19-6）．

歯槽堤の形態にもよりますが，舌側をレジンクラスプで覆うと舌感が悪くなることがあります（図2-19-7）．強度の点からも衛生面からも舌側はメタルの把持鉤腕にしたほうが良好な結果が得られます．片側遊離端欠損は片側設計にするとレジンクラスプで義歯の側方力を止めなければならないため，義歯が頬舌的に動いてしまい歯周組織を損傷させるリスクが高まります．機能面や支台歯保護の点から原則的には両側設計にするべきです．

前述のとおり，ノンメタルクラスプデンチャーは維持部に金属を使用しないことから義歯を入れていると気づかれにくい利点があります．しかし，レジンクラスプであっても，歯冠を覆う量，人工歯排列の位置，クラスプの尖端の位置，義歯床の色によって外観の状態は変わります．したがって，より自然にみせるためには，これらの点にも配慮が必要です（図2-19-8）．

最大豊隆部が歯冠寄りにある場合は，歯冠を覆う量が増えてしまい外観にも問題が起こるだけでなく，着脱時に疲労が発生し，維持力の低下も懸念されます．材料や残存歯の分布によって適切な歯冠形態は異なりますが，理想的には歯冠の最大豊隆部が歯頸側寄りになるように歯冠形態修正することが望ましいと考えます．

参考文献
1. 谷田部 優．ノンメタルクラスプデンチャー 長く使える設計の原則からメインテナンスまで．東京：クインテッセンス出版．2015．

第2部 治療編

Treatment Edition 20

義歯材料を選択する際に考えるポイント
～金属と人工歯の Best Combination へのヒント～

I 材料も義歯の性能を担保する

パーシャルデンチャーは，床・連結子・支台装置・人工歯から構成され，それぞれ重要な役割を担っています．床は顎堤の形態を回復するとともに，顎堤粘膜に適合することで咬合力を粘膜に分散して伝えます．支台装置は支持・把持・維持の機能を担うとともに咬合力歯根膜負担の要となります．そして，連結子が床や支台装置を強固に連結することで，義歯に作用する力を一体として支えます．強い力の反復に耐える強靭さが求められるこれらの構成要素には，さまざまな金属材料が使用されています．

人工歯は，その形態や材質が「咬む」という義歯の主機能だけでなく，審美性にも大きな影響を与えます．材料がパーシャルデンチャーの機能を左右すると言っても良いでしょう．

本項では，床・連結子・支台装置に使用される鋳造用金属の選択と人工歯の選択のポイントについて，それぞれ解説します．

II 金属

1. パーシャルデンチャーに使われる金属

ISO（国際標準化機構）規格では，歯科用金属は機械的性質によってタイプ0から5までの6種類に分類されており，タイプ4と5がパーシャルデンチャーの材料として適しています（表2-20-1）．日本で実際に使用されている金属（表2-20-2）には，JIS規格が定められており（表2-20-3），ISO規格タイプ4の条件をほぼ満たしています．どの金属もパーシャルデンチャーの材料として使用できますが，一部の日本特有の合金について知っておくべきことがあります．

a. 金銀パラジウム合金

金銀パラジウム合金は日本で開発された独自の銀合金で，健康保険が適用されるため，国内では金合金の代用として頻用されています．耐食性はほかの銀合金と比較して優れており，通常の使用であれば金合金に匹敵します．しかし，使用条件によっては銀の硫化による変色を起こすことや，溶体化処理なしでは破折することがあることが報告されており[1]，パーシャルデンチャーでの使用の第一選択とは言えません．

同様に，日本では2歯欠損までの義歯に対しては，健康保険が適用される14K金合金が使用されていますが，18K以上のタイプ別金合金と比較すると金の含有量が少なく，鋳造すると耐食性の低下や脆化が生じる場合もあり，使用頻度は減少しています．

b. コバルトクロム合金

パーシャルデンチャーの材料として世界的にもっとも多く使用されているのはコバルトクロム合金であり，義歯材料としてバランスの良い性質をもっています．そのため，一般的なパーシャルデンチャー症例では，コバルトクロム合

義歯材料を選択する際に考えるべきポイント～金属と人工歯のBest Combinationへのヒント～

表 2-20-1　ISO22674規格で規定された歯科用金属の機械的性質[2]

タイプ	耐力（MPa）	伸び（％）	弾性率（GPa）	用途
0	—	—	—	意図的に低負荷としたインレー
1	80以上	18以上	—	単純窩洞のインレー
2	180以上	10以上	—	単冠やインレー
3	270以上	5以上	—	ブリッジ
4	360以上	2以上	—	可撤性義歯床やクラスプ
5	500以上	2以上	150以上	薄い可撤性義歯床やクラスプ

表 2-20-2　パーシャルデンチャーの材料として使用される鋳造用金属

分類	一般名称	備考
金合金	タイプ4金合金	—
	白金加金	日本独自のタイプ4金合金
	14K金合金	—
銀合金	金銀パラジウム合金	日本独自の金合金代用合金
非貴金属合金	コバルトクロム合金	
	（ニッケルクロム合金）	現在ほとんど使用されない
	チタン	主に使われるのは4種
	チタン合金	Ti-6Al-7Nb合金やTi-6Al-4V合金

表 2-20-3　JIS規格で規定された歯科鋳造用合金の機械的性質

分類	規格	名称	耐力（MPa）	伸び（％）	弾性率（GPa）	備考
金合金	JIS T 6122:2012	タイプ4金合金（白金加金を含む）	360以上	2以上	—	ISOのタイプ4に準拠
	JIS T 6113:2011	14K（第2種：クラスプ用）	300以上	1.5以上	—	硬化熱処理
銀合金	JIS T 6106:2011	金銀パラジウム合金（第2種：ブリッジ，クラスプ用）	500～940	2～15	—	硬化熱処理
非貴金属合金	JIS T 6115:2013	コバルトクロム合金	500以上	2以上	150以上	ISOのタイプ5に準拠
	JIS H 4650:2012	チタン（4種）	485以上	15以上	—	
	JIS T 7401-5:2002	チタン合金（Ti-6Al-7Nb）	800以上	10以上	—	

金が第一選択となります．

また，金合金やチタンにはコバルトクロム合金とは異なる特徴があります．さまざまな臨床的問題を解決するための選択肢として，これらの金属の特徴も理解し，適切に使用できることはパーシャルデンチャーを製作するうえで重要です．

次項からは，これらの金属について，パーシャルデンチャーで使用する際に考慮すべきポイントについて解説します．

2. パーシャルデンチャーで使用する金属を選択する際のポイント

a. 安全性

コバルトなどの非貴金属元素は，金などの貴金属元素と比べてイオン化傾向が大きく，口腔内で溶け出しやすいことが知られています．そのため，歯科用金属ではクロムと合金化するなどして表面に電気化学的にきわめて安定的な不動態皮膜を形成させ，溶出を抑制することで高い安全性を確保しています．そのなかでもチタ

ンはとくに安全性が高く，一般的にもっともアレルギーを起こしにくい金属として知られています．

安全性を優先するのであれば，チタンが第一選択と言えます．しかし，インプラント埋入患者1,500人のうち0.6％がチタンアレルギー陽性であったとの報告があり[3]，アレルギーの可能性を完全に排除することはできません．

金属アレルギーが疑われる場合は，パッチテストなどの検査によって，原因金属の特定を行う必要があります．また，ニッケルは人体への為害作用がとくに強いことが懸念され，近年は使用されなくなってきています．

b．重さ

コバルトクロム合金は，比重が金合金のほぼ半分であり，さらに，弾性率が高いため床を薄くすることができます．チタンやチタン合金は，コバルトクロム合金より弾性率が低いため，床をやや厚くする必要がありますが，比重は非常に小さく，コバルトクロム合金と比較しても約半分です．

何らかの理由で義歯の軽さを重視する場合には，コバルトクロム合金やチタンおよびチタン合金の使用が有効です．

c．弾性率とレジリエンス

鋳造鉤の性質は，使用する金属の弾性率とレジリエンス(弾性ひずみエネルギー)に大きな影響を受けます．コバルトクロム合金は弾性率が高くレジリエンスが小さいため，リジッドな義歯を製作できますが，深いアンダーカットは利用できず，支台歯への負担は大きくなります．

一方で，金合金やチタンは弾性率が相対的に低くレジリエンスが大きいため，しなやかなバネ特性により深いアンダーカットを利用でき，支台歯への負担は軽減します．とくに白金加金は，しなやかで腰が強く，鋳造鉤用としてもっとも優れた金属です．しかし，チタンは鋳造欠陥が生じやすく，また，鋳造すると表面にαケースと呼ばれる硬く脆い反応層ができるため，チタンの鋳造鉤は維持力低下や破折を起こしやすいという報告があります[4]．

チタンに限らず，金属の性能は鋳造によって劣化するため，ろう付けや鋳接による線鉤の使用も考慮する必要があるのです．

d．硬さ

支台装置が正しく機能するためには，支台歯に必要十分なアンダーカットがあり，支台装置が支台歯の形に適合している必要があります．しかし，支台歯表面の形やアンダーカットは支台装置による摩耗にともなって変化する可能性があるため，支台装置の金属を選択する際には，支台歯を摩耗させない適切な硬さについて考慮されるべきです．

パーシャルデンチャーで使用される主な金属のなかでもっとも硬いコバルトクロム合金に対する耐摩耗性を調査した研究では，天然歯のエナメルや陶材または金合金と比較して，コンポジットレジンの摩耗が大きいことが報告されています[5]．コンポジットレジンによる修復歯や硬質レジン前装冠による補綴歯を支台歯とする場合には，硬さの低い金属や線鉤を使用するなどの配慮が必要です．

e．色調

金属を使用したパーシャルデンチャーは，その構造上どうしても金属が口腔外からみえてしまうことがあります．そのような場合，金属の色は義歯装着時の口元の印象に影響を与えます．

金合金は暖かく華やかな色味を有しているため，女性や高齢者などの口元を明るくみせたい場合にコバルトクロム合金よりも適しています．一方，チタンの色はコバルトクロム合金と比較して口元に暗い印象を与えてしまうことがあります．

義歯材料を選択する際に考えるべきポイント～金属と人工歯のBest Combinationへのヒント～

III 人工歯

1. パーシャルデンチャーに使われる人工歯

パーシャルデンチャーで使用可能な人工歯には，陶歯・硬質レジン歯・レジン歯・金属歯があります．金属歯は，臼歯に用いられるブレードティースがその代表例で，審美性よりも咀嚼能率の改善を重視したものです．ほかの人工歯より弱い咬合力で食品を破砕できるため，顎堤や支台歯への負担軽減が期待できますが，大幅な形態修正や咬合調整が困難であるため，パーシャルデンチャーで金属歯を使用する機会は多くありません．

2. パーシャルデンチャーの人工歯を選択する際のポイント

a. 硬さ

陶歯，硬質レジン歯，レジン歯はその硬さが大きく異なるため，咬合時の音や咬耗に対する抵抗性に大きな違いがあります．もっとも硬い陶歯は，発語中の人工歯の接触でもカチカチと大きな音が鳴るため，使用の際には咬合音についての患者への十分な説明が必要です．

また人工歯の咬耗は咀嚼能率の低下だけでなく咬合高径低下の原因にもなります．さらに対合歯が義歯でない場合には，対合歯の咬耗についても考慮する必要があります．

口腔外での実験では，人工歯同士の咬合でも人工歯と天然歯との咬合でも，咬合高径の低下は陶歯や硬質レジン歯と比較してレジン歯が有意に大きいことが報告されています[6]．なお陶歯と硬質レジン歯の咬合高径の低下量は同程度ですが，対合歯が天然歯の場合，硬質レジン歯では人工歯が主に咬耗するのに対して，陶歯では対合歯のエナメルが主に咬耗してしまうことが報告されています[6]．これらのことから，天然歯と咬合することの多いパーシャルデンチャーでは，硬質レジン歯がもっとも適していると考えて良いでしょう．

一方，実際の義歯における人工歯の咬耗では，材料の影響は限定的で，咬合力や習癖などの個人差による影響のほうがはるかに大きい可能性も報告されています[7]．硬質レジン歯を第一選択としながらも，審美性なども考慮に入れ，患者それぞれの状態に応じた使い分けが必要です．

b. 色の安定性

陶歯は吸水性がないのに対して，レジン歯や硬質レジン歯は吸水性を有します．実験室における浸漬実験では，レジン歯や硬質レジン歯よりも陶歯の色彩安定性が高いことが報告されています[8]．歯の色や透明感など，審美性をもっとも重視する場合には，前述の短所（対合歯のエナメルの咬耗）を理解し，患者への説明を行ったうえでの使用が推奨されます．

c. 形態修正の容易さ

レジン歯は即時重合レジンと強固に接着し，また，形態の修正が容易であるため，義歯装着後に咬合の大幅な変更などが予想される症例に適しています．硬質レジン歯も即時重合レジンによる修正がある程度可能ですが，硬質レジンには即時重合レジンが強く接着しないので，咬合挙上などは困難な場合があります．

一方，陶歯は即時重合レジンと接着しないため，対合歯の状態や顎位が安定した症例に限定して使用されるべきでしょう．

参考文献

1. 福井壽男．歯科用貴金属合金の現状と期待 12％金銀パラジウム合金は金合金の性質を超えられるか．2004；愛院大歯誌．42(3)：313-320.
2. ISO22674, Dentistry—Metallic materials for fixed and removable restorations and appliances. ISO, Switzerland, 2006, p.1-22.

3. Sicilia A, Cuesta S, Coma G, Arregui I, Guisasola C, Ruiz E et al. Titanium Allergy in dental implant patients : a clinical study on 1500 consecutive patients. 2008 ; Clin Oral Implants Res. 19 : 823-825.
4. Souza JE, Silva NR, Coelho PG, Zavanelli AC, Ferracioli RC, Zavanelli RA. Retention strength of cobalt-chromium vs nickel-chromium titanium vs CP titanium in a cast framework association of removable partial overdenture. 2011 ; J Contemp Dent Pract. 12 : 179-186.
5. Alarcon JV, Engelmeier RL, Powers JM, Triolo PT. Wear testing of composite, gold, porcelain, and enamel opposing a removable cobalt-chromium partial denture alloy. 2009 ; J Prosthodont. 18 : 421-426.
6. Ghazal M, Hedderich J, Kern M. Wear of feldspathic ceramic, nano-filled composite resin and acrylic resin artificial teeth when opposed to different antagonists. 2008 ; Eur J Oral Sci. 116 : 585-592.
7. Heintze SD, Zellweger G, Sbicego S, Rousson V, Munoz-Viveros C, Stober T. Wear of two denture teeth materials in vivo-2-year results. 2013 ; Dent Mater. 29 : e191-204.
8. Koksal T, Dikbas I. Color stability of different denture teeth materials against various staining agents. 2008 ; Dent Mater J. 27 : 139-144.

Column　中心位という用語

　中心咬合位，中心位，咬頭嵌合位，筋肉位，顆頭安定位など下顎位を表す用語は沢山使われています．症例報告において，「下顎をセントリックに誘導した」という言い回しをよく耳にしますが，これは中心位(セントリック・リレーション)を指しているのでしょうか？　おそらく，中心位は顆頭安定位と同義という想定のもとに使っているのだと思われますが，果たして，中心位という用語にはさまざまな変遷があって現在にいたっているということをご存知でしょうか？

　咬合や顎運動に関する研究は，20世紀前半までは総義歯を対象として考えられていましたが，その後ナソロジー学派を中心としてクラウン・ブリッジを用いた補綴治療における咬合論が盛んに議論されるようになりました．彼らは，ヒンジロケーターを用いて終末蝶番運動時の不動点からヒンジアキシスを求め，この軸を咬合器の開閉軸と一致させていました．このときの下顎頭は中心位にあると考えられており，再現性の高い位置であることからこの位置で咬頭嵌合位を設定するという主張を続けていました．ここで言う中心位とは，下顎頭が下顎窩内で緊張することなくとり得る最後退位で，かつこの位置から側方運動可能な顎位と定義されています．

　しかし，天然歯列においてはこの最後退位である中心位と咬頭嵌合位が一致しないことのほうが現実的であり，中心位の定義に疑問が抱かれるようになってきました．米国歯科補綴学用語集を紐解いてみると，1977年の第4版までは，中心位における下顎頭は下顎窩の後方にあるとされていますが，1987年の第5版からは前上方へと大きく変更されています．最新の2017年第9版では以下のように定義されています．

・歯の接触とは無関係に決まる上下顎の位置関係であり，そこでは下顎頭が関節結節の後斜面に対向して前上方の位置で関節を構成している．
・この位置では下顎は純粋な回転運動に制限されている．
・この拘束のない生理学的な上下顎の位置関係から，垂直方向，側方，前方へ下顎を動かすことができる．
・この位置は，臨床的に有用で再現可能な基準位である．

　これは，まさに顆頭安定位とほぼ同義として考えて良いと思われます．一方，日本ではどのように定義されているのでしょうか？　以下に，日本補綴歯科学会の定義(第4版 2015年)を紹介します．

・下顎頭が下顎窩内で以下の位置となるときの顎位．したがって，歯の接触位置とは無関係で，任意の顎間距離で存在する．
　1)下顎頭が下顎窩内で，関節円板の最も薄く血管のない部分に対合し，関節結節の斜面と向き合う前上方の位置．
　2)上顎に対して下顎が最後方位をとり，なおかつ下顎側方運動が可能な位置．
(以下，米国歯科補綴学用語集の解説などが過去にさかのぼってすべて記載)

　なお，このように多様なニュアンスを有したものは専門用語として不適当であり，使用を控えるべきとする意見も少なくない．しかし，国内外において古くから多方面で用いられており，また，すべての顎位の原点としてきわめて重要な用語とも言えるため，本用語を削除することは不適当と判断した．

　以上のように，日本の補綴学会ではいまだに中心位は最後退位というイメージが強く残っており，それを感じている歯科医師ほど使用を控えているのが現状だと思われます．

東京歯科大学パーシャルデンチャー補綴学講座教授　山下秀一郎

第2部　治療編

Treatment Edition 21

概形印象がうまく採れない原因を考える
～失敗しない印象採得法とチェックポイント～

I 概形印象の目的

　パーシャルデンチャー製作時に行う印象採得は，診断を行うための研究用模型を製作する目的や精密印象の際に用いる個人トレーを製作する目的のための概形印象と，実際の義歯を製作するための精密印象の2つに大別されます．

　概形印象の目的の1つである研究用模型は，義歯の設計を行ううえで，口腔内で詳細に把握するのが難しい項目や直視できない部位をさまざまな角度から検査することにより，診断と治療計画の立案に利用されます．また個人トレーの製作では，その精度が精密印象の成否に大きく影響します．実際の口腔内の状況を正しく反映していない個人トレーでは，精密印象時にトレーの形態修正のために多くの時間を費やすことになってしまいます．

II 既製トレーの選択基準とその取り扱い方法

　概形印象採得は，主に有歯顎用の既製トレーとアルジネート印象材を用います．

1. トレーの選択

　既製トレーの場合，大きさの違うものが何種類か用意されていますが（図2-21-1），部分欠損の様式は多岐にわたるため，無調整で適合するものはそう多くありません．

　上顎トレーの選択は，デンタルミラーの柄の部分などを用い，上顎結節間の距離や上顎前歯部から上顎結節後縁部までの距離を測り，トレーの前後径や幅径の目安とします．

　また下顎トレーの選択は，左右のレトロモラーパッド間の距離や下顎前歯部からレトロモラーパッドまでの距離を測定し，同じくトレーの前後径や幅径の目安とします．

2. トレーの形態修正および調整

　前述の計測結果からもっとも口腔内の形態に近いトレーを試適して，適合を確認します．上顎の場合は臼後結節まで，下顎の場合はレトロモラーパッド部がトレーで覆われているかを目視で確認します（図2-21-2a, b）．ブリタニアトレーなどの過長部分を削合できるトレーでは，

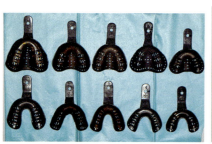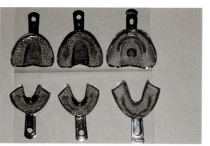

a|b

図2-21-1a, b　既製トレーは大きさの違うものが何種類か用意されているが，調整をしないと口腔内にフィットしないものが多い．

概形印象がうまく採れない原因を考える～失敗しない印象採得法とチェックポイント～

■ トレーの口腔内試適

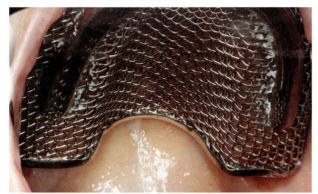
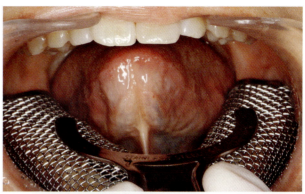
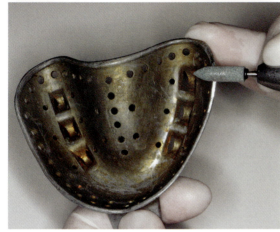
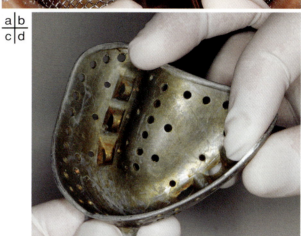

a|b
c|d

図2-21-2a～d　a：上顎の場合は，臼後結節までをトレーで覆う．b：下顎の場合はレトロモラーパッド部までをトレーで覆う．c：ブリタニアトレーの過長部分は削合．d：削合後，鋭縁部がないか手指などで確認．

■ 過短部の延長

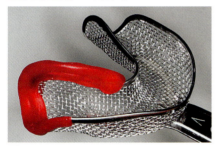
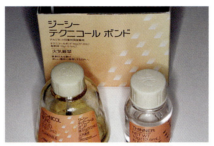
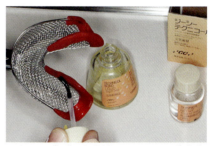

図2-21-3a～c　a：ユーティリティーワックスなどを用いてトレーを延長する．b, c：トレー内面や辺縁部にアルギン酸印象材用接着剤を塗布．ユーティリティーワックスでの延長部分までしっかりと塗布する．

a|b|c

金冠ハサミやカーボランダムなどを用いて削合します．削合後は，必ず鋭縁部がないか手指などで確認しましょう（図2-21-2c, d）．

また過短部に対しては図2-21-3aのようにユーティリティーワックスなどを用いてトレーを延長していきます．上顎の場合は頬側後縁から臼後結節の部分，下顎の場合は舌側後縁部か

らレトロモラーパッドにかけての部分が短めになることが多いので，その部分を調整します．また個々の歯列・顎堤形態になるべく近くなるようにプライヤーなどを用いてトレーを屈曲させトレー内面の空間があまり広くならないように調整します．最後にトレー内面および辺縁部分にテクニコールボンドなどのアルギン酸印象

第2部 治療編

■ アルジネート印象材

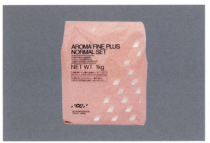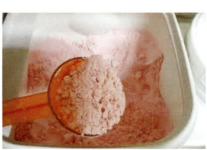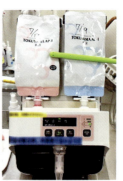

図2-21-4a〜c　アルジネート印象材．アルギン酸ナトリウムを主成分とした不可逆性の印象材である．a, b：粉末状の印象材．c：ペースト状の印象材．

■ 失敗しない上顎の概形印象採得法

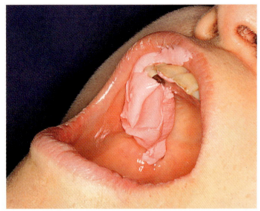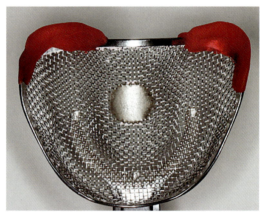
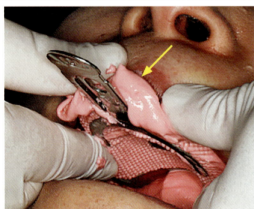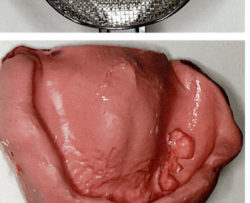

図2-21-5a〜c　a：印象材が不足しそうな部位に印象材を挿入．b：ユーティリティワックスを添加して延長されたトレー．c：印象材を盛ったトレーを挿入し，トレーの辺縁からの印象材の溢出（矢印）を確認し，圧接していくように採得．アルジネート印象材は口腔内では口腔外よりも早く硬化するので，迅速に作業を行う．d：採得された印象体．

材用接着剤を塗布します．ユーティリティーワックスなどで延長した部分はしっかりと塗布します（図2-21-3b, c）．

3．アルジネート印象材

　アルジネート印象材は，アルギン酸ナトリウムを主成分とした不可逆性の印象材です．粉末状とペースト状があります．粉末状のものは水と混ぜて練和，ペースト状のものは2種類のペースト（基材／硬化材）を練和し，印象採得に用います（図2-21-4）．

概形印象がうまく採れない原因を考える〜失敗しない印象採得法とチェックポイント〜

■失敗しない下顎の概形印象採得法

|a|b|
|c|d|

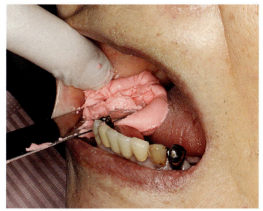
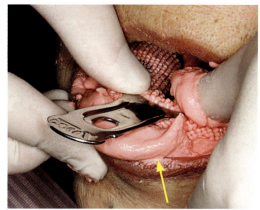
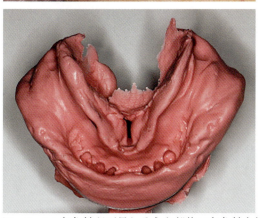
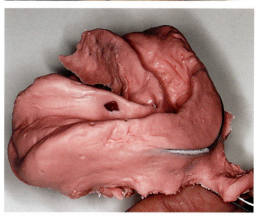

図2-21-6a〜d　a：印象材が不足しそうな部位に印象材を挿入．b：印象材を盛ったトレーを挿入し，上顎の場合と同様にトレーの辺縁からの印象材の溢出（矢印）を確認し，圧接していくように採得．c, d：採得された印象体．さまざまな角度から観察して再現性を調べる．

III　概形印象採得の実際

1. 上顎の概形印象採得のポイント

　パーシャルデンチャーを製作するケースでもっとも多い症例は，遊離端欠損の場合でしょう．前歯部に残存歯がある場合，トレーが歯のところでストップしてしまい，後縁の顎堤部分ではトレーと粘膜面の間が大きい空間となります．そのため，印象材に十分圧がかからず，顎堤部分の印象が十分に採れないケースが多々みられます．

　印象採得の失敗を回避するためには，あらかじめ印象材が足りなくなりそうな部位は，口腔内に直接，挿入し，印象採得を行うほうが良い場合があります．上顎の場合，上顎結節の頬側面は印象材が足りなくなりやすいので，まず図2-21-5aのように口腔内のその部位に印象材を挿入し，その後，印象材を盛ったトレーを挿入します．このときトレーの辺縁から印象材が溢出していることを確認しながら圧接していくようにしましょう．

　気をつける点は，口腔内に盛ったアルジネート印象材は，口腔外でトレーに盛っているときよりも早く硬化するので，口腔内に盛った後は，手早くトレーを挿入することが肝要です（図2-21-5b〜d）．

2. 下顎の概形印象採得のポイント

　下顎の場合も上顎と同様に，遊離端欠損症例がもっとも一般的なケースとなるでしょう．その際，重要となるのは，レトロモラーパッドか

147

ら臼歯部舌側にかけての領域がうまく印象採得ができるかが肝要です．上顎の印象採得と同じ理由で，下顎前歯部に残存歯がある場合，トレーがその部分でストップすることで，顎堤部分とトレーの間に大きな空間ができてしまい印象材の圧を加えにくくなります．

　また下顎の場合，舌側は舌があるために印象材が逃げやすく必要部分まで印象採得ができない場合が多くみられます．さらにレトロモラーパッドから舌側の顎舌骨筋線の周辺に印象材が足りなくなりやすいので，図2-21-6aのように印象材を挿入しておき，その後トレーを挿入します．このとき，上顎の場合と同様にトレーの辺縁から印象材が溢出していることを確認しながら圧接していくようにします（図2-21-6b〜d）．

IV　印象がうまく採れなかったときのチェックポイント

　これまで述べた概形印象の採り方を考えた際，印象がうまく採れない原因は，印象用トレーの問題，印象材の取り扱い方の問題，あるいはその両方が原因となっているものと考えられます．以下に失敗の原因をまとめてみます．

Point 1：練和後の印象材が軟らかすぎる，あるいは硬すぎる

　印象材が軟らかすぎると圧がかからず印象材が流れてしまいます．また筋圧が強い部分からは印象材が逃げてしまいます．

　一般的には，歯の欠損が存在する場合の概形印象採得では，印象材はやや硬いほうが操作はしやすいものです．室温が高い場合，硬化は早くなりますから冷水を用いて練和するなどの対応が必要となります．

　印象材の練和が硬すぎる場合には，可動粘膜を押し広げ，歯肉頰移行部が幅広く形成されてしまいます．

Point 2：トレーの大きさ，形が合っていない

　トレー内面，あるいは辺縁が印象面から露出している，あるいは歯列，顎堤形状とトレー外形の形状やアーチ形状が異なっていることがあります．これに対応するためには，トレーの試適の際には，必要範囲が十分に覆われていることを確認するのと同時に，トレーをわずかに前後左右に動かしてみて印象材の入る空間があるかも確認しましょう．

Point 3：印象時にトレーを適切な位置に保持できていない，印象時にトレーの柄の部分が正中にきていない，トレーの向きが左右にずれている

　試適の際は正しい位置に挿入できても，実際の印象採得の際にずれてしまうこともあります．とくに口腔内に印象材を盛った場合，位置を確認しづらくなりますから，トレーの柄の位置，方向などに着目し，正しい位置に挿入できたかを注意する必要があります．

V　概形印象のチェックポイントとして，どこをみたら良いかわからない

　印象材を口腔内から撤去したら，いろいろな方向からみるようにしましょう．

Point 1：印象面からみる

　印象辺縁が，前後，左右，下顎では舌側も含め，望ましい厚みで歯肉口唇移行部，歯肉頰移行部の形態を表現しているか，不足または過長な部分はないかを確かめます．左右の欠損様式が同じならば，採得した印象面の形態はほぼ左右対称となります．

Point 2：小帯部分が印象面の切痕上に現れているかを確認する

　上顎の場合は頰小帯，前歯部に欠損がある場合は上唇小帯，下顎の場合は，頰小帯および舌小帯の部分をチェックします．口腔内での小帯

概形印象がうまく採れない原因を考える～失敗しない印象採得法とチェックポイント～

の形状を参考にしましょう．

Point 3：印象前方からみる
左右の舌側の辺縁の高さがほぼ同じかをみてみましょう．

Point 4：印象後方からみる
上顎では臼後結節部分，下顎ではレトロモラーパッドの部分まで印象採得されていなくてはなりません．

Point 5：残存歯の状態をみて形態が正しく反映されているか，また気泡が入っていないかを確認する

歯間鼓形空隙の広い部分や，ブリッジのポンティック部などアンダーカットの大きい部分は撤去時に印象材のちぎれやはがれの原因となる場合がありますから，あらかじめユーティリティワックスなどでブロックアウトしておくことが必要となる場合もあります．

Treatment Edition 22

研究用模型の製作と義歯設計の概形線記入

I 研究用模型の目的と製作手順

　研究用模型は，パーシャルデンチャーの仮設計や口腔内前処置（マウスプレパレーション）の診断を行うために必要なもので，残存歯や欠損部顎堤形態など口腔内では十分に確認することができない部分の情報を得ることができます（図2-22-1）．場合によっては，概形印象採得と同時に咬合採得材を用いて上下顎間関係を記録し，咬合器に模型を装着することで，咬合関係や残存歯と顎堤，あるいは上下顎顎堤の対合関

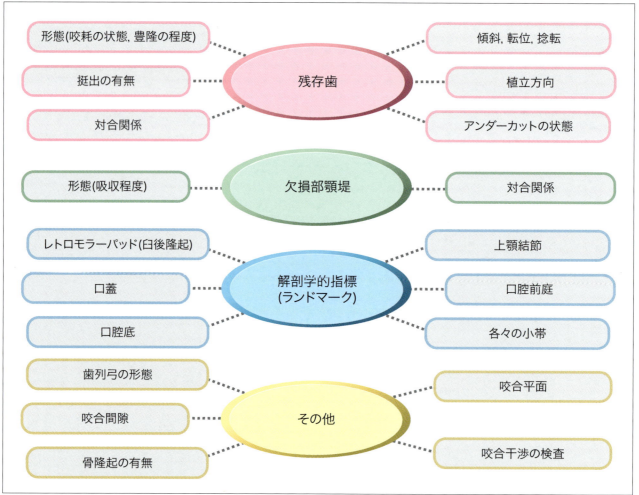

図2-22-1　研究用模型で観察する項目．

■石膏注入

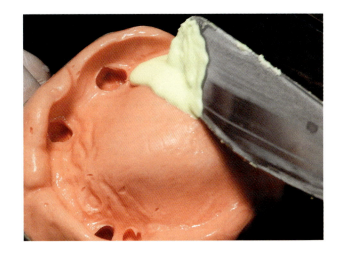

図2-22-2 硬質石膏の注入.

係の検査を行います[1].

　研究用模型の製作は一般に，既製トレーとアルジネート印象材を用いて得られた概形印象に，硬質石膏を注入して製作します．このとき時間の経過による変形を防ぐため，印象採得後は印象面に付着した唾液や血液などの感染物を水洗，消毒後，余剰な水分を除去し，なるべく速やかに石膏を注入します．すぐに石膏を注入できない場合は，相対湿度100％のプラスティック容器などに保管するか，水で湿らせたガーゼかティッシュペーパーで包んで保管します．印象を水中に入れたままにすると，吸水して変形の原因となります[2].

　石膏注入の際には，気泡の混入を防ぐため，バイブレーターを使用し，口蓋部あるいは舌側面から歯冠部に向かって少量ずつ，一定方向に注入します（図2-22-2）．歯冠部に直接石膏泥を注入すると，残存歯の咬頭に気泡ができてしまいます．

　パーシャルデンチャー製作の場合，印象辺縁を模型に再現することがとくに重要なため，辺縁部は5mm程度余分に石膏を盛っておきます．

　つぎに硬質石膏の硬化後，模型の破損を防ぐために印象を撤去しないまま普通石膏で台付けを行います．そして普通石膏が硬化したら，印象を撤去し，模型の基底面が咬合平面と平行になるようにトリミングを行います．この際，模型の一番深い部分，つまり上顎模型の口蓋中央部や下顎模型の口腔底部の厚さは10mm程度とします．

　模型の辺縁は歯肉唇（頰）移行部の最深部から2mm程度の高さを確保してスタンプバーなどで削合します．また容易に後方からの観察ができるように下顎模型の舌の占めるスペースの余剰な石膏も削合します．この模型後方部は，上顎ではハミュラーノッチ，下顎ではレトロモラーパッドを十分に含み，歯肉唇（頰）移行部から外方に3～5mm以上になるようトリミングを行います[3]（図2-22-3～5）.

II 義歯設計の概形線記入

　研究用模型上で得られた情報を基に，概形線の記入を行います．概形線を記入する際には，解剖学的指標（ランドマーク）を意識しましょう．とくにパーシャルデンチャーの場合は，支台歯の状態や欠損の状態が設計に大きく関わりますから，完成義歯をしっかりとイメージすることが大切です．パーシャルデンチャーの仮設計を研究用模型上に行う際には，まずサベイヤーを用いて支台歯として予定している歯，欠

■模型調整の完了

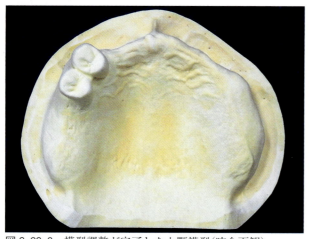

図 2-22-3　模型調整が完了した上顎模型(咬合面観).

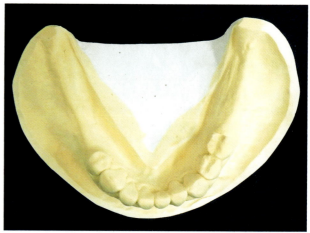

図 2-22-4　模型調整が完了した下顎模型(咬合面観).

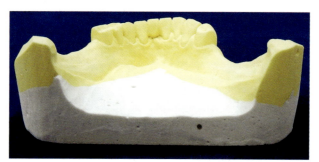

図 2-22-5　模型調整が完了した下顎模型(後面観).

損部顎堤,大連結子が設定される残存歯歯槽堤部を対象に,最大豊隆部の位置,相互の平行関係,アンダーカット量などの検査を行います.

研究用模型上でのサベイングは,治療計画を確立するのに必要な口腔内前処置の資料を得るのが目的です[4,5].サベイヤーにより得られた情報から,義歯の着脱方向を決定し,レストやガイドプレーン,クラスプの設計を考え,概形線の記入を行います.

とくにパーシャルデンチャーの設計をするうえで重要な構成要素はレストの設定です.まずレストの位置を設定することにより,ほかの構成要素も設定でき,クラスプなどの位置もおのずと決まってきます[6].このとき支台歯にリカントゥアリングが必要であれば,研究用模型上での予備調整後,再度サベイングを行い,適切な豊隆(カントゥア)を付与します.

理論上パーシャルデンチャーの適応症例は1歯欠損から1歯残存までさまざまな状況が考えられますが,基本的には,欠損歯数が多いほど床面積を増やし,支持と維持を増強することで支台歯の負担軽減を図ります.義歯床概形線記入の際に観察するべき解剖学的ランドマークは,上顎については,上顎の口蓋をレジン床で被覆する場合には,義歯床後縁の設定をハミューラーノッチと口蓋小窩を結ぶ線(アーライン)を参考にして,非可動部位に床概形を設定します.

下顎については,顎堤の吸収程度によって,解剖学的ランドマークが研究用模型上でわかりにくい場合があります.下顎のパーシャルデンチャーの適応症例には遊離端欠損症例が多いので,そのような症例の義歯床後縁の概形線は,レトロモラーパッドを1/2〜2/3程度覆った位

置に設定します．これは仮想咬合平面や臼歯排列位置の設定基準となる重要な解剖学的ランドマークです[7,8]．後方舌側の概形線は，これより垂直に下降して，舌側歯槽溝に達するところから前進して顎舌骨筋線上に沿わせます[4,5]．

また，遊離端欠損症例では，歯根膜支持だけでなく粘膜支持も重要なので，総義歯と同様に下顎では圧負担領域である頰棚を意識して概形線を記入します．

このように，研究用模型を十分に観察し，しっかりとした治療計画を立てることにより，その後のパーシャルデンチャー製作がスムーズに行えるのです．

参考文献

1. 平井敏博．13 診察，検査，診断とインフォームドコンセント．In：藍 稔，五十嵐順正（編著）．スタンダード部分床義歯補綴学第2版．東京：学建書院．2010；136-139.
2. 豊田静夫，羽賀通夫，甘利光治，松浦智二（編）．歯科衛生士教育マニュアル 歯科補綴学．東京：クインテッセンス出版．1986；92-93.
3. 全国歯科技工士教育協議会（編）．歯科技工士教本 有床義歯技工学．部分床義歯技工学．東京：医歯薬出版．1995；48-51.
4. 三谷春保（編）．Ⅱ臨床編 21 章 サベイング（平行測定）．歯学生のパーシャルデンチャー第4版．東京：医歯薬出版．2004；173-178.
5. 三谷春保（編）．Ⅱ臨床編 22 章 局部床義歯の設計とフレームワークの製作．歯学生のパーシャルデンチャー第4版．東京：医歯薬出版．2004；179-195.
6. 川島 哲．基本設計の手順をレッスンしてみよう．1週間でマスターするキャストパーシャル（上）．東京：医歯薬出版．1990；73-75.
7. 河野稔広，中村恵子，鱒見進一．スタディーモデルの製作．In：鱒見進一，大久保力廣，皆木省吾，水口俊介（編著）．総義歯治療失敗回避のためのポイント45．東京：クインテッセンス出版．2014；74-75.
8. 大久保 舞，水口俊介．外形線の設定．In：鱒見進一，大久保力廣，皆木省吾，水口俊介（編著）．総義歯治療失敗回避のためのポイント45．東京：クインテッセンス出版．2014；76-79.

Treatment Edition 23

個人トレー製作時の要件
～正確な筋圧形成のためのリリーフ，ブロックアウト，トレーの形態と印象材の選択～

I　リリーフ，ブロックアウト

　個人トレーの材料には常温重合レジン（トレー用レジン）を用います．トレーは研究用模型上で製作しますが，トレー製作前の前準備として，リリーフおよびブロックアウトを行う必要があります．これは筋圧形成時にトレーの着脱をスムーズに行うことと，トレーを口腔内で保持する際に加圧による粘膜疼痛を生じさせないことが目的です．

　筋圧形成時に患者が痛みを感じると，トレーを所定の位置に戻せないため，正確な筋圧形成を行うことが困難になってしまいます．一般的にリリーフをする部位には，口蓋隆起，下顎隆起，顎舌骨筋線部，外骨症，骨吸収不全部，ナイフエッジ状顎堤，抜歯窩，オトガイ孔部，切歯乳頭などがあります．

　とくに被圧変位量が小さい口蓋隆起，下顎隆起，顎舌骨筋線部など，骨隆起が顕著な部位は疼痛が生じやすいため，シートワックス1～2枚（0.2～0.5 mm）程度[1]，場合によってはそれ以上のリリーフを必ず行います．また顎堤に顕著なアンダーカットがある場合は，サベイヤーでサベイングした後，ワックスを用いて該当部をブロックアウトします．ブロックアウトすべき部位としては，下顎隆起下方部，後顎舌骨筋窩，上顎結節側方部，顎堤のアンダーカット部などがあります[1]．

II　トレーの形態

　前準備が終了後，研究用模型にトレー外形線を描記します．残存歯の唇頰側は歯頸線より3～5 mm長い位置とし，顎堤粘膜部では仮設計した義歯床外形線より1～2 mm内方とします[2]．

　基本的には顎堤粘膜部のトレー外形線は総義歯の個人トレー外形線に準じます．残存歯部のスペーサーは，パラフィンワックスを1～2枚圧接し，解剖学的印象を採得します（図2-23-1a）．顎堤粘膜部は咬合圧を負担している状態の機能印象を採得することが目的であり，スペーサーの量で印象圧の調整を行います．ただし必要とする印象圧により，スペーサーを付与しなかったり，シートワックスやパラフィンワックスを用いてスペーサーを付与して個人トレーを製作します[3]．

　スペーサーを付与する場合は，パラフィンワックス1枚または#30シートワックス2枚（1.5～0.6 mm）[2]を顎堤粘膜部に圧接します．スペーサー付与後は，残存歯部の前歯切縁や臼歯咬頭頂など，歯列弓内の離れた3～4か所にストッパーを付与します（図2-23-1b）．

　パラフィンワックスの外面から彫刻刀で円錐形に穿孔してストッパーとなる歯の一部を露出させ，トレー部分が歯に直接あたるようにします（図2-23-2a）．トレー用レジンを混和後は，最初にストッパー部分にレジンを填入し，できるだけ均一に広げたレジンを模型に圧接してト

個人トレー製作時の要件～正確な筋圧形成のためのリリーフ，ブロックアウト，トレーの形態と印象材の選択～

■スペーサーの付与と把柄の付与

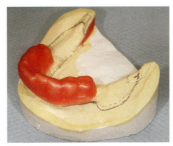 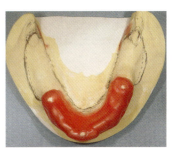

図2-23-1a　個人トレーの外形線とスペーサー．
図2-23-1b　ストッパー付与後．

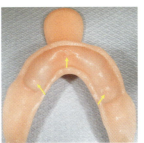 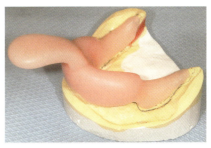

図2-23-2a　個人トレー内面のストッパー．
図2-23-2b　完成した個人トレー．

レー外形線に合わせて成形していきます．

　トレー部分の完成後，把柄を付与します．把柄は筋圧形成時の口唇の動きを妨げないように，大きさ，位置，角度に注意をする必要があります（図2-23-2b）．また必要に応じてフィンガーレストを設置します．

　トレー用レジン硬化後に模型から取り外しますが，その際に顎堤のアンダーカットやスペーサー部分にトレーが引っかかり，取り外しがスムーズにいかない場合は，カーバイドバーを用いてトレー内面の形態修正を行うと，スムーズに取り外せます．またトレーの辺縁が厚すぎると正確な筋圧形成の妨げになるため，あらかじめ形態修正をしておきます．さらにトレーを口腔内に挿入した際の違和感を最小限にするために，トレー表面は滑沢に研磨しておきます．

III　印象材の選択

　筋圧形成に用いる印象材については，ペリコンパウンドとイソコンパウンドがあります．ペリコンパウンドは筋圧形成用に調整されたコンパウンドであり，軟化点が53℃と低く設定されています．イソコンパウンドは，ペリコンパウンドよりも流動性が良いため，床粘膜面や辺縁部に築盛して機能的印象採得もできます．必要に応じて使い分けることができますが，筋圧形成および床粘膜面の機能印象のどちらにも対応できるという点から，イソコンパウンドが推奨されます．

参考文献

1. 大久保力廣，細井紀雄．第4章印象採得 VI精密印象採得．In：市川哲雄，大川周治，平井敏博，細井紀雄（編）無歯顎補綴治療学第3版．東京：医歯薬出版．2016；112-122．
2. 三谷春保（編）．II臨床編20章 印象採得と模型製作．歯学生のパーシャルデンチャー第4版．東京：医歯薬出版．2004；163-164．
3. 五十嵐順正，石上友彦，大久保力廣，岡崎定司，馬場一美，横山敦郎（編）．第4章個人トレー．パーシャルデンチャーテクニック第5版．東京：医歯薬出版．2012；43-48．

Treatment Edition 24

パーシャルデンチャーの印象採得の考え方

I パーシャルデンチャーの印象の特徴

　パーシャルデンチャーの印象採得は支台歯ならびに欠損部顎堤粘膜という，被圧変位量が異なる2者を同時に対象とする点が最大の特徴です．このうち，欠損部顎堤粘膜に積極的に咬合圧を負担させるため，一般的には欠損部顎堤に適切な圧を加えて印象を採る加圧印象を行います（図2-24-1）．

　また咀嚼などの機能時に義歯に加わる力を，支持要素である残存歯と義歯床下粘膜に広く分散し，残存歯の負担を軽減させるためには，義歯床の面積を可及的に広くし，床下粘膜のできるだけ広い範囲で義歯を支持させる必要があります．

　このためにはボーダーモールディングを行い，口腔機能に調和した義歯辺縁の設定をしなくてはなりません．そのため，1〜2歯の中間欠損など，粘膜支持がほぼ必要ないような限られた症例においては既製トレーでも印象採得が可能ですが，ほとんどのパーシャルデンチャーでは欠損部顎堤粘膜にも支持を求めるため，上記の要件を満たす印象を採得するには個人トレーが不可欠となります．

II 概形印象採得と個人トレー製作

1. 概形印象採得

　個人トレーの製作に先立ち，概形印象採得を行います．概形印象が不十分なままつぎのス

■被圧変位量差異の補償

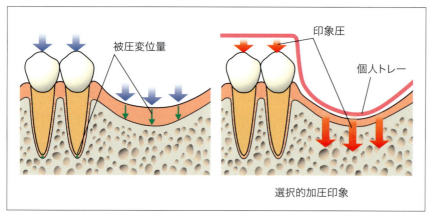

図2-24-1　加圧印象による歯根膜・粘膜の被圧変位量差異の補償を示す図．

■概形形象

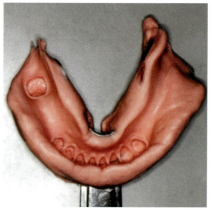

図2-24-2　既製トレーとアルジネート印象材による概形印象．最終印象の範囲がすべて含まれるよう大きめに印象が採れていることが重要である．

パーシャルデンチャーの印象採得の考え方

■個人トレー

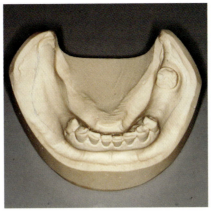
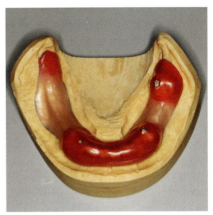

a|b

図 2-24-3a, b　トレーレジン圧接前の模型．残存歯部分はパラフィンワックスでブロックアウトを行い，ストッパー設置部はパラフィンワックスをくり抜いて石膏面を露出させている．この症例では加圧を行う部位のスペーサーは 24 ゲージのシートワックス 1 枚としている．

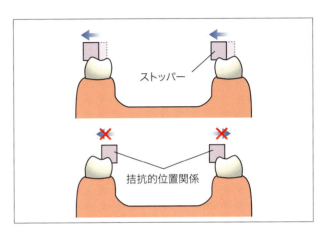

図 2-24-4　トレーストッパーを拮抗する面上に設置する．

テップに進んでしまうと，その後の作業が困難になるだけでなく，治療の精度も低下してしまいます．概形印象の詳細については「治療編第 21 項」に記載されていますが，口腔内になるべく適合した既製トレーを選択すること，トレー辺縁の形態をユーティリティーワックスなどで修正することなどを怠らないでください（図 2-24-2）．

2．個人トレー製作

　概形印象から模型を製作し，個人トレーを製作します．模型上にトレー用レジンを圧接する前にブロックアウトとスペーサーの設置を行いますが，このスペーサーの厚みが印象圧に影響します．印象圧はスペーサーのほかに通路の有無やその数，位置，大きさ，印象材の流動性や量により増減します（選択的加圧印象）．

　筆者らはシリコーン印象材を使用する場合，欠損部のスペーサーはシートワックス 1 枚程度に設定していますが，この量は使用する印象材の性質や意図する印象圧により調整するべきで，症例によってはスペーサーを設けない場合もあります．

　つぎにトレーのストッパーを残存歯上に設置します．ストッパー 1 つあたりの面積は数ミリ四方程度を目安とし，咬合接触点や支台装置設置部位を避け，可能であれば拮抗する面上に設置できるとトレーがより口腔内で安定し操作の精度が向上します（図 2-24-3, 4）．

III　個人トレーの口腔内試適

　完成した個人トレーを口腔内に試適し，がたつきがなく同じ場所に復位可能かを確認しま

■口腔内試適から最終印象まで

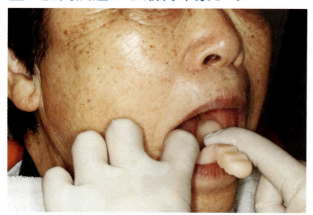

図2-24-5 トレーの口腔内試適．適合検査はトレーの柄だけをもつのではなく，図のようにトレー本体を両手の手指でしっかり押さえて行う．

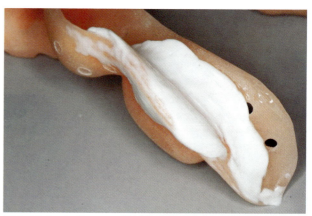

図2-24-6 シリコーン系適合試験材を用いたトレー辺縁の確認．トレー辺縁が長いままでボーダーモールディングをいくら慎重に行っても，適切な辺縁の長さには絶対にならない．

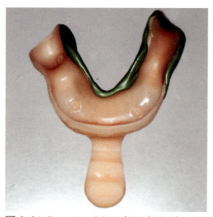

図2-24-7 コンパウンドによるボーダーモールディング．下顎総義歯の場合では，舌下ヒダ部に厚みをもたせるが，この症例では辺縁封鎖は意図していないため辺縁の「長さ」のみを記録している．

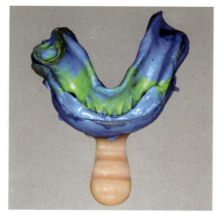

図2-24-8 口腔内から撤去された最終印象．

す．トレーの口腔内での安定性が，この後の操作の精度に非常に大きな影響を及ぼします（図2-24-5）．

つぎにトレー辺縁の過不足を確認します．臼歯部など目視が困難な部位については，シリコーン系適合試験材を用いるとより確実な検査が可能となります（図2-24-6）．

IV ボーダーモールディング

義歯辺縁の形態や位置を決定するため，必要な部位にはボーダーモールディングを行いま

す．筆者らはコンパウンドを使用することが多いのですが，最近ではボーダーモールディング専用のシリコーン印象材も販売されています．使用方法の詳細は異なりますが，最終的に目指す形態は同じであり，材料については術者の習熟度や好みによりどちらを選んでも問題はないでしょう．

各部位のボーダーモールディング時に患者に行わせる機能運動の内容は，無歯顎患者の場合に準じますが，下顎舌側のモールディング時に行わせる舌の運動が過度にならないように注意が必要です．臨床ではしばしば，舌運動を阻害しないようにとリンガルバーの位置を上方に設

パーシャルデンチャーの印象採得の考え方

■オルタードキャストテクニック

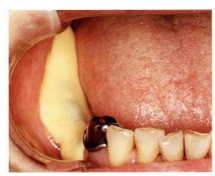
図2-24-9 オルタードキャストテクニック．黄色くみえるものが印象用トレー部分．

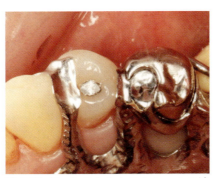
図2-24-10 レストとレストシートの適合を逐次確認しながら操作を進める．

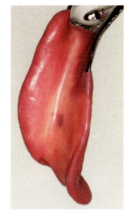
図2-24-11 オルタードキャストテクニックによる欠損部粘膜面の印象．

定しすぎ，バー上縁が辺縁歯肉に接触しているのを目にします．機能運動はあくまで咀嚼や発音といった日常的な運動を想定した中程度のものとし，舌側の辺縁が過度に短くならないよう注意が必要です（図2-24-7）．また舌側義歯床縁やバー下縁を口腔底から離して設定すると，その辺縁に舌が触れやすくなるため，かえって違和感を増強する結果をもたらす場合も多々みられます．

V　最終印象採得

口腔内の不要なアンダーカットは印象に先立ちワックスや綿球，寒天などを用いてブロックアウトしますが，固定が不十分だと印象採得時に外れてしまいます．適切な材料を選択し，アンダーカット部にできるだけしっかり固定してください．

印象材をトレーに盛るときには，トレー内面のスペースをしっかりとイメージすることがとても重要です．印象材の量が少なすぎると当然印象が採れませんが，多すぎてもトレーを所定の位置に戻すのが難しくなり，印象材の初期硬化までに行わせる機能運動も十分にできなくなってしまいます．印象材の流動性に見合った適切な量を盛ってください．

トレーを圧接したら，ボーダーモールディング時と同じ機能運動を再度行わせます．このときにトレーが舌や頰で動かされてしまうと大きな失敗の原因になります．機能運動の強さが過度にならないよう，最後まで気を抜かず注意しましょう．

印象材が硬化したら，なるべく一気に撤去し，印象面を確認します（図2-24-8）．

VI　オルタードキャストテクニック

解剖学的印象から製作されたメタルフレームを用い，欠損部粘膜のみの印象採得を行う手法です．図2-24-9〜11に示したように印象操作中に，メタルフレームが所定の位置からずれないことが重要です．

参考文献
1. 藍 稔，五十嵐順正（編著），佐々木啓一，馬場一美，鱒見進一，山下秀一郎ほか（著）．スタンダードパーシャルデンチャー補綴学．東京：学建書院．2016．
2. 三谷春保，小林義典，赤川安正（編著）．歯学生のパーシャルデンチャー 第5版．東京：医歯薬出版．2009．

Treatment Edition 25

パーシャルデンチャーの咬合採得
～咬合支持との関連で考える～

I 咬頭嵌合位と中心咬合位の定義

　咬合採得とは，上下顎の位置関係，とくに機能的に正しい咬頭嵌合位，つまり中心咬合位を決定し記録することです．さらに咬合平面を決め，歯列や顔貌の修復についての形態的予測を行うなどの一連の操作が含まれます．

　咬頭嵌合位と中心咬合位という用語に関しては，誤った使われ方が散見されるので，最初に定義しておきましょう．

　咬頭嵌合位とは，上下顎の歯列の接触面積が最大となる状態で嵌合したときの咬合位であり，この位置はあくまでも歯列の咬み合わせによって決まる下顎位です．健常有歯顎者において，咬頭嵌合位に下顎が位置した際の下顎頭は，解剖学的研究によって見出された顆頭安定位に一致していると考えられています．また頭位を垂直にした状態で静かに小さく開閉口運動を繰り返し行うと，筋肉のわずかな収縮によって閉口位は水平的にある決まった1点に収束する傾向にあります．この下顎位は筋肉位と呼ばれ，咬頭嵌合位とほぼ一致しています．

　つまり健常有歯顎者においては，咬頭嵌合位は顎関節や顎筋と機能的に調和した関係にあり，このような下顎位を中心咬合位と呼びます．

　補綴装置を用いて咬合の回復を行う際には，咬合採得を通じて決定した咬頭嵌合位が，顎関節や筋肉と調和し最終的に中心咬合位となるように努めなければなりません．

II 咬合採得に必要な咬合支持域の知識

　補綴装置の大部分は間接法で製作され，咬合器上での作業が必須となります．そのためには，①上顎歯列の頭蓋に対する位置関係，②上顎歯列に対する下顎歯列の位置関係，③下顎運動の3つが，咬合器上で正確に再現されている必要があります．咬合採得によって得られた生体情報が，咬合器上でのその後の操作を行うために必要な情報をすべて網羅していることが大切なのです．

　咬合採得では，とくに上顎歯列に対する下顎歯列の位置関係を決める操作が重要なポイントとなります．部分的な欠損歯列においては，残存歯の咬合接触状態によって咬頭嵌合位の状況がさまざまに異なるため，それに応じた記録方法も多岐にわたります．残存歯の咬合接触状態を客観的に表現する方法として，アイヒナーの分類と呼ばれる咬合支持域を基準にしたものがあります．この分類を理解することによって，適切な咬合採得法の選択や難易度を把握することが容易になるでしょう．

　アイヒナー（Eichner）の分類とは，上下顎歯列を左右の小臼歯部および大臼歯部の4ブロックに分け，それぞれに安定した咬合関係が存在するか否かによってA，B，Cの3つの群に分類したものです．A群は4支持域すべてに咬合接触を有するもの，B群は4支持域中の一部の支持域のみに咬合接触を有するもの，C群は

パーシャルデンチャーの咬合採得～咬合支持との関連で考える～

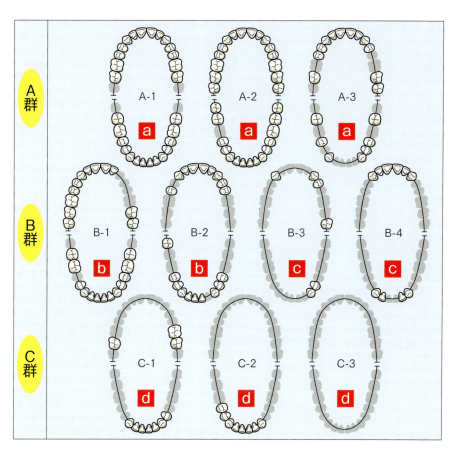

図 2-25-1　アイヒナーの分類.

すべての支持域に咬合接触がないものと定義されています．さらに，それぞれが図 2-25-1 に示すように小区分に分かれています．

III アイヒナーの分類を用いた上下顎歯列の位置関係の具体的な記録法

以下の a～d の分類を用います．
①残存歯による適正な咬頭嵌合位が確保されている場合
　作業用模型が咬合位で落ち着く場合（アイヒナー A 群）を a とします．
　作業用模型が咬合位で落ち着かない場合（アイヒナー B1，B2 など）を b とします．
②残存歯の対合接触はあるが咬頭嵌合位が明確でない場合（アイヒナー B3，B4 など）を c とします．
③残存歯の咬合接触がない場合（アイヒナー C 群）を d とします．

■ a の場合

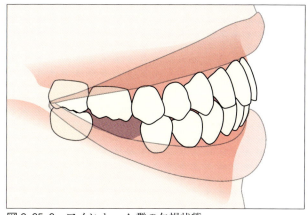

図 2-25-2　アイヒナー A 群の欠損状態.

a の場合は，とくに口腔内からの情報がなくても上顎の模型に対して下顎の模型をそのまま嵌合させて固定し，咬合器に装着することが可能です（図 2-25-2）．

b の場合には，著しい咬耗や咬合支持域の一部欠如などによって模型上では咬頭嵌合の状態が明確でない場合が想定されます．口腔内で咬

第 2 部　治療編

161

第2部　治療編

■ bの場合

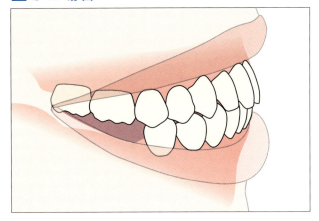

■ cの場合

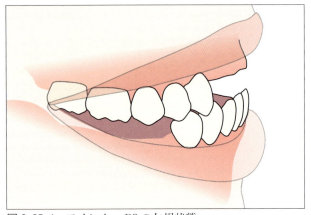

図2-25-4　アイヒナーB3の欠損状態.

図2-25-3　アイヒナーB1の欠損状態.

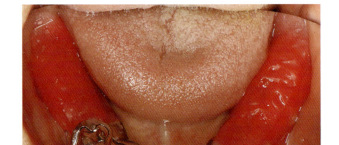

図2-25-5　フレームワークを用いた咬合採得.

頭嵌合位のチェックバイトを採得し，それを介して上下顎の模型を位置決めします．

　チェックバイト材としては，ワックス，シリコーンゴムなどを用います．あるいは，後述のcの場合と同様に，咬合床やフレームワーク上に設定した咬合堤を用いて咬合関係を記録することもあります（図2-25-3）．

　咬合床を用いて咬合採得を行う際の注意点として，咬合堤に添加したワックスは十分に軟化させ，ごく軽度な力で咬合記録が得られるようにします．咬合床に咬合力が負荷されると，床下の顎堤粘膜には偏位が生じます．咬合堤のワックスの軟化が不十分で，硬すぎるような場合には，咬合採得時の咬合力が印象採得時の印象圧よりも大きくなるため，咬合床の過度な沈下が発現し，結果的に採得した咬合高径が高くなってしまいます．このステップの操作が適切に完了したか否かは，口腔内の咬合接触関係と模型上での咬合接触関係とが，同一になっていることを目視下でよく確認することが重要です．

　cの場合には，残存歯の対合接触を参考にしながら，適正な咬合位を求めていきます．咬合床あるいはフレームワークを用いて咬合採得を行います（図2-25-4）．

　総義歯の場合は，人工歯排列と歯肉形成を行わなければフィニッシュラインの位置を決定できないため，咬合採得時にフレームワークを用いることは基本的にはありません．しかし，咬合支持の喪失数が多くなった欠損に対するパー

162

■dの場合

シャルデンチャーの場合には，可能であれば咬合採得前にフレームワークの製作を行い，歯根膜支持を十分に活用した咬合採得を行ったほうが安定した作業が可能となるのです(図2-25-5).

dの場合は，片顎が無歯顎の症例や，残存歯があっても対合関係がない症例が想定されます．つまり人工歯と残存歯，あるいは人工歯と人工歯を咬頭嵌合させる下顎位を決定しなければなりません．このような場合には，無歯顎の咬合採得に準じた方法を用いることになり，咬合床の準備が不可欠となります．

また欠損部を放置した期間が長い場合には，対合歯の挺出が起こり咬合平面を乱している場合があるため，仮想咬合平面の設定が無歯顎よりもかえって難しくなることがあります(図2-25-6).

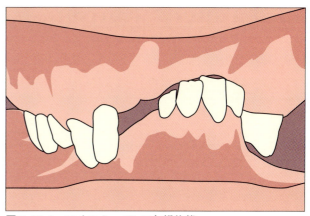

図2-25-6 アイヒナーC1の欠損状態.

第2部 治療編

Treatment Edition 26

作業用模型に対する設計線の記入

I 義歯設計の原則

パーシャルデンチャーの設計は，力学的な面と生物学的な面から義歯の動揺の最小化，予防歯学的配慮，義歯の破損防止を考慮して行いますが，審美性に対する配慮も必要です[1]．

設計図上や研究用模型上での設計をもとに，以下の事項に留意して作業用模型に設計線の記入を行います．作業用模型上の設計線はフレームワークにダイレクトに反映されますから，設計線記入の前に作業用模型表面に気泡や面荒れなどの不備がないかを確認します（図2-26-1）．

II サベイング

適切な設計線を記入するためには，作業用模型上でサベイングを行う必要があります（図2-26-2）．

1. 義歯の着脱方向の決定

前処置で形成されたガイドプレーンをもとに，着脱方向を決定します．着脱方向に対してガイドプレーンがアンダーカットとならないようにします（図2-26-3）．多少の余地があれば，着脱方向が咽頭方向に向かわないようにし，できるだけ咬合平面に対して垂直方向に設定します．

2. サベイラインの描記

設計に関わる部位に，カーボンマーカーを用いてサベイラインを描記します．サベイラインは上サベイラインと下サベイラインを同時に記入し，アンダーカット領域を明示します（図2-26-4）．顎堤のアンダーカットも併せて描記します．またバー型クラスプのようにクラスプアームが歯肉方向からアンダーカットに入るインフラバルジクラスプを用いる場合は支台歯の頬側歯肉のアンダーカットについての確認が必要です．

3. 鉤尖の位置決定

クラスプの維持力には，着脱方向に対するアンダーカット量が大きく影響します．予定されたクラスプに適したアンダーカットゲージを選択してアンダーカット量を測定し，鉤尖の位置を決定します（図2-26-5）．

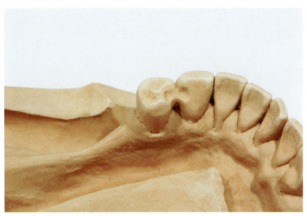

図2-26-1 作業用模型にレストシートや設計に関係する部分に気泡がないか，支台歯周囲のプラーク残存による面荒れなどが生じていないかを確認する．

作業用模型に対する設計線の記入

■ サベイング

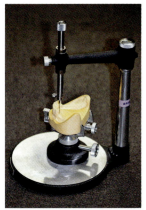

図2-26-2 適切な設計線を記入するためには，サベイヤーを用いたサベイングは必須である．

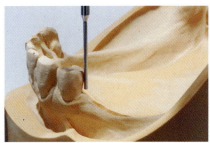

図2-26-3a, b　a：前処置で形成されたガイドプレーン（誘導面）にアンダーカットを生じないように，アナライジングロッドを用いて着脱方向を調整する．b：ガイドプレーンがアンダーカットとなると隣接面板による把持効果を得ることはできない．　　　　　　　　　　　　　　　　　　　　　　　　　　　a｜b

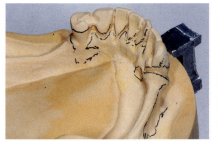

図2-26-4　上サベイラインと下サベイラインを同時に記入し，アンダーカット領域を明示する．設計に関わる顎堤のアンダーカットも描記する．

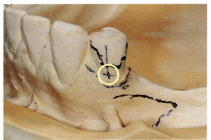

図2-26-5a, b　予定されたクラスプに適したアンダーカットゲージを選択してアンダーカット量を測定し，囲繞性を考慮したうえで鉤尖の位置を決定する．a：インフラバルジ（Infrabulge）クラスプを設定する場合の鉤尖の位置（図中の＋印）．支台歯の頬側歯肉のアンダーカットも調べておく．b：スープラバルジ（Suprabulge）クラスプを設定する場合の鉤尖の位置（図中の＋印）．　　　　　　　　a｜b

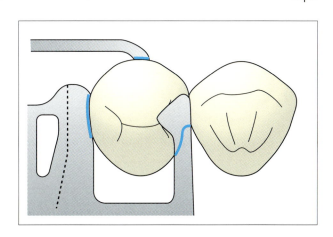

図2-26-6　Infrabulgeクラスプを用いた場合でも囲繞性を考慮する必要がある．RPIでは，青色で示すように，近心レストを設定する小連結子部，遠心隣接面板，Ｉバーを用いて支台歯をバランスよく取り囲むようにする．

　環状型クラスプを用いる場合はクラスプが3面4隅角を被覆することが必要です（囲繞性）．バー型クラスプであっても囲繞性をもたせる必要がありますので，近心レストを設定する小連結子部，遠心隣接面板，バークラスプを用いて支台歯をバランスよく取り囲む（囲繞する）ように設計します（図2-26-6）．

4．着脱方向の記入
　サベイラインと鉤尖の位置のバランスを確認

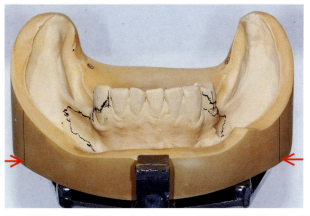
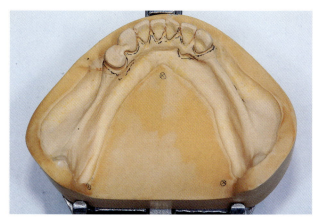

図2-26-7a, b　描記したサベイラインに問題がなければ，着脱方向を明示する．a：着脱方向線は模型の側面に3～4本記入する．b：等高点はできる限り広い3点を選び記入する．

a|b

■連結子の記入

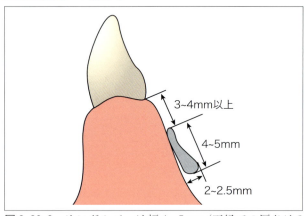

図2-26-8　リンガルバーは幅4～5mm（下縁での厚さは2～2.5mm），歯肉縁からは3～4mm以上離して上縁を描記する．下顎の大連結子の下縁はリリーフした形態となる．

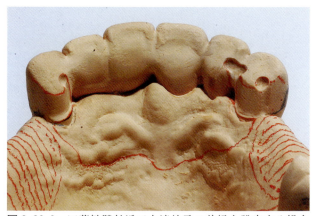

図2-26-9　口蓋皺襞付近で大連結子の前縁を設定する場合には，口蓋皺襞に沿わせて凹部に設置すると違和感を軽減することができる．

し，着脱方向に問題がなければ，等高点もしくは着脱方向線を記入します（図2-26-7）．等高点はできる限り離れた3点に，着脱方向線は安定性も考慮して3～4本程度記入しましょう．この操作は，着脱方向決定直後に行っても構いません．

III　設計線記入の際のポイント

サベイングによる計測結果を基準にして，模型上に人工歯を除いた義歯構成要素の外形線を記入します．研究用模型とは異なり，作業用模型ではすでに前処置によりレストシートやガイドプレーンの形成，歯冠形態修正が行われていますので，基本的には研究用模型上で計画された義歯の合理的な形態が描記できるはずです．

フレームワークの金属部は赤色，義歯床のレジン部は青色，その他は黒色の鉛筆で表記します．またブロックアウトが必要な部位は格子模様，リリーフ部位は斜線で示します．設計線は基本的に支持・把持・維持の順番で記入を行います．

レストや隣接面板は，前処置で付与したレストシートやガイドプレーンの外形に従うように記入します．

作業用模型に対する設計線の記入

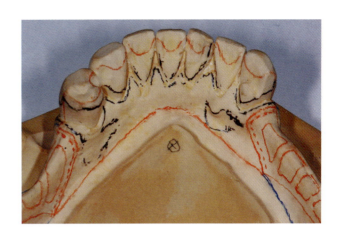

図2-26-10　下顎大連結子の下縁は，舌の運動を阻害したり粘膜を傷つけたりしないように，印象域の最深部からわずかに上方に設定する．またリンガルプレートの上縁は基底結節上面の彎曲に沿わせてスキャロップ状にし，舌面は基底結節を被覆する．

IV　連結子記入の際の注意点[2]

　衛生的配慮により，上顎では辺縁歯肉から6mm以上，下顎では3〜4mm以上離して設置する必要があります．また変形や破損を生じないように，材料と部位に応じた幅や厚みを付与します．コバルトクロム合金を用いた大連結子では，上顎のパラタルバーで幅4〜5mm，厚さ1〜1.5mm，パラタルストラップで幅8mm以上，厚み0.7mm以下が，下顎のリンガルバーで幅4〜5mm，厚さ2〜2.5mmが目安となります（図2-26-8）．

　粘膜の菲薄な骨隆起に対しては，十分に避けるか，完全に被覆するように描きます．後者の場合にはリリーフを行います．

　上顎の大連結子で，パラタルバーやパラタルストラップを用いる場合には，正中に対し大連結子を斜めに走向させると異物感が大きくなるため，できるだけ正中線と直交させ，左右対称に描きます．両側第二小臼歯付近で口蓋を横行させると，もっとも違和感が少なく，発音障害が生じにくいので，中パラタルバーはこの付近に設定します．また，上顎の大連結子の前縁が口蓋皺襞を横行する際には，口蓋皺襞の後縁に沿わせて凹部に設置すると違和感を軽減することができます（図2-26-9）．

　上顎の大連結子の辺縁に0.3〜0.5mmの深さでビーディングを付与することで，封鎖性の向上，舌感の向上，鋳造収縮の補償が可能となりますから，必要に応じてビーディングの指示をします．

　下顎の大連結子の下縁は，口腔底を基準に描き始めます．舌の運動を阻害したり粘膜を傷つけたりしないように，印象域の最深部からわずかに上方に下縁を設定します（図2-26-10）．

　下顎の大連結子としての第一選択はリンガルバーです．前述のようにリンガルバーの幅は最低4mmが必要で上縁を歯肉縁から3mm以上離す必要があるため，口腔底から歯肉縁までの幅が7mm以下の症例では設定できません．その場合にはリンガルプレートが適応になります．

　リンガルプレートの上縁は基底結節上面の自然な彎曲に沿わせ，舌面は基底結節を覆うようにします．わずかな隙間であれば閉鎖したほうが食物残渣の停滞が防止でき舌感も良くなりますから，隣接接触点から下部鼓形空隙は被覆するようにスキャロップ状に描くのが一般的です．空隙歯列では前方からみたときの審美性も考慮して描く必要があります．

　大連結子と小連結子は直交させ，隅角部分は丸味をもたせるようにします．2つの小連結子間は食物残渣の停滞や貯留を防止するため5mm以上の間隔を設けるのが望ましいとされています．

第2部 治療編

■ クラスプの記入

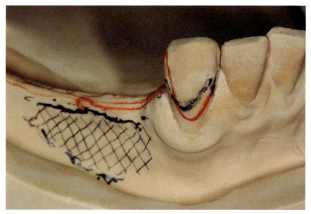
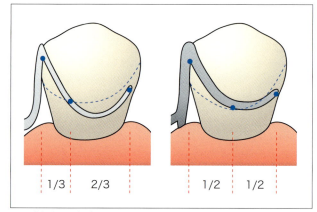

図2-26-11a, b　a：環状型クラスプは緩やかな円弧を描くようにし，清掃性を考慮して鉤腕下縁が歯肉縁に近接しすぎないようにする．b：ワイヤークラスプ（左図）では鉤尖2/3を，キャストクラスプでは鉤尖1/2をアンダーカットに入れるように描く．　　　　a｜b

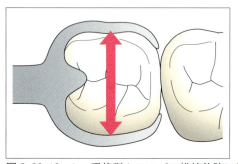
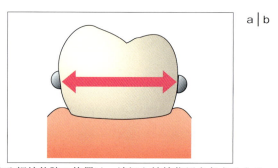

a｜b

図2-26-12a, b　環状型クラスプの維持鉤腕に対する把持鉤腕の位置は，適切な拮抗作用を与えるため，a：頬舌的（水平的）な拮抗だけではなく，b：垂直的な拮抗にも配慮して高さが同等となるように描くと良い．

V　クラスプ記入の際の注意点

　原則としてクラスプは鉤肩から鉤尖に向かって，徐々に細くなるようにテーパーをつけて描きます．

　環状型クラスプの設計線の記入の際には，維持鉤腕は維持力が適切に発揮できるように直線的な形態ではなく緩やかな円弧を描くようにします（図2-26-11）．清掃性を考慮して鉤腕下縁や鉤尖が歯肉縁に近接しすぎないように設定します．また維持鉤腕に対する把持鉤腕の位置は，適切な拮抗作用を与えるため，頬舌的な拮抗，つまり水平的な拮抗だけではなく，垂直的な拮抗にも配慮して高さが同等となるように注意します（図2-26-12）．

VI　義歯床記入の際の注意点

　義歯床の大きさは粘膜支持をどれだけ付与するかと歯槽骨の吸収の程度によって決まります．欠損歯数が増すほどに総義歯に準じた形態に近づきます．遊離端欠損症例では原則として最大限に粘膜支持を利用することで支台歯の負担の軽減を図ります．上顎では上顎結節を完全に被覆し，下顎ではレトロモラーパッドの1/2～2/3程度を覆うようにし，印象域に従って床縁を設定します．

　根面板や残根の周囲など，骨吸収が認められない部位では，頬側の床縁は短く設定することもあります．

VII フィニッシュライン記入の際の注意点とメタルタッチ

レジン部と金属部の界面はフィニッシュラインと呼ばれ，研磨面に設定されるものが外側フィニッシュライン，粘膜面に設定されるものが内側フィニッシュラインです．外側フィニッシュラインは実線で内側フィニッシュラインは破線で描き，応力集中を避けるため，内側・外側のフィニッシュラインは1mm以上離して設定します．バー型クラスプのアーム基部にもフィニッシュラインを設定します．

フィニッシュラインは人工歯排列位置と義歯床研磨面形態と密接に関連しています．人工歯からフィニッシュラインにかけての歯肉形態がスムーズにメタルフレーム部へと移行するようにフィニッシュラインを設定する必要があります（図2-26-13）．フィニッシュラインの位置を決めかねる症例では，人工歯排列を行ってからフレームワークを製作することもあります．

またレジンと比較すると金属のほうがより吸水性が低くプラークも付着しにくいため，支台歯周囲の辺縁歯肉は可及的にフレームワークで接触させる，いわゆる，メタルタッチとするようにフィニッシュラインの位置を設定します．

VIII 維持格子記入の際の注意点

維持格子はレジンとフレームワークを結合する維持部ですが，スケルトン型やメッシュ型な

■ フィニッシュラインの設定

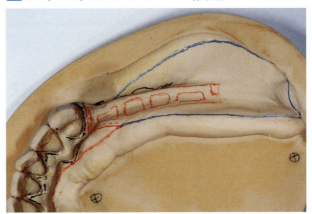

図2-26-13　内側・外側フィニッシュラインの位置は，人工歯の排列位置を考慮して設定する．頬舌的な幅の少ない顎堤ではとくに注意して描く必要がある．

どのさまざまな形態があり，設計ではスケルトン状や斜線で示します．遊離端欠損や距離の長い中間欠損では，レジン填入時のフレームワークの変位に抵抗するためのティッシュストップを記入します．

IX リリーフすべき部位

リリーフの対象となる部位は，総義歯製作時と同様です．下顎隆起や口蓋隆起などの骨隆起，治癒途中の抜歯創，歯槽骨の鋭利で突出した部分，鋭い顎堤頂，切歯孔相当部の切歯乳頭やオトガイ孔の神経開口部，口蓋皺襞，フラビーガムなどがリリーフの対象で，黒鉛筆で斜線を記入します．

参考文献

1. 山下秀一郎，大久保力廣．12義歯の設計．In：藍稔，五十嵐順正（編著），佐々木啓一，馬場一美，鱒見進一，山下秀一郎ほか（著）．スタンダードパーシャルデンチャー補綴学．東京：学建書院．2016；133-150．
2. Carr BA, Brown TD. McCracken's Removable Partial Prosthodontics, 13th edition. Elsevier. Nederland. 2015.

Treatment Edition 27

ラボサイドワークに誤解を与えない技工指示書の書き方
～正確な技工指示書への記載が治療を成功に導く～

I 技工指示書は「伝票」ではなく，「コミュニケーションツール」である

　パーシャルデンチャーの製作は，チェアーサイドの歯科医師とラボサイドの歯科技工士の共同作業です．パーシャルデンチャーの設計は自由度の大きい作業で，そのため歯科医師の学識や経験が遺憾なく発揮されます．自由度の大きさは，歯科技工士の技工作業も同じです．

　技工指示書は3D-CADのデータではありません．歯科医師は，たとえば人工歯排列の方針を技工指示書やろう堤の形態で示しますが，人工歯の歯軸傾斜や歯肉形成で付与する研磨面形態などは歯科技工士の裁量に委ねられます．歯科技工士がみずからの知識と経験，審美眼で，適切な形態を選びとっているのです．

　専門職同士の共同作業で大切なのが，コミュニケーションです．技工指示書は単なる「伝票」ではありません．歯科医師が意図する設計を歯科技工士と共有するための，大切な「コミュニケーションツール」です．

　義歯設計の自由度が大きいと言いましたが，言い換えれば，歯科医師の設計の意図がよほど明確に示されていなければ，歯科技工士は歯科医師と完成義歯の形態のイメージを共有できません．技工指示書がコミュニケーションツールだというのは，歯科医師の考えを，過不足なく，伝える機能を担っているからです．

　図2-27-1のように技工指示書の記載が曖昧であると，歯科医師の想定と異なる技工物が仕上がり，再製作を余儀なくされた場合，時間的・経済的な損失のみならず，患者の信用も失いかねません．技工物を受け取って「そういうつもりではなかったのに・・・」と後悔しないよう，ラボサイドワークに忖度の余地を残さない，どういう技工物を製作してほしいのかという意図（技工物にもたせたい機能，材料，数値）がわかる技工指示書の作成を心がけましょう．

II 技工指示書とは

　歯科技工士法はその第18条に，「歯科医師又は歯科技工士は，厚生労働省令で定める事項を記載した歯科医師の指示書によらなければ，業として歯科技工を行ってはならない（以下略）」とあり，院外の歯科技工士に技工を依頼する場合，歯科技工指示書の授受が必須と定めています．

　また歯科技工士法施行規則第12条には，指示書の記載事項を「患者の氏名」「設計」「作成の方法」「使用材料」「発行の年月日」「発行した歯科医師の氏名及び当該歯科医師の勤務する病院又は診療所の所在地」「当該指示書による歯科技工が行われる場所が歯科技工所であるときは，その名称及び住所」と明記しています．

　「伝票」としての技工指示書に求められる項目とは別に，「コミュニケーションツール」として重要な役割を果たすのが「設計」や「作成の方法」です．パーシャルデンチャー製作の代

ラボサイドワークに誤解を与えない技工指示書の書き方～正確な技工指示書への記載が治療を成功に導く～

■「伝票」と思われる技工指示書

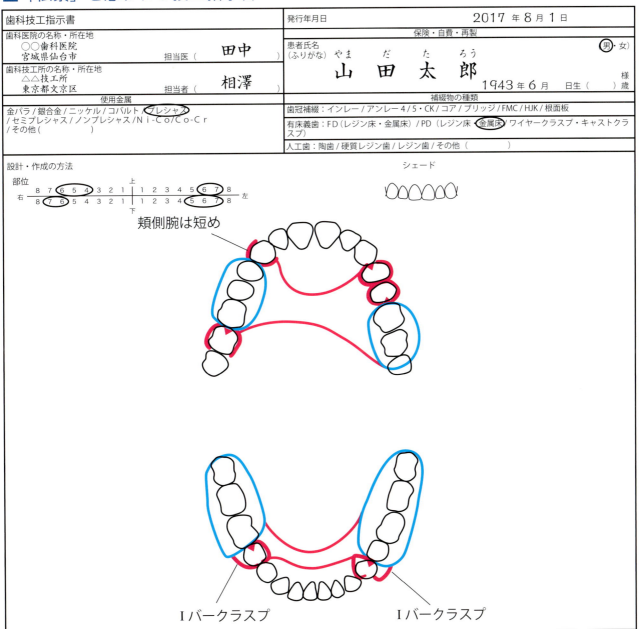

図2-27-1 具体的な指示の記載がなく，誤解を招くメタルフレームの技工指示書（原寸ではない）．

表的なステップで，技工指示書にはどういった内容を盛り込むべきか，それを考えてみることにしましょう．

III 個人トレーの技工指示書

歯根膜粘膜負担性の補綴装置であるパーシャルデンチャーの製作では，残存歯と顎堤粘膜の両方を，必要な精度で印象採得しなければなりません．粘膜は加圧による変形が大きい組織です．無圧印象か，選択的加圧印象か，加圧印象かによって，記録される顎堤形態が異なります．フラビーガムなど，変形しやすく，印象に特別の配慮を要する箇所もあります．

技工指示書や研究用模型に明示するポイントには，顎堤粘膜部分のトレー内面のどこを研究用模型と適合させ，どこにスペーサーを設ける

第2部 治療編

171

のか，どの範囲をリリーフするのか，フラビーガムの場合にトレーの開窓などを行うのかなどがあります．

　義歯床辺縁で，形態を筋圧形成で決定する部位については，個人トレーの外形線を床外形線よりひと回り内側に設定することや，辺縁へのコンパウンドの付着の有無を指定します．

IV　咬合床の技工指示書

　パーシャルデンチャーの咬合採得は，インレーやクラウンの場合と異なり，上下顎の顎間関係の記録だけが目的ではありません．ろう堤の形態でデンチャースペースや人工歯の排列スペースを規定し，ろう堤に刻んだ正中線などの標示線で人工歯排列の基準をラボサイドに伝えます．

　チェアーサイドでのろう堤形態の調整は欠かせない臨床ステップですが，調整量が大きければチェアータイムがかかります．残存歯や歯槽頂など，作業用模型に記録される解剖形態を基準にしてろう堤の寸法の目安を記載し，調整量の少ないろう堤の製作を依頼しましょう．

　咬合床を口腔内で正しく位置づけることが難しい場合，製作予定の義歯が片側にとどまる設計でも，咬合床の基礎床は両側にまたがるよう製作したり，基礎床の一部をアンダーカット部に差し込んで維持を図ったり，ワイヤークラスプなど暫間的な支台装置を設けるなどして，咬合床の定位を確実にすることがあります．こうした工夫を行う場合，その意図を正しく伝えることが重要です．

V　人工歯排列

　使用する人工歯の種類（品名），モールド（形態と大きさ），シェード（色調）は，指示書に必ず記載する事項です．顔貌の審美性に密接に関連する前歯部人工歯の排列についても，技工指示書で伝えるべき事柄が少なくありません．

　パーシャルデンチャーの人工歯排列は残存歯の制約を受けます．たとえば下顎切歯4歯欠損症例で，欠損部の幅径が残存歯と調和する人工歯3歯分しかない場合，上下顎の正中線の一致を優先し，側切歯を中心に人工歯を削合して幅径を少しずつ狭めたり，捻転を与えるなどして，人工歯4歯を排列することもできますし，正中線の一致を断念して人工歯3歯を排列することもできます．

　臼歯部欠損症例で欠損部顎堤と対向する残存歯列の頰舌位置のずれが大きい場合，対合歯との緊密な咬合を犠牲にしても顎堤上に人工歯を排列することもあれば，対合歯との咬合を優先し，顎堤頂から外れた位置に人工歯を排列することもあります．

　本来，排列位置はろう堤の形態で示しますが，咬合採得時に咬合関係の安定した記録を行うため，対合歯に合わせてろう堤の位置をずらすこともあります．複数の選択肢のどれを選ぶか，それを明記することが大切なのです．

VI　メタルフレーム

　メタルフレームの設計は，パーシャルデンチャーの技工において，おそらくもっとも自由度が大きいもののひとつでしょう．図2-27-2のように材料と設計の詳細な内容を技工指示書に記載しましょう．屈曲鉤を使用する場合は，材質に加えてその直径も明記する必要があります．

　設計を技工指示書の歯列図に記入する際は，金属部に赤，レジン部に青を用い，模式的ではなく，できる限り実際の形態に即した記述を心がけます．模型に墨入れを行うことも，設計の意図を誤りなく伝えるうえで有用です．

■歯科医師の設計意図が伝わってくる技工指示書

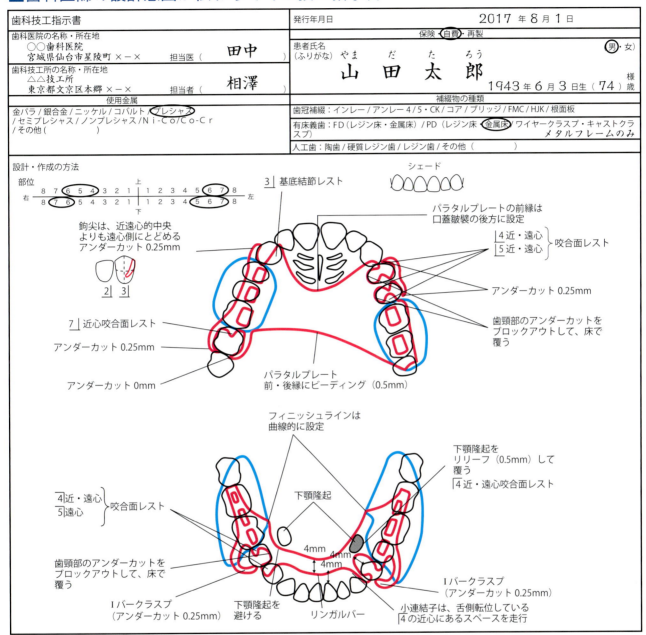

図2-27-2　正確かつ数値などが記載されているメタルフレームの技工指示書（原寸ではない）．

VII 正確な技工指示書の記載なくして治療の成功なし

しかし，図や模型だけで伝わる情報には限界があります．これで自分の意図する設計が伝わると思うのは，歯科医師の傲慢です．言葉で端的な説明を加えることこそが大切で，「わずかに」とか「やや」などのように，どうにでも受け取れる表現は避け，「何mm内側に」などと具体的な数値で設計を行うべきです．

「技工はラボサイドワークだから」と思うことなく，技工指示書への正確な記載はパーシャルデンチャー治療を失敗させないための重要な治療過程なのだということを再認識しましょう．

第2部　治療編

Treatment Edition 28

フレームワーク試適時のチェック項目
～術者の確認と患者の評価～

I 試適前の確認

　口腔内でフレームワーク試適を行う前に，完成したフレームワークと技工指示書の指示および作業用模型上に記入した設計が一致しているか，模型上で適合しているかどうかを確認します（図2-28-1）．模型上で適合が不良であれば，鋳造後の割り出しや研磨時に生じたフレームワークのゆがみなどが考えられます．

　技工指示書や作業用模型では三次元的な情報が伝わりにくい場合もあるので，破折強度や口腔感覚を考慮して正確な三次元的形態が付与されていることを確認する必要があります．模型上でこれらの問題が明らかになった場合には通常は技工所に再製作を依頼します．

II 口腔内における試適時のチェック項目

　模型上での形態が指示どおりで，適合が良好であったフレームワークはつぎに，口腔内への試適が行われます．適合の良好なフレームワークは，支台歯に軽く接しながらスムーズに挿入でき，手指で外せる程度の適切な維持力を有します．

　装着されたフレームワークのクラスプは支台歯形態に適合し，レストは図2-28-2のようにレストシートに収まっていなければいけません．レストの適合を確認後，咬頭嵌合位や偏心運動時の咬合関係について精査していきます．

　模型上で適合良好にもかかわらず，口腔内で適合不良な場合には，印象採得後の支台歯の位置移動，印象材のひずみ，石膏模型の部分的な破損，副模型製作時のブロックアウト不足などが考えられます．

1. レストと最終位置

　フレームワークの適合が悪いと部分的な干渉が生じ，フレームワークを口腔内の定位置に装着できません．定位置に収まっているかどうかは，レストとレストシート間の適合により判定できます．レストとレストシート間に間隙があればフレームワークが収まっていないことにな

■模型上で適合しているか

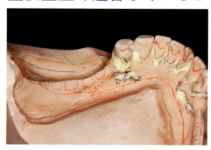
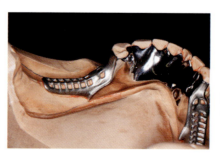

a | b

図2-28-1a, b　模型上での確認．作業用模型上に記入した設計と一致しているかどうか，また模型上で適合しているかどうかを確認する．

フレームワーク試適時のチェック項目〜術者の確認と患者の評価〜

■ インジケーターを用いたクラスプとレストの適合確認と調整

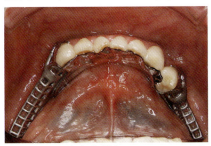

図2-28-2 適合良好なフレームワークの一例. クラスプと支台歯, レストとレストシートが適合している.

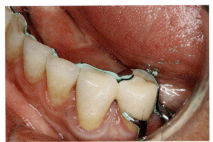

図2-28-3a, b 不適合なフレームワークの多くは支台歯に完全にはまり込んでおらず, レストとレストシート間に間隙がみられる. a:調整前. b:調整後. a|b

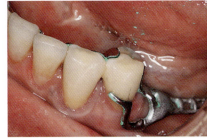

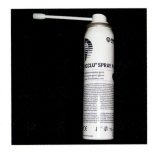

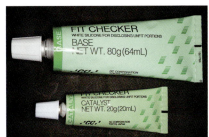

a|b

図2-28-4a, b フレームワークが不適合な場合, 適合試験材を用いて干渉部位を確認する. a:スプレータイプのOcclu Spray Plus®(Hager&Werken). b:シリコーンタイプのフィットチェッカー®(ジーシー).

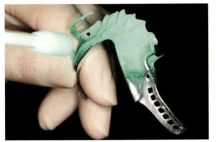

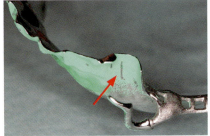

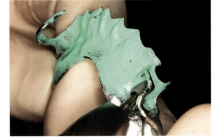

図2-28-5a, b 支台歯周囲の適合調整にはスプレータイプが適する. a:フレームワーク内面にインジケーターを薄く一層塗布して口腔内に試適する. b:インジケーターがはがれて干渉部位が明示される. a|b

図2-28-6 カーボランダムポイントなどを用いて干渉部位を慎重に削合し調整する.

ります(図2-28-3).

フレームワークの装着を干渉する部位があれば, そこが支点となってフレームワークが動きますので, どの部位に干渉があるのか手指感覚で見当がつく場合もあります. 干渉が生じやすい部位として, クラスプ肩部や隣接面板, 小連結子の立ち上がり部分などが挙げられます.

原因部位を的確に同定するためには, 問題がありそうな支台装置の内面に適合試験用のインジケーター(図2-28-4)を塗布してからフレームワークを試適します. 干渉を生じている部位があれば, インジケーターがはがれ, 干渉部位が明示されます(図2-28-5).

カーボランダムポイントなどを用いて干渉部位の調整を繰り返すと適合状態が改善されるので, この作業をレストがレストシートに適合するまで繰り返します(図2-28-6).

またフレームワークに変形がなく, 作業用模型のブロックアウトが適正になされていれば, フレームワークが最終位置に収まるまでに干渉することはありません. 発達した下顎隆起がある場合など, 顎堤のアンダーカットが大きく, ブロックアウトが不十分な場合には, 着脱時に同部が擦れて疼痛が生じたり, 粘膜を傷つけることがあります. そのため, 試適時には粘膜面も注意深く観察しなければなりません.

■大連結子と咬合状態の確認と調整

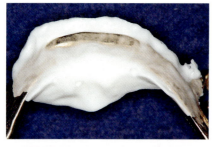
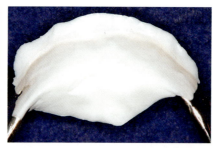

図2-28-7a, b　シリコーンタイプを用いたリンガルバーの適合の確認．a：試適時．下顎フレームワークの粘膜面のリリーフが不十分であり，フレームワークの強度を確保するためには削合ができないため，再製作を指示した．b：再製作後．

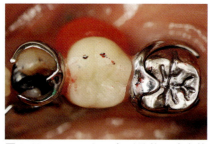
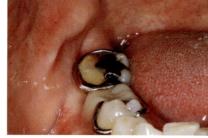
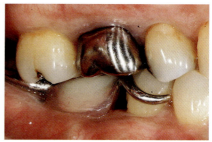

図2-28-8　レストにも可及的に咬合接触を付与することで義歯の安定性が増強される．

図2-28-9a, b　歯冠高径の低い下顎大臼歯などに支台装置を設定すると，対顎との水平被蓋が減少し咬頬の原因となることがあるので注意が必要である．

2．クラスプと隣接面板

レストとレストシートの適合が確認できたら，クラスプおよび隣接面板と支台歯の接触関係を確認します．ガイドプレーンの角度やクラスプの設定位置によっては着脱時の抵抗が強すぎることもあるので，前述のように，インジケーターを用いて適合を確認，接触の強い箇所を削合して，スムーズに着脱できるように調整します．

クラスプと支台歯の間に間隙が認められる場合には，歯の豊隆に沿ってプライヤーでの屈曲を試み，間隙が修正不可能であれば再製作を検討します．

3．大連結子

大連結子の適合検査にはシリコーンの適合試験材を用います（図2-28-7）．リンガルバーは上縁が軽く歯肉に接触しつつ固有歯肉との間にわずかな間隙を保って走行する必要があります．

一方，上顎の大連結子は口蓋粘膜に接触していなければいけません．

4．咬合

フレームワークの適合状態が良好であることが確認されたら，咬合検査を行います．咬頭嵌合位におけるレスト部の早期接触は除去する必要がありますが，図2-28-8に示すように可及的にレストは咬合接触させます．これはレストでの咬合接触が義歯の安定に寄与するからです．また対顎が義歯である場合には，咬合平面を考慮しつつ，対顎の人工歯を削合することもあります．

咬頭嵌合位における早期接触を除去した後に，側方・前方運動時における咬頭干渉を除去するように調整を行います．ただし図2-28-9のように歯冠高径の低い下顎大臼歯部などにおいては，支台歯にクラスプを装着することで対顎との水平被蓋の減少を招いてしまう場合があります．水平被蓋の不足は咬頬の原因となるため，注意が必要です．

フレームワーク試適時のチェック項目〜術者の確認と患者の評価〜

■患者は満足しているか

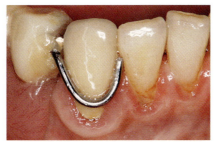
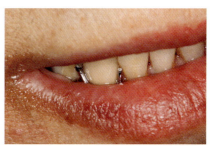
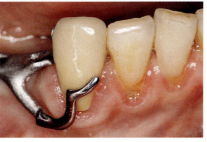
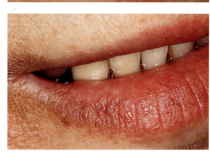

図2-28-10 a, b：スープラバルジ（Suprabulge）クラスプは審美性が不良であった．c, d：インフラバルジ（Infrabulge）クラスプに変更して審美性が改善された．

III 患者の主観的感覚によるチェック項目

フレームワークの試適の際には，患者の主観的な感覚を確認することも重要です．

1．圧迫感と着脱

患者が支台歯に強い圧迫感を訴えるときには，隣接面板などの把持部での干渉や，印象採得後の残存歯の移動などが考えられます．支台歯にわずかな圧迫を感じる程度なら許容されることもありますが，基本的には義歯を装着していても安静時には残存組織には負荷がかかっていないことが理想です．

圧迫感がある場合には，把持部の適合，干渉の有無を再確認します．また術者が適切だと判断する維持力であっても，手指の力の弱い患者や高齢の患者にとっては着脱が難しいこともあります．患者に応じた適切な維持力を付与するように，適宜調整を行います．

2．審美性

支台装置の審美性は，多くの患者にとって非常に重要な項目です．義歯設計時にできるだけの情報を患者に与えて，支台装置を合意のうえで選択することは言うまでもなく，試適時に患者に実際にみてもらい，患者が許容できるかについて確認することは必須です（図2-28-10）．

場合によってはフレームワーク試適後にクラスプの位置や種類を変更することも必要でしょう．

3．機能的評価

大連結子の位置や形態が，発音，異物感の発生に与える影響は大きく，設計によっては，咽頭反射が強い患者では受け入れ難いこともあります．発音障害や異物感の程度については個人差が大きいためフレームワーク試適時に確認しておきましょう．

参考文献

1. Phoenix DR, Cagna, RD, Defreest FC. Stewart's Clinical Removable Partial Prosthodontics, 4th Edition. USA : Quintessence Publishing. 2008 ; 339-350.

Treatment Edition 29

ろう義歯試適時には何を調べるのか
～前歯部多数歯欠損症例の機能性・審美性の回復～

I ろう義歯試適の重要性

ろう義歯試適は、完成義歯と同等の審美的・機能的形態が付与されたろう義歯を実際に患者の口腔内に試適して最終確認する重要なステップです。術者は咬合器上で製作されたろう義歯が口腔内でも同様に装着され、審美的・機能的に問題がないか確認し、同時に、患者にも審美的・機能的な観点から確認してもらう必要があります[1]。とくに前歯部欠損症例では患者による審美性の主観的評価が重要であり、必要に応じて人工歯排列や歯肉形態の修正を行います。

II 試適時のチェック項目

最初に適切な位置にろう義歯が装着されていることを、レストを目安に確認します（図2-29-1）．

1．咬合関係

パーシャルデンチャーに付与する咬合様式は欠損の範囲や残存歯列の状態に応じて異なります．旧義歯の上下顎顎間関係に問題がない場合は、新義歯でもその関係を維持します．

試適時には人工歯やレストと対合歯との接触関係、残存歯間の咬合接触関係が咬合器上と同じであるかを注意深く観察します．ろう義歯の試適時に患者には弱い力で閉口するように指示します．強く閉口してしまうと人工歯の変位やろう義歯全体の変形が生じてしまい咬合器に戻らなくなることもあります．咬頭嵌合位での水平的下顎位・咬合高径・咬合接触状態・被蓋関係などを確認し、必要があればワックスを軟化して排列位置を修正しますが、咬合関係にずれがある場合は再度、咬合採得を行いましょう．

2．口腔周囲組織との調和

ろう義歯の粘膜面の適合状態を確認することはできませんが、床縁の設定位置や形態、研磨面の膨隆の強さ、人工歯排列位置が口腔周囲組織と調和しているかについて確認します．

筋圧形成時と同様に口唇を引っ張ったり、患者に舌の運動や開閉口運動をさせ、義歯の浮き上がりや運動制限が生じないかを確認し、必要に応じて調整を行います（図2-29-2）．

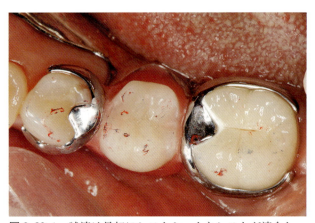

図2-29-1 試適は最初にレストシートとレストが適合し、最終位置にあることを確認する．

ろう義歯試適時には何を調べるのか～前歯部多数歯欠損症例の機能性・審美性の回復～

■口腔内組織との調和の確認

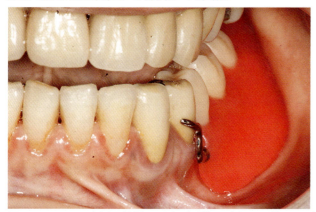
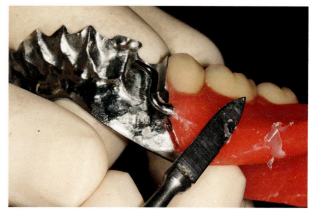

図2-29-2a, b　床縁の位置や研磨面形態の確認と調整．a：筋圧形成時と同様の運動を行って床縁の浮き上がりのないことや欠損部顎堤を補う適正な形態であることを口腔内外から確認する．b：必要に応じてワックスを増減して調整する． a｜b

■外観と発音の確認

a｜b

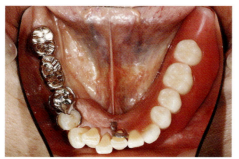
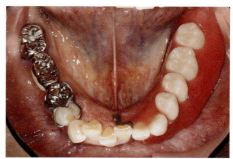

図2-29-3a, b　前歯部欠損を含む歯列でのろう義歯試適前後の状態．a：下顎前歯部に叢生が認められるが，ろう義歯は理想的な整った歯列になるように排列されていた．b：下顎左側側切歯および犬歯の排列位置を修正し，残存歯との調和を図ったところ，患者も満足した．

a｜b

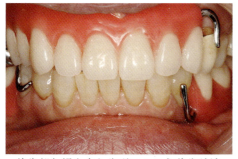
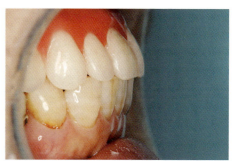

図2-29-4a, b　前歯部欠損を含む歯列でのろう義歯試適．a：パーシャルデンチャーの人工歯排列はある程度周囲の歯列と調和を図るほうが望ましいが，この症例のように前歯の多くが欠損している場合には，患者の審美的な希望が強くなることもある．b：切縁の位置や被蓋の強さも確認する．

3．外観と発音

　人工歯の色調，形態，大きさや排列位置が残存歯と調和していることを確認します（図2-29-3）．とくに前歯部の切縁の位置，人工歯の長さ，正中線，水平被蓋，歯肉形態などと顔貌との調和（図2-29-4）や，歯頸線の位置や形態についても残存歯と調和がとれているかを十分観察しましょう．

　リップサポートが適切であるか，安静時の切縁の状態，スマイルラインについての確認は必須です（図2-29-5）．患者自身に手鏡を用いて確認してもらうことも重要で，必要に応じて修正

第 2 部　治療編

■ リップサポート・スマイルラインの確認

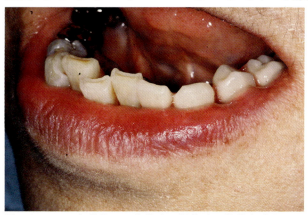

図 2-29-5　ろう義歯では安静時や微笑時の状態も確認し，口唇などの周囲組織との調和を図る．

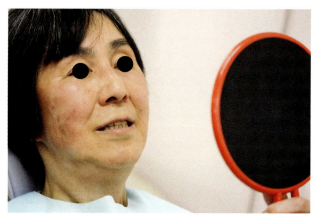

図 2-29-6　ろう義歯の審美性や装着感については，患者にも手鏡で確認してもらう．

表 2-29-1　発音時の歯および周囲組織との位置関係

音	音の種類	歯との関係
[f], [v]	摩擦音	上顎の切歯が下唇のウェットドライラインに触れる
[s]	歯擦音	下顎切歯は上顎切歯より 1mm 後方で 1mm 下方にある
[m]	両唇音	口唇が十分に閉じる
[sh], [ch], [j]	口蓋摩擦音	下顎切歯は上顎切歯と唇舌的に同じ位置で 1mm 下方にある
[th]	歯間摩擦音	舌先端が上顎切歯の舌面と切端部に触れる

※前歯の排列位置は発音に大きく影響するため，実際に発音してもらって調和を確認する．

します（図 2-29-6）．クラスプやレストが外観に触れる症例では，これらについても併せて確認します．

また表 2-29-1 に示すように上顎前歯部の排列位置と口蓋部の研磨面形態は発音に大きく関わります．Ⅰ級の咬合関係の場合，［f］音や［v］音では切歯が下唇のウェットドライラインに一致するようにし，また［s］音では下顎位が"s"ポジションをとり，発音時に上下顎の切歯間にわずかな隙間（最小発音空隙）が生じるように排列するので，実際にこれらの発音が適切にできるかどうかを確認します．

S 字状隆起の形態など，上顎の口蓋部の形態も発音機能に大きく関与しますから，口蓋部の形態も併せて適宜調整します．

4．口腔感覚

義歯装着時の違和感や装着感についての評価もろう義歯試適時に行う必要があります．咽頭反射が非常に強い患者では，上顎義歯のろう義歯の段階でその形態を許容できるかどうかを確認し，必要に応じて形態を変更することがあります．

ただし，新しい義歯を装着後にスムーズに発音できたり，違和感が消失するまでにはある程度の順応期間が必要ですから，この点について

■ メタルフレームのフィニッシュラインの決定

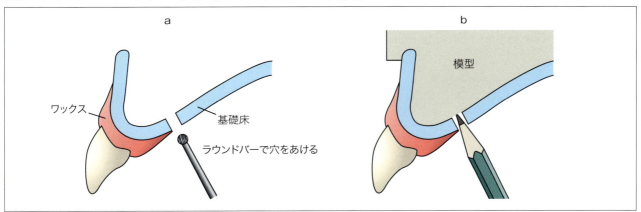

図2-29-7a, b　ろう義歯試適を行った後にメタルフレームのフィニッシュラインを決定する方法．a：ろう義歯の豊隆を考慮し，フィニッシュラインを設定する部位にラウンドバーで数個の穴を穿孔する．b：穴の上から作業用模型に鉛筆で位置を印記し，それを目安にフィニッシュラインを描記する．

は製作前に患者に対して十分な説明が必要です．

　通常はフレームワーク上にろう義歯を製作しますが，上顎の多数歯欠損の金属床パーシャルデンチャーの場合には，フレームワーク製作前にろう義歯試適を行い，前述の発音機能や違和感などを考慮して，まず口蓋側研磨面の膨隆を決定後，その形態を参照し，メタルフレームのフィニッシュラインを決定します（図2-29-7）[2]．

　この場合は，製作されたフレームワークを用いて，再度ろう義歯試適を行います．

参考文献
1. Jones DJ, Garcia TL. Removable Partial Dentures : A Clinician's Guide. USA : Wiley-Blackwell. 2009 ; 94-102.
2. 山縣健佑，黒岩昭弘．図説　無歯顎補綴学-理論から装着後の問題解決まで．東京：学建書院．2004 ; 291-294.

Treatment Edition 30

完成義歯の装着と最終調整
～装着時の不適合・異常の原因とその対処法～

I 装着時に不適合を起こす原因とは

　問題なくろう義歯試適を行い，いざ完成義歯を装着しようとしたところ，思ったように装着できないことがあります．このような場合，あわてずに原因を究明し，いかに適切な対応を採れるかが重要となります．

　本項では装着時に不適合を起こす原因を理解し，実際にどこを診て，どこを調整するのかのを詳細を述べていきます．

　装着時に不適合を起こす原因としては以下の①～⑩が考えられます．
①印象の不具合
②咬合採得の誤差
③不適当なサベイング
④不適当な義歯設計
⑤ブロックアウトの不足
⑥製作途中の模型の摩耗，破損
⑦クラスプやメタルフレームの鋳造欠陥
⑧重合や研磨による変形
⑨支台歯や残存歯の移動
⑩保存方法の不備

　これらの欠陥が積み重なり不適合を起こしている場合，装着時の調整だけでは解決できるとは限りません．しかし，ろう義歯試適まで問題ないとすれば，クラスプやメタルフレームは適正と考えられ，その後の技工過程に原因があると推察できます．

II 装着時の確認事項

1. 完成義歯全体の点検

　完成した義歯は装着前に，十分に点検する必要があります．金属部に関しては，試適時に一度確認していますが，再度，表面が滑沢であり，辺縁が鋭くないか，また鋳造欠陥がないかを確認しましょう．

　レジン部に関しては，義歯床粘膜面は技工操作でほとんど研磨を行わないため，作業用模型にできた気泡などにレジンが入り込み，突起が形成されたまま残っている場合があります．このような部位は，粘膜を傷つける原因となるため，マイクロスコープを用いて削除するか，ガーゼなどで粘膜面を擦過し，ガーゼが引っかかる部分を削除します（図2-30-1）．

■ガーゼによる突起の検査

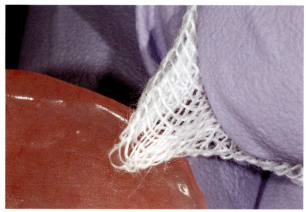

図2-30-1　突起部にガーゼが引っかかっている．

完成義歯の装着と最終調整～装着時の不適合・異常の原因とその対処法～

■干渉部・唇側床縁の検査

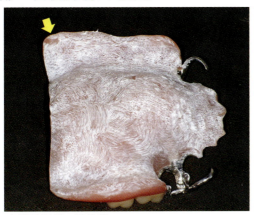

図2-30-2　上顎後縁部の干渉部.

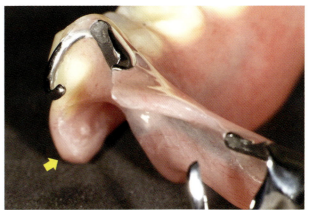

図2-30-3　前歯部唇側歯槽部のアンダーカットに入り込む部分.

　また義歯床粘膜面に作業用模型のブロックアウト不足によるアンダーカット部へのレジン侵入がないかを確認し，必要に応じて削除します．とくに残根部，骨隆起部，残存歯周囲の顎堤はアンダーカットをつくりやすいので入念に確認しましょう．

2．口腔内の視診・触診

　残存歯の状態，粘膜の状態を把握しておきましょう．粘膜に潰瘍などが形成されていないかを確認していますか．義歯の装着前にそのような異常を起こしていても，自覚症状がない場合には義歯による損傷と患者に受けとられ，不信感を抱かれてしまうこともあります．また，小帯付着部位の確認や，触診による顎舌骨筋線や顎堤粘膜の薄い部分の確認も重要です．これらの部分は必ずしもうまく印象採得できているとは限らず，床縁が長すぎて強くこれらに接触する場合，損傷を起こしやすくなります．そうならないためにも，事前に口腔内の異常を把握し，完成義歯調整時に，痛みが出る可能性を前もって患者に伝えておくことが重要です．

3．義歯装着時の確認

　完成義歯を初めて口腔内に装着するときは，装着方向を確認しながらゆっくりと挿入していきます．義歯が入らない，または疼痛が起こる場合は無理に装着せず，レジン部，金属部の干渉部位を確認します．

　金属床義歯の場合は，メタルフレーム試適時にその適合性や維持力，レスト部の咬合関係の調整などはほぼ完了しているので，その後に形成されたレジン部，とくに義歯床粘膜面にバリ，気泡，アンダーカットに入り込む部分がないか，再度確認します．

　レジン床義歯の場合，作業用模型上で的確にブロックアウト処理ができていれば，それほど複雑な調整を必要としません．しかし，多数歯欠損の上顎レジン床義歯では，口蓋部のレジンの重合収縮により上顎結節外側の義歯床部が内側方向に変形し，床縁が干渉することがあります（図2-30-2）．また前歯部欠損では唇側歯槽部にアンダーカットがあるケースも多く，唇側床縁を短縮しなければならないこともあります（図2-30-3）．

　どんな義歯であっても，クラスプ先端以外のいかなる部分もアンダーカットに入っていては，スムーズな着脱を行うことはできないのです．

■鉤腕の調整

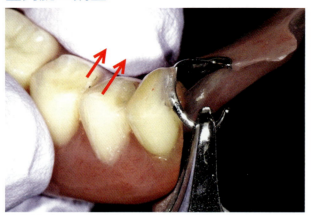

図2-30-4a　エーカースクラスプの調整．クラスプを屈曲させるのではなく，義歯床を矢印の方向に軽く押してクラスプの囲繞部を開く．

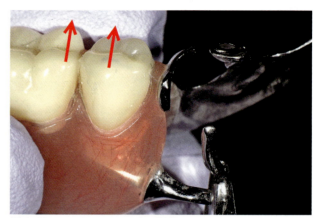

図2-30-4b　バークラスプの調整．

III　スムーズな装着のための調整

1．レジン部の調整

　義歯床粘膜面にバリ，気泡，アンダーカットに入り込む部分がないか再度の確認を行い，疼痛の原因になると考えられる部分があれば削除します．粘膜部の干渉の場合は，粘膜部に疼痛が出現することが多いため，貧血帯が出現している干渉部位の形態を観察し，ペーストタイプの適合試験材を用いて調整を行います．

　疼痛はないが義歯の適合が不十分のときは，支台歯や欠損部の隣接残存歯に干渉があることを疑いましょう．この場合は，義歯の回転軸を探し，回転させるように動かしながら，レジン部が干渉していないかを観察して調整します．その際，回転軸に咬合紙を介在させ干渉部位を調べることも有効です．

2．金属部の調整

　キャストクラスプの不適合は，模型の変形や鋳造後のクラスプの変形などに起因するため，基本的には再製作になります．クラスプ内面を削合することは，クラスプ強度の低下を招くため避けましょう．しかしクラスプ維持部がほんの少しだけ干渉している場合では，プライヤーで維持鉤腕を外側に屈曲し，干渉を除去する調整法が有効な場合もあります（図2-30-4）．

　粘膜部に疼痛を生じる場合は，メタルフレームにペーストタイプの適合試験材を塗布し，着脱を行い，疼痛部位を確認したうえで調整します．また，支台歯に疼痛を生じる場合は，クラスプの維持鉤腕の調整を行うと良いでしょう．

IV　義歯の適合確認と各構成部位の調整

　義歯の着脱が行えるようになったところで，義歯の適合を確認し，必要に応じて義歯の各構成部位の調整を行います．

　義歯の適合の確認は，①レストの適合，②クラスプの適合，③義歯床粘膜面・辺縁の適合の順に行います．

1．レストの適合

　義歯を装着したら，まずレストの浮き上がりがないかを確認します．浮き上がりが生じている場合，金属およびレジン部がまだ干渉している可能性があります．その場合，シリコーン適合試験材を内面に塗布した義歯を口腔内に挿入し，各レストを指で押さえながら保持し，適合材の硬化後，干渉している部分の確認を行い

完成義歯の装着と最終調整〜装着時の不適合・異常の原因とその対処法〜

■レスト・クラスプの適合確認

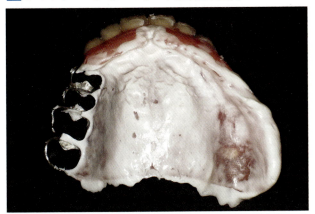

図2-30-5a　レストを押さえてシリコーン適合材を用いて確認する．

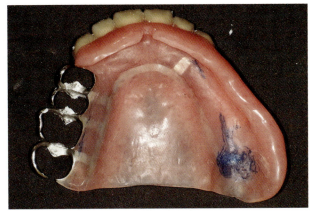

図2-30-5b　調整部位を鉛筆で印記する．

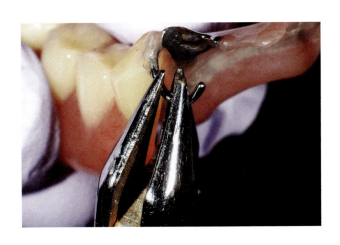

図2-30-6　三叉鉗子を用いて軽く握る程度の力で屈曲させていく．

す（図2-30-5）．

　その際，人工歯部を押さえると干渉部を軸とした義歯の回転・沈下が発生し，本来の干渉部位以外にも適合材が透けてしまう部分が生じる可能性があるので，注意が必要です．

　レジン部分が干渉している場合は，強く，大きく当たっている箇所から削合していきます．レストが浮いた状態では義歯床粘膜面の適合状態の判断は難しいため，最小限度の調整を行うようにします．

　ここまで調整してレストの適合が悪いときは，金属部分の変形が疑われるため，調整による改善は困難です．

2．クラスプの適合

　まず視覚的に，支台歯とクラスプの適合状態に問題がないか確認します．クラスプの肩部や隣接面板が干渉する場合は，シリコーン適合試験材や咬合紙を用いて干渉する部分の削合を行います．鉤腕部分は，必要に応じてプライヤーを用い，維持鉤腕を軽い力で屈曲させ視覚的に問題ないところまで適合させていきます（図2-30-6）．

　つぎに，義歯を装着した状態で維持鉤腕に指を引っかけ，適切な維持力があるかを確認します．維持力が低い場合，屈曲によって維持力が上がると考えられるならば，適切な維持力が出るまで調整を繰り返します．視覚的に問題がない状態で維持力がない場合や，調整による維持力の改善が見込めない場合は，クラスプの再製作を検討します．

第2部　治療編

■適合試験材を用いた適合調整

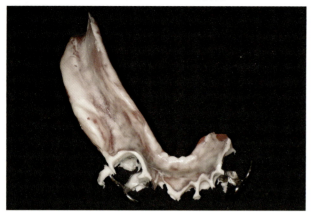

図2-30-7a　シリコーン適合材での調整がほぼ終了した状態.

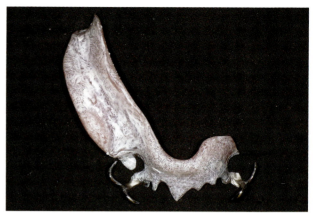

図2-30-7b　ペーストタイプの適合材で確認すると，調整の必要な箇所がわかる.

3. 義歯床粘膜面・辺縁の適合

まずはシリコーン適合試験材にて確認を行います．義歯を十分に乾燥させ，適量のシリコーン適合試験材を義歯床粘膜面および辺縁に盛りつけ，各レスト部を手指にて加圧し装着します．

レストの適合を確認したら，口唇，頰，舌などの機能運動を行わせます．硬化後，透けているところを鉛筆でマークして削合します．粘膜面の適合試験材がほぼ均一となり，機能運動にて義歯の浮き上がりがなくなるところまで調整を繰り返します．

小帯部は，口唇や頰部を受動的に可能な限り動かし，可動を確保できるよう義歯床辺縁を調整します．この際，口唇はあまり側方には動きませんから，上唇小帯，下唇小帯に関しては上唇，下唇をそれぞれ下方，上方，ならびに前方に引っ張ります．頰小帯は頰部を前後に大きく動かすことがポイントです．

前歯の欠損があり，顎堤吸収が進んでいる場合には，口腔前庭の床縁は総義歯と同様，適切な辺縁部を形成し，厚みをもたせるように調整します．

より詳細に適合状態，加圧状態を確認するためには，シリコーン適合試験材での調整後に，ペーストタイプの適合試験材での確認を行うと良いでしょう（図2-30-7）．

V　咬合調整

義歯の適合の確認ができたら，最後に咬合調整を行います．

本稿の「Ⅱ・3. 義歯装着時の確認」で述べたとおり，メタルフレーム試適時にレスト部での咬合調整は一応終了していますから，まずは咬頭嵌合位での人工歯の早期接触を除去し，残存歯の嵌合を指標に多数歯で安定した咬合状態をつくります（図2-30-8）．

つぎに前方，側方運動時の咬頭干渉を除去していきます．このとき床の後縁部が対合歯や対顎義歯床に干渉することがあるので注意しましょう（治療編第28項「Ⅱ・4. 咬合」参照）．

Ⅵ　機能時の確認

すべての調整の終了後，空嚥下やタッピング，ロールワッテなどを嚙んでもらい異常がないかを確認します．とくに異常がなければ，装着時の調整は終了です．

完成義歯の装着と最終調整〜装着時の不適合・異常の原因とその対処法〜

■調整による咬合の安定化

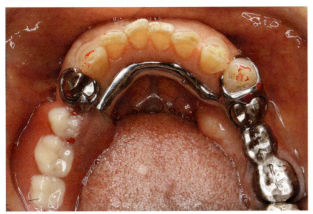

図2-30-8a　咬合調整前．

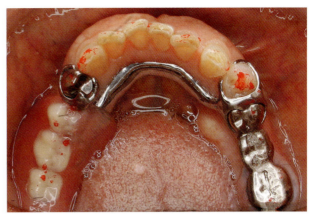

図2-30-8b　咬合調整後．

■嚥下異常への対処

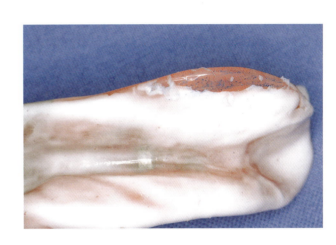

図2-30-9　舌側辺縁にシリコーン適合材を用いて確認する．

VII　装着直後の異常への対処

　もし装着直後に異常があった場合は，どんな訴えなのかの確認を行い，必要ならば調整を行います．以下，代表的な訴えとその対処法を解説していきます．

1.「飲み込みづらい」と訴えたときの対処法

　空嚥下をしてもらい嚥下の確認を行います．口腔内が乾燥している場合は，うがいや水を飲むことで改善することがありますが，それでもスムーズな嚥下ができない場合は，つぎに挙げた点を確認し，調整を行います．

　上顎義歯の場合は，口蓋部後縁移行部の厚みを確認し，粘膜から義歯床に移行する部分に段差がある場合には移行的になるように調整します．

　下顎義歯の場合は，舌側辺縁の長さが舌の前方側方運動の妨げになっていないかを確認し，問題があれば調整します（図2-30-9）．多数歯欠損症例の場合，咬合高径が高いなど，不適切な咬合採得が原因の場合もあります．

2.「しゃべりづらい」と訴えたときの対処法

　新製義歯による口腔容積の変化から，違和感

を訴えることがあります．

前頁1（「飲み込みづらい」と訴えたときの対処法参照）での調整を確認したうえで，明らかな構音障害がない場合は，経過観察により改善が見込めますが，明らかな構音障害がある場合や，1，2か月経過観察を行っても改善しない場合は，パラトグラム法を用いた調整が必要になる場合があります．

3.「噛むと顎堤が痛い」と訴えたときの対処法

タッピングやロールワッテを噛んで痛みが出る場合，再度粘膜面および辺縁の適合を確認して，調整を行います．適合に問題ない場合は，触診にて粘膜の被圧変位量を調べましょう．薄い粘膜部位にはリリーフが必要になることがあります．

VIII 装着後の義歯調整

新製義歯の場合，理想的には翌日，遅くても7日後には来院してもらい義歯の確認を行いましょう．義歯を装着することで床支持組織，咬合位が変化する可能性があるので，1回目のリコール時の義歯調整は患者の訴えの有無にかかわらず，口腔内の視診・触診，義歯の内面・床縁の適合，咬合関係の確認を行う必要があります．またこのとき本項の「VII．装着直後の異常への対処」で述べたような患者の訴えがあれば，その対処法に沿った調整を行います．

その後，問題がなければ，通常は約6か月以内でリコールを行います．遊離端欠損のパーシャルデンチャー症例では約5か月，すれ違い咬合や支台歯が脆弱な場合などは約2か月以内を目安にすると良いでしょう．

このように症例に応じてリコール期間を設定し，義歯や口腔内の変化を観察することは，その後の患者のメインテナンス，またQOLの維持・向上に必要な情報も得られるので，非常に有効かつ重要です[1]．

参考文献
1. 社団法人日本補綴歯科学会（編）．補綴歯科診療ガイドライン—歯の欠損の補綴歯科診療ガイドライン 2008：2008．

第3部
メインテナンス編
(Maintenance Edition)

　小規模な補綴装置であれば，装着直後からそれを快適に使用することが可能ですが，欠損の範囲が大きい場合や咬合を変化させた場合には，むしろ旧義歯のほうが食事をしやすかったという場面に遭遇することがあると思います．どれだけ精度良く印象採得をして，確実に咬合採得を行ったとしても，さらに，試適の際にも十分にチェックをしたとしても，間接法という口腔外での技工作業が存在する限り，生体情報をそこに100％抽出できているとは言い切れません．したがって，完成義歯を装着した後には，必ずと言っていいほど調整が必要となります．

　患者さんは，新義歯製作に対して非常に大きな期待をもって来院しています．装着直後から何の問題もなく使用できるものと考えている方も多くいるのではないでしょうか．義歯調整の必要性や装着後に起こり得る問題点に関して，適切な事前説明がないと，これまで築いてきた信頼関係が一気に崩れかねません．

　もう一点大切なのは，補綴装置はメインテナンスフリーではないということです．パーシャルデンチャーは，幸いにして可撤性であり口腔外での清掃が可能であるというメリットを有しています．患者さんにはこのメリットを十分に伝えて日常のケアを行ってもらわなければなりません．また，補綴装置には口腔内の変化に追従しきれなくなる時期が必ずやってきます．定期的なメインテナンスにおいて，このような変化に対応すべき処置を継続的に行っていけば，長期にわたり機能を維持することは可能です．しかし，これを怠った場合には，残存組織への悪影響が顔を出し，簡単な修理では終わらずに根本的なステップからの再検討が必要となってしまいます．

　本編では，患者さんの快適な口腔機能を維持するために必要と思われるメインテナンスに関して，9項目を設定しました．時間と費用をかけて製作したパーシャルデンチャーが，口腔の一部として十分に機能を発揮するために必要となる項目に焦点を絞りました．日常臨床の一助としてぜひとも活用してください．

第3部　メインテナンス編

Maintenance Edition 1

初めてパーシャルデンチャーを受け入れる患者に何をアドバイスするべきか

I　初めての義歯を使用する患者へ

　患者にその生涯で初めてのパーシャルデンチャーを装着するとき，どんなことを説明し，どんなアドバイスをするべきでしょうか．

　新義歯装着の際に患者に行う説明は，「患者指導」の一部です．日本補綴歯科学会の「有床義歯補綴診療のガイドライン（2009改訂版）」は，「患者指導は有効か？」というCQを掲げ，「義歯が装着された口腔内は清掃不良になりやすく，顎堤粘膜の炎症，支台歯のう蝕や歯周疾患などが起こりやすい．このような障害を未然に防ぎ，義歯により回復した良好な状態を長く維持するには，患者指導が重要である」という推奨を載せています[1]．Grade Bですから，非ランダム化比較試験や分析疫学的コホート研究に裏づけられた推奨です．

　義歯を装着すると歯科疾患のリスクが高まり，疾患が起きれば義歯治療自体が無駄になりかねません．そうならないよう，しっかり指導しましょうという内容です．

II　口腔内の管理

　義歯装着のせいでう蝕や歯周病が発症・増悪し，残存歯が失われでもしたら，本末転倒です．義歯装着にともなうリスクやそれへの対処法を説明し，理解を得ることは，とても大切です．具体的な指導項目は，義歯の洗浄法や就寝時の取り扱い，残存歯や顎堤粘膜，舌粘膜の清掃法などで，なかでも口腔清掃の手技については，説明だけにとどめず，患者自身で実践できるまで練習してもらうことです．

　欠損部に隣接する残存歯，とりわけ孤立歯は，周囲をもれなくブラッシングすることが難しく，義歯を装着したままのほうがブラシの毛先が届きやすい場所があるほどです．

　どこに磨き残しが起きやすいかは，残存歯の配置，利き手，腕や手を動かす筋の衰えや麻痺などの影響で変わり，個々の患者で異なります．一般的な説明では不十分と心得て，できれば歯垢染色も行いながら，実践的な指導を心がけます．

III　義歯の管理

1．何を使って磨くか

　パーシャルデンチャーは，金属や陶材，硬質コンポジットレジン，床用アクリルレジンなど，多種類の材料でできています．義歯の清掃は，歯のブラッシングと同じように，機械的洗浄が基本ですが，歯と異なるのは床用レジンのような硬度が低い，摩耗しやすい材料を含むことです．

　研磨剤を含む歯磨剤を使ったのでは，研磨粒子より硬度の低い材料を傷つけ，せっかく滑沢に仕上げられた表面を粗造にし，汚れが付着し

初めてパーシャルデンチャーを受け入れる患者に何をアドバイスするべきか

■ パーシャルデンチャーは寝ずの番

①ブラキシズムで残存歯に過剰負担が生じる

②残存歯が対合顎堤を傷つける

③顎関節に過剰負担が加わる

④義歯が動揺歯の固定に役立っている

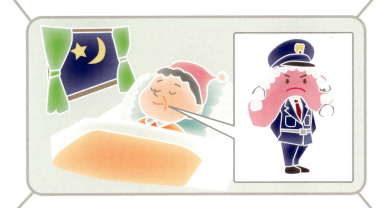

図3-1-1　就寝中にも義歯を装着してもらう症例．

やすい状態に変えてしまいます．歯磨剤を使い分けてもらうこともひとつの方法ですが，義歯の装着と同時に，研磨剤を含まないものを教えてあげて，歯にも義歯にもそれを使用してもらうと良いでしょう（メインテナンス編第9項参照）．

2．どう磨くか

鋳造の金属フレームは，外力で変形したり，衝撃力でクラスプ部などが破損すると，修理が困難です．凹凸の多いパーシャルデンチャーをブラシで磨くのはなかなか難しく，誤って落としても破損などせぬよう，水を張った洗面器の上で洗ってもらうことは，長く義歯を使用できるための有効なアドバイスです．

3．就寝中の扱いは

就寝中など非装着の時間を利用して，義歯洗浄剤による化学的洗浄の併用を勧めることも忘れてはなりません．義歯を外す時間をつくることは，床下粘膜の新陳代謝を促すうえで重要

ですが，その時間を化学的洗浄のために有効活用してもらいましょう．

一方，先のガイドラインでは終日義歯を装着してもらうべき場合も述べられていて，図3-1-1に示したような4つの症例を挙げています[1]．これらのような就寝中も咬合支持を確保することが望ましい症例や，残存歯の固定が必要な症例では，義歯清掃の際に床下粘膜を柔らかなブラシでブラッシングするなど，粘膜を健康に保つ工夫を教えておくべきです．

4．着脱はどうするのか

新義歯装着時に伝えるべきことで，もうひとつ忘れてはならないことは，正しい着脱の方法です．装着の際には義歯を少量の水で濡らし，着脱方向に沿って，本来の装着位置まで手指で圧下することや，撤去時も着脱方向を意識してもらうことを十分に時間をかけて教え，患者が自信をもって着脱できるまで，練習してもらうことが必要です．

■北風先生と太陽先生

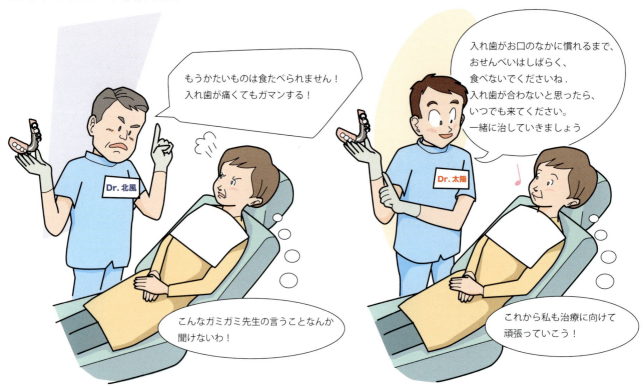

図3-1-2 上から目線の指示や命令（北風）よりも，傾聴，受容，共感，支持（太陽）をもって接し，患者の自発的変化を促す．

IV あなたは北風先生？ 太陽先生？

1．患者指導は高圧的にならずに

ところで，患者指導は指示や命令だけが手段ではありません．指導は「人」を動かすために行うものです．専門職が専門的知識に基づいて正しい推奨を行うことは確かに重要ですが，それだけで患者がこれまでの行動を改め，正しい保健行動をしてくれるとは限りません．

イソップの北風と太陽は，高圧的に臨む指示や命令による指導か，寛容に接して自発的変容を促す指導かで，指導を受ける側の反応が随分違うという寓話です（図3-1-2）．

医療がパターナリズムであった時代はまだしも，インフォームドコンセントに基づく自己決定を基本とする今日の医療にあって，患者指導に北風式で臨んでいたのでは，アナクロニズムの誹りを免れません．

2．パーシャルデンチャー治療は始まったばかり

新しい義歯を受け入れることは，患者にとって，苦痛の大きいものです．義歯はうまく使いこなしてこそ本来の機能を発揮する装置で，それには慣熟の期間が必要です．

初めて義歯を装着する患者のなかには，クラウンやブリッジのように，装着当日から天然歯同然の機能が甦ると期待する向きも少なくありません．過剰な期待をなだめつつ，小さく切った硬すぎない食べものを選んで，ゆっくり，噛みごたえを確かめながら食事をしてもらえるような説明をしましょう．

思ったように発音できないとか，異物感が大

きいなどの不具合が生じても，適切に設計された義歯であれば数か月と待たずに消失することや，唾が溜まって仕方ないと感じるとしても，それは新奇な異物の刺激がなせる業で，1～3週間で正常に戻ると話しかけましょう．

不具合の調整の労は惜しまず，義歯に慣熟するまでの不自由はどなたも経験されることで，苦しいだろうけれど，精一杯サポートするから，一緒に乗り越えましょうと励まし，診療所を挙げて患者をサポートする意思を伝えて患者に安心感をもってもらいましょう．

一方，自身の身体の一部と感じられるほどに馴染んだ義歯にもメインテナンスが必要なことも，この時期に話しておくことも必要です．歯科医療者にとって，患者と患者のパーシャルデンチャーとの長いお付き合いが，ここから始まるのです．

参考文献

1. 社団法人日本補綴歯科学会（編）．有床義歯補綴診療のガイドライン（2009改訂版）．2009；補綴誌．1(2)：14．

Maintenance Edition 2

装着後に発生した問題の原因と対処法

I 装着してから治療が始まる

正しく製作された義歯であっても装着後に患者から「気になる」と言われることは少なからずあります．パーシャルデンチャーは入れたら終わりではなく，装着してから治療が始まるといっても過言ではありません．

患者にもそのことを理解してもらうことは，治療を円滑に進めるためにも，信頼関係を崩さないためにも大切です．本項では装着後に起こるいくつかの問題についてその原因と対応，対処法について解説します．

II 大きくて合わないと言われた

パーシャルデンチャーで異物感を感じるケースのほとんどは義歯床にかかわっています．義歯床は欠如した歯槽部を補うだけの大きさであれば気になることはないでしょうが，それ以上に大きな義歯床は，患者にとって異物と感じてしまうのは当たり前の感覚です．

パーシャルデンチャーの義歯床は，総義歯のように維持のための辺縁封鎖はほとんど必要ありませんから，支持の確保が主な役割です（図3-2-1）．したがって，義歯床は支台歯に過剰な負担をかけない大きさで十分であり，過剰な大きさの義歯床は違和感や痛みにつながります（図3-2-2）．また義歯床後縁も維持のための封鎖は必要ないので，口蓋正中部中央の菲薄な粘膜に注意して辺縁を決定します．口蓋隆起が大きい場合は，治療用義歯（レジン床）で義歯床の必要な形態を確認してから治療を進めることが大切です（図3-2-3）．

多数歯欠損や増歯を想定して義歯を設計して

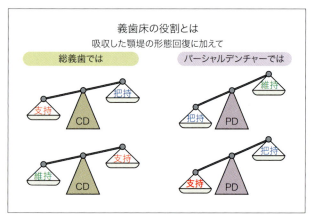

図3-2-1 パーシャルデンチャーと総義歯では必要とされる義歯床の大きさは異なる．不必要な義歯床の大きさは違和感につながる．

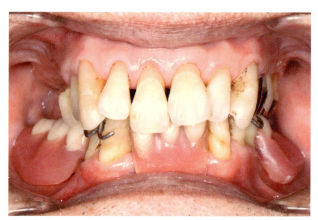

図3-2-2 パーシャルデンチャーの義歯床は支持が主体であり，過剰な大きさの義歯床は違和感や痛みにつながる．

■床形態の確認

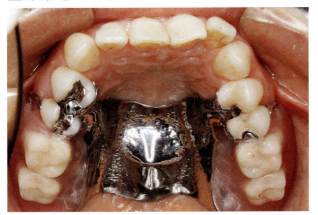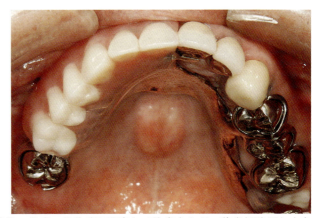

図3-2-3a, b　大連結子が骨隆起を避けるか覆うかは義歯の安定性，発音，異物感に配慮して決定するが，義歯経験がなく金属床を製作する場合は，治療用義歯（レジン床）で義歯床の必要な形態を確認してから進めることが大切である．　a | b

■粘膜が痛くなる部位

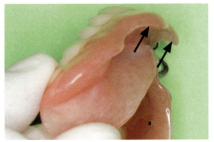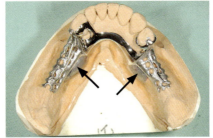

図3-2-4　でき上がった義歯に明らかにアンダーカットが認められる場合は，カーバイドバーで削除するが，調整後も患者自身で着脱する際に擦れやすい．

図3-2-5a, b　下顎隆起など粘膜が菲薄な部分は痛みを起こしやすい．義歯の製作過程で相当する部位を一層（0.2 mm程度）模型上でリリーフ（図aの黒矢印）するが，義歯完成後に痛みが出る場合は，適合試験材で確認して薄くなっている部分を削る（図bの黒円）．　a | b

いる場合は，前もって義歯床を小さくできないため，患者には義歯の構成要素として必要な部分で削れない理由を理解してもらうことも大切です．

　一般的に違和感，異物感は1～3週間程度で慣れますから，明らかに問題がない場合は，装着当日は削らずに，経過を観察したうえで何らかの問題があれば対応することを患者に伝えておきます．

III　粘膜が痛いと言われた

　粘膜があたって痛くなる部位は，つぎの3つの部位が考えられます．①は図3-2-4に示したように顎堤にアンダーカットがあって，着脱時に擦れてしまう場合です．納品された技工物をみて，明らかに義歯床にアンダーカットがある場合は，事前にカーバイドバーで削除しますが，調整後も患者自身で着脱する際に痛みを起こしやすい部位です．装着する際は義歯床粘膜面の辺縁にペースト系の粘膜適合試験材を塗布してゆっくりと装着し，定位置に収まりにくい場合は，無理をして入れずにあたる部分を確認して調整します．

　②は図3-2-5に示す骨隆起などで粘膜の厚さが薄く，義歯の沈下に対して緩衝できないことで痛みが生ずる部位です．下顎骨内斜線部や下顎隆起部，上顎隆起部，鋭利な顎堤頂部などが相当します．本来は義歯の製作過程で相当する部位をリリーフしますが，義歯完成後に痛く

第3部　メインテナンス編

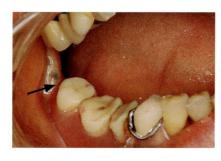
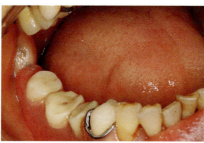

図3-2-6a, b　a：義歯後方の床縁が短く，咬合時に床縁が食い込んで疼痛がある（矢印）．b：そのため，レトロモラーパッドまで義歯床を延長した．

■発音と義歯の関係

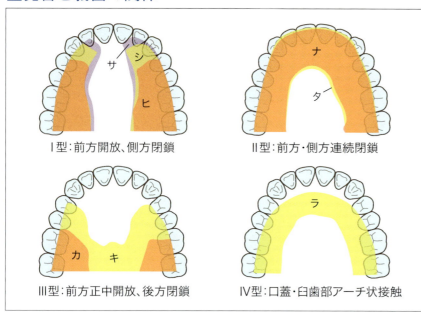

図3-2-7　典型的なパラトグラムパターン．発音時にどの部分が口蓋や歯に接触しているかを知っておくと調整に役立つ（参考文献1より引用改変）．

なった場合は，シリコーン系の粘膜適合試験材を用いて，加圧した際に薄く抜けている部位を少しずつ調整していきます．

③としては，義歯床縁の大きさが不適当な場合も痛みの原因になります．非可動粘膜を超えて可動粘膜まで覆っている場合は義歯床縁を短くします．

一方，遊離端義歯で上顎結節や臼後結節，頰棚が十分覆われていない場合などは，義歯床辺縁が図3-2-6のように粘膜に食い込んでしまい痛みや潰瘍を生じるため，義歯床縁を延長する必要があります．いずれの場合も義歯床辺縁には丸味をもたせることが大切です．

違和感，発語障害と違って，基本的に痛みは慣れることはないので，痛みがある場合は無理をして装着せずに，予約日（診療時間）の数時間前に入れておくように指導します．後日調整する場合は，義歯床内面に粘膜適合試験材を塗布し，痛みの部位と一致している義歯床粘膜面を調整します．同時に義歯が動揺していないかを確認し，必要であれば修正します．

IV　話しにくい（相手から聞きづらい）と言われた

1．しゃべりにくさはどのくらいで慣れるのか

新義歯を装着すると，いままで欠損や旧義歯に順応していた舌の運動調節作用が崩れるために，多少の発語障害が生じます．一般的に発語障害は3日程度で順応し，1週間程度で発語困難感はほとんど消失するとされています．したがって，装着当日は十分にこのことを説明した

装着後に発生した問題の原因と対処法

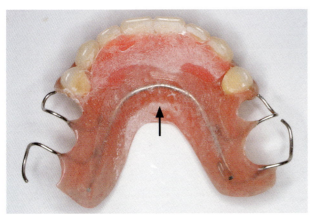

図3-2-8 サ行が発音しにくい義歯床の「シ」音のパラトグラム．口蓋前方に補強線があるため，舌が義歯床の中央部で当たって(黒矢印)おり，呼気を送り込む「狭め」ができていない．

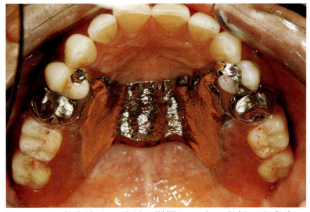

図3-2-9 大連結子は発語に影響しにくい走行に配慮するとともに，スティップルのような舌触りのあるほうが，しゃべりやすいとされている．

うえで安易に削らないようにします．しかし，装着後3週間たっても，なおしゃべりにくさが残っているときには義歯自体に問題がありますので，原因を探ります．

2. 発語障害を起こしやすい音は何か

発語障害を訴える音節としては，サ行，タ行，カ行，ガ行が多く，なかでも「シ」「チ」「キ」「ギ」が発語困難や誤聴を起こしやすいとされています．発語明瞭度を確認する文章としては「桜の花が咲きました」がよく用いられますが，典型的なパラトグラムの形を知っておくことが義歯床の形態修正には役に立ちます(図3-2-7)[1]．

3. 義歯床の形態と発語

サ行の発音では上下顎前歯の切縁間に1mm程度の間隙をつくり，呼気を送り込んで音をつくるため，上下前歯間の隙やS状隆起形態に注意します．本来のS状隆起と比較して，前歯歯頸部の床が厚くないか，薄すぎないか，口蓋側歯頸部の棚状の床が長すぎないかを確認して調整します(図3-2-8)．多くは上顎義歯に生じやすいのですが，下顎義歯でも前歯部の舌側のリンガルエプロンが厚く，歯列との段差が大きいと発語障害を生じます．

タ行，カ行に発語障害を認める場合は，歯頸部の床が厚すぎて舌に早期に接触していないかを確認します．「シ」と「チ」の誤聴やタ行の発音障害は，上顎犬歯から小臼歯にかけての口蓋側方部を薄くします．カ行，とくに「キ」や「ギ」で発語障害が認められる場合は硬口蓋後縁部に舌が早期に接触するため，第二大臼歯部口蓋側の義歯床を薄くします．

4. 発語障害を起こさせない配慮

義歯による発語障害は，人工歯の排列位置，前歯部のオーバーバイト，義歯床の大きさ・厚さ・形態・種類，口蓋の深さ，咬合の高さおよび義歯の適合・維持・安定性などが影響するといわれています．しゃべりにくいと言われてからの調整では難しい場合もあるため，咬合再構成をしなければならない症例などでは，治療用義歯を用いて発音に配慮した形態を考える必要があります．

上顎義歯の大連結子は舌の動きの障害になることも少なくありません．できるだけ左右対称に，第二小臼歯から第一大臼歯の間で走行させると発音に影響が少ないとされています．発音時には舌運動の90％は口蓋皺襞部に限局しているので，口蓋皺襞近くを走行する場合はスティップルのような舌触りのあるもののほうが発語しやすいとされています(図3-2-9)．

第3部　メインテナンス編

■咀嚼と義歯の関係

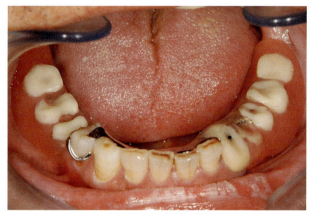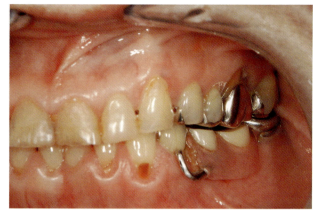

図3-2-10a, b　a：人工歯の咬合面が摩耗により咬断しにくくなっている．b：摩耗が進んで咬合接触を完全に失っていることもある．　a|b

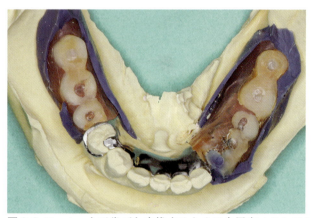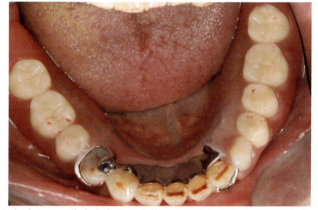

図3-2-11a, b　人工歯ごと交換するために金属床メタルフレームを残して，義歯床含めて全体を取り込み印象して修理した（図3-2-10aと同じ症例）．　a|b

Ⅴ　噛めないと言われた

　噛めないという訴えがあった場合，咬合関係や義歯の動揺，さらには人工歯咬合面裂溝の状態，咬頭傾斜など多角的な観点から確認することが必要です．

　噛めないという訴えが，咬合高径や排列位置など根本的な問題に起因している場合は，義歯の再製作や大幅な修理を検討しなければなりません．一方，長期間使われている義歯で噛めなくなったという訴えの場合は，図3-2-10aのように人工歯の摩耗によって裂溝がなくなって噛み切れない場合が少なくありません．また場合によっては，図3-2-10bのように上下顎間に間隙が認められることもあります．

　このような場合は常温重合レジンで一時的に咬合修正します．ただし，短期間ですり減ってしまいますので，義歯を預かることができる場合は取り込み印象をして，技工所で人工歯ごと交換します（図3-2-11）．取り込み印象をする際には，印象時に義歯がずれないように注意します．

Ⅵ　粘膜を咬んでしまうと言われた

　頰粘膜や舌を咬んでしまう根本的な原因が咬

装着後に発生した問題の原因と対処法

■粘膜と義歯の関係

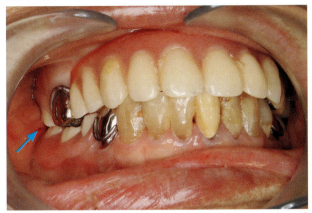

図3-2-12　下顎義歯装着後，頬を噛みやすくなったとの訴えがあった．ゆっくり，柔らかいものを噛むように指導し経過観察したところ，1週間程度で頬を咬むことはなくなったが，もし改善しない場合は上顎の人工歯頬側咬頭に垂直被蓋を与える．

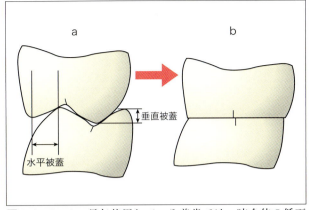

図3-2-13a, b　長年使用している義歯では，咬合位の低下とともに図aに示した水平被蓋や垂直被蓋が失われて図bのようになり，頬や舌を咬みやすくなってしまう．人工歯の調整で被蓋関係を改善できない場合は，咬合挙上も必要になる．

合高径や人工歯の排列位置，被蓋関係である場合は，義歯の設計過程の問題になりますので，新製が必要になるかもしれません．

　ただし，義歯を装着した直後に，頬や舌を咬んでしまうという訴えを聞くことは一般的によくあることです．パーシャルデンチャーの場合，既製の人工歯では対合の天然歯と理想的な被蓋関係が得られないために一時的に咬傷を起こすことがあります．たとえ理想的な被蓋関係が得られたとしても，義歯を新製するまでしばらく欠損のままだと，頬粘膜や舌がデンチャースペースに入り込んで頬や舌を噛みやすくなります（図3-2-12）．

　咬合接触関係に明らかな問題がないのであれば，咀嚼リズムや舌運動は装着された義歯に順応してくるため，義歯の装着当日は必要最小限の調整にとどめます．その旨を患者に説明し，ゆっくりと柔らかいものから噛んでもらうように指示します．1～2週間経過をみて，それでも噛んでしまう場合には，被蓋関係の改善を行います．長年使用している義歯では，咬合位の低下とともに水平被蓋や垂直被蓋が失われて頬や舌を咬みやすくなりますので，人工歯の調整で被蓋関係を改善できない場合は，咬合挙上を行い，また義歯の新製も必要になります（図3-2-13）．

参考文献

1. 山縣健佑．デンタルテクニックシリーズ17 義歯と発音 無歯顎臨床でのポイント．東京：口腔保険協会．1997．

Maintenance Edition 3

使用中の義歯が外れやすくなってしまったら

I むやみにクラスプを曲げない

　いままで問題がなかった義歯が最近外れやすくなったと訴える患者は少なくありません．装着当初は問題がなかったわけですから，修理する前に義歯が外れやすくなった原因を明らかにすることが大切です．

　パーシャルデンチャーで維持力がなくなった場合に，すぐに思いつく修理はプライヤーを用いてクラスプを曲げ直すことですが，むやみにクラスプを曲げることによって，クラスプが破折してしまったり，歯に無理な力がかかったりするので好ましくありません．本項では使用中の義歯が外れやすくなる原因を考えるとともに修正のポイントを解説します．

II 維持力に頼りすぎていないか

　一般的に義歯の維持力はクラスプの弾性を利用しています．したがって，日常の着脱や咀嚼による離脱力によって，クラスプが疲労して外れやすくなります．義歯を設計する際は，レス

■維持力のみではなく把持を得られる歯冠形態を与える

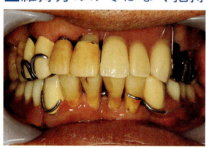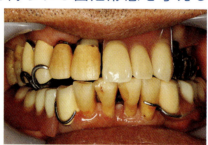

a|b

図3-3-1a, b　維持力に頼りすぎる設計は義歯が外れやすくなる原因になってしまう（上顎右側）．クラスプを曲げても，かえって外れやすくなるだけである（参考文献1より転載）．

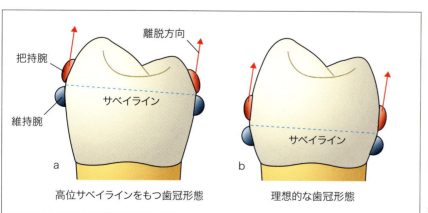

a|b

図3-3-2a, b　維持力に頼りすぎないように確実な把持を得るためには，サベイラインを歯頸部寄りに変更するように歯冠形態修正する．

■義歯と支台歯・顎堤粘膜の不適合

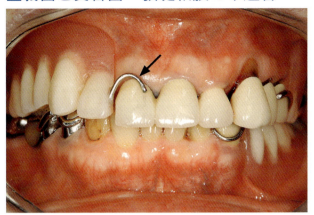
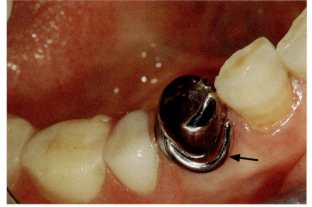

図3-3-3a, b　レストがなく義歯が沈下してクラスプが歯面に適合しなくなっているため，義歯が定位置から外れてしまっている．　a|b

トや義歯床による支持や把持鉤腕や小連結子による把持によって義歯を安定させたうえで，維持力を必要最小限にすることが大切です．つまり維持力に頼りすぎる設計は，図3-3-1のように義歯自体の維持力の低下やクラスプの不適合や破折の原因になってしまいます．

　義歯を設計する際に十分な把持効果が得られる残存歯の分布であるか，歯冠形態は適当であるかを判断して設計し，印象前に必要に応じて歯冠形態修正をすることが大切なのです（図3-3-2）．

　そのうえで，維持力低下の原因として，義歯と支台歯や義歯と顎堤粘膜に不適合がないか，咬合接触関係に問題はないかを確認する必要があります．

III　義歯と支台歯に不適合はないか

　レストが破折していたり，もともと設定されていなかったりすると，義歯は沈下して，クラスプが歯面から離れて義歯に緩みが生じます（図3-3-3）．この場合は，クラスプを修正しても解決にはなりません．確実な支持が得られるようにレストを含んだ支台装置を製作し直す必要があります．

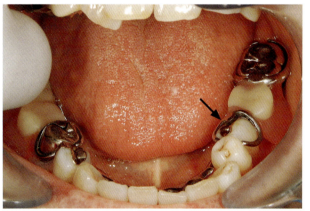

図3-3-4　一方の人工歯咬合面を指で押して，反対側のクラスプが浮き上がる場合（黒矢印）は，クラスプの維持力不足ではなく，義歯の不適合が原因であるためリラインを行う．

IV　義歯と顎堤粘膜に不適合はないか

　当初は歯面との適合状態が良好であった義歯も時間の経過とともに顎堤が吸収して，義歯の動きが大きくなると，機能時にクラスプが歯面から離れて，外れやすくなります．人工歯部分に指で力をかけてクラスプが浮き上がるか否かを確認して，クラスプが歯面から離れてしまう場合は，リラインが必要になります（図3-3-4）．

　一般的には直接リラインがほとんどですが，リラインの実際はメインテナンス編第8項を参照してください．

第3部　メインテナンス編

■咬合接触関係の問題

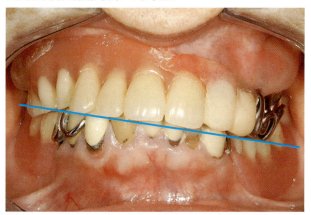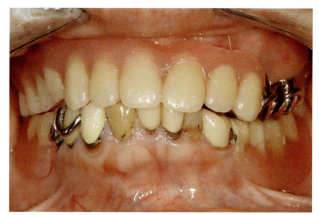

図3-3-5a, b　すれ違い咬合で咬合平面が大きくずれており，義歯が転覆しやすくなっているため，できるだけ被蓋関係と咬合平面を修正して過剰な側方力を軽減させる．　a｜b

■クラスプの修理

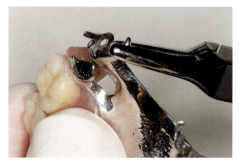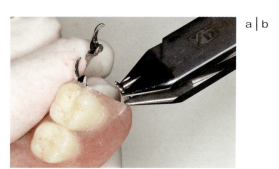

a｜b

図3-3-6a, b　a：緩んだクラスプはKIプライヤー（図中）やピーソープライヤーを用いて肩部から少しずつ曲げる．b：三嘴鉗子は急激に曲がるのでできるだけ使わない．

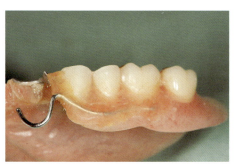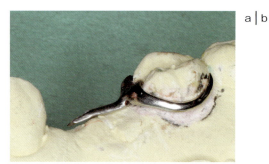

a｜b

図3-3-7a, b　クラスプの修理は，a：ワイヤークラスプを口腔内で屈曲し，直接脚部を頰側研磨面に埋入する場合と，b：技工所でクラスプを製作後に義歯床に固定する場合がある．いずれにせよ，破折の原因を明らかにしてから修理することが大切である．

V　咬合接触関係に問題はないか

　多数歯欠損になると，側方運動時のガイドを義歯人工歯で得なければならない場合があります．長年使っている義歯では人工歯の臼歯咬合面全体が摩耗して，前歯の接触が強くなり，義歯が転覆しやすくなります．

　とくに咬合平面の不整やすれ違い咬合では，人工歯への側方力が必要以上にかかって，義歯が転覆しやすくなります（図3-3-5）．側方力をできるだけ軽減するためには，咬合挙上も含めて修復する必要があります（メインテナンス編第2項参照）．

■磁性アタッチメントを用いた維持力の改善

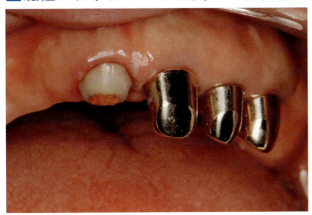
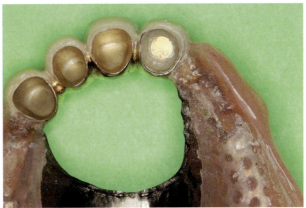
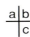
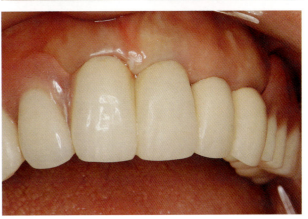

図3-3-8a〜c　コーヌステレスコープの内冠がポスト部で破折し，わずかに維持力の低下が認められた症例．残っている内冠と外観のスクラッチの観察から，内外冠の適合は良好であることがわかる．義歯の浮き上がりを極力避けるために直接法用のマグネットキーパーを用いて維持力を回復した．

VI　クラスプの不適合や破損に対する対応

　維持力低下の原因を明らかにして対応したうえで，クラスプが歯面に適合していない場合は，図3-3-6aに示したようにKIプライヤーやピーソープライヤーを用いて基部（肩部）から少しずつ曲げます．図3-3-6bに示した三嘴鉗子はクラスプが急激に曲がって，さらに不適合になったり，破折しやすくなったりするため注意が必要です．とくにキャストクラスプでの使用は好ましくありません．

　クラスプが破損している場合は，図3-3-7aのようにワイヤークラスプを屈曲して，レジン床に常温重合レジンで固定します．チェアーサイドで屈曲しても良いですが，可能であれば図3-3-7bのように間接法で製作するほうが確実です．もし義歯を預かることが可能であれば，義歯を装着した状態で取り込み印象を行って，技工所で修理します（取り込み印象についてはメインテナンス編第2項・第6項参照）．

VII　特殊な義歯での維持力の回復

　義歯の維持機構は金属クラスプに代表される歯冠のアンダーカットを利用した維持力発現機構が一般的ですが，それ以外にも摩擦を利用したもの，磁力を利用したもの，くさび効果を利用したもの，嵌合力を利用したもの，着脱方向の規制によるものなど数多くあります．以下に2種類の義歯について，外れやすくなったときの対処について概説します．

1. コーヌステレスコープ義歯

　コーヌステレスコープ義歯は内冠と外冠が嵌

第3部　メインテナンス編

■ノンメタルクラスプデンチャーの維持力の改善

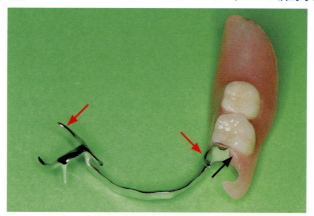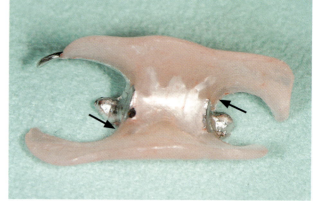

図3-3-9a, b　維持力が弱くなった場合．a：舌側のブレーシングアームをわずかに屈曲（赤矢印）する．b：黒矢印の部分に常温重合レジンを添加することによって維持力を改善できる．
a｜b

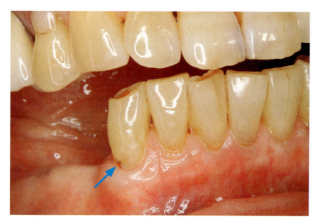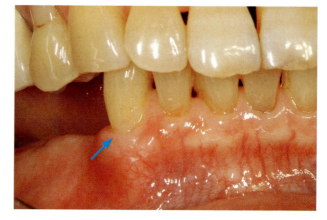

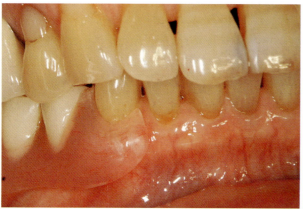

a｜b
c｜

図3-3-10a〜c　レジンクラスプが緩くなっている場合．a：歯頸部が削れていないか確認する．b, c：必要に応じてコンポジット充填で形態を回復することによって維持力の改善ができる．

合することによるくさび効果で維持力が発揮される義歯です．理論的には内冠の上面と外冠が接していない限り，維持力は確保できるはずです．したがって，軸面の接触を妨げている外冠の咬合面側の内面やマージン部分があれば，少しずつ調整して維持力を回復させます．

それでも維持力の回復ができない場合は，内冠を除去して，図3-3-8のように磁性アタッチメントなどの根面アタッチメントを用いると容易に維持力を回復できます（治療編第18項参照）．

2．ノンメタルクラスプデンチャー

　ノンメタルクラスプデンチャーは維持部が義

歯床用の樹脂でできていて，経時的な使用で緩みやすくなるため，設計に際しては注意が必要です（治療編第19項参照）.

維持力が低下した場合，技工所ではクラスプ肩部を火炎で温めて歯面に適合させますが，熟練が必要とされる作業なので，チェアーサイドで行うのは注意が必要です.

図3-3-9aのように舌側の把持鉤腕が金属であれば，わずかに屈曲することで維持力の回復はできます．また常温重合レジンと直接接着する樹脂であれば，図3-3-9bのように欠損に隣接する部分に常温重合レジンを添加することによって，維持力を回復させることができます．

天然歯が支台歯の場合には，図3-3-10のように歯頸部に対してわずかにコンポジットレジン充填を行って，レジンクラスプの維持力を回復させることもあります．

義歯を設計する際に確実な支持と把持を得て，維持力に頼らない設計をすることが維持力を低下させないためにもっとも重要なことなのです．

参考文献
1. 谷田部 優，犬飼周佑．もう「邪魔」といわれないパーシャルデンチャー．2014；QDT．38(4)：33-44．

Maintenance Edition 4

診療室でできる人工歯の破折の応急修理法
～破折の種類を見極めろ～

I パーシャルデンチャーの人工歯が破折した患者が受診したら

　ひとくちに人工歯の破折といっても，①人工歯の咬頭や切縁が欠けたもの，②人工歯が義歯床から外れ落ちたもの，③人工歯のそばで義歯床が破折したものと，その内容はさまざまです．しかし，厳密にいえば人工歯の破折は人工歯内部で破壊が生じる①だけで，②は人工歯の脱離，③は義歯床の破折です（図3-4-1）．人工歯部の破損への対応は，①～③の種類の見極めから始まります．

II 人工歯の脱離

　人工歯の脱離は臨床上頻度の高いトラブルです．硬質レジン歯の基底面はMMAレジンで，床用レジンと化学的に結合しますが，基底面にワックスやレジン分離材が付着していれば，結合強度は低下してしまいます．
　そこで図3-4-2に示したように脱離した人工歯の基底面を一層削除して新鮮面を出し，義歯床側はやや多めに削除し，両方の表面をデンチャープライマー（ジーシー）などの有機溶媒で表面処理したのち，即時重合レジンで人工歯を固定します．

■「人工歯が折れた」といわれるトラブルの分類

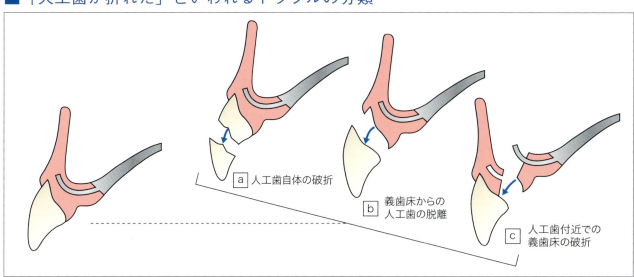

図3-4-1a～c　人工歯が折れたといわれるトラブルには，a：人工歯自体が破折したもの，b：義歯床から人工歯が脱離したもの，c：人工歯のそばで義歯床が破折したものが含まれる．修理に際しては，まずその種類を見極めることが重要である．

■人工歯の脱離の修理法

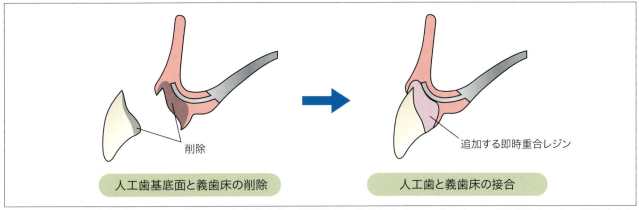

図3-4-2 人工歯基底面と，それに接していた義歯床を一層削除して新鮮面を出し，プライマーで処理したのち，即時重合レジンで接合する．美しい歯頸線は義歯の審美性の重要な要素である．即時重合レジンの層が薄くなりすぎないことが大切．義歯床の歯頸部部分が破壊されずに残っている場合は，その部分の削合を避けたほうが賢明である．

この工程で唇頬側の歯頸部のみを削除しないでおくことは，歯肉縁部の審美性を維持するうえで有効です．

脱離した人工歯の基底面からMMAレジン層がすっかり削除されていても，シランカップリング剤で表面処理すれば同様に修理できます．しかし結合強度を考慮すれば，新たな人工歯を用意して，基底面のMMAレジン層を残した形態修正を施し，義歯に固定して十分に咬合調整するほうが良いでしょう．

III 人工歯の破折

人工歯内部での破壊の修理には，2つの方法が選択できます．

第1の方法は，同じモールド，サイズ，シェードの新しい人工歯との置換です．自院で製作した義歯であれば，人工歯の規格が技工指示書に記載されているでしょう．破折した人工歯を削り取り，同一規格の新しい人工歯を固定すれば，結合強度と審美性に優れた修理が可能です．もちろん十分な咬合調整と研磨は欠かせません．

第2の方法は，破折した陶歯や硬質レジン人

■人工歯の破折の修理法

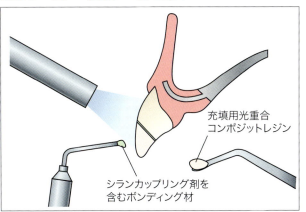

図3-4-3 人工歯の破折面をサンドブラスト処理で粗造にしたのち，シランカップリング剤を含むボンディング材で表面処理し，充填用光重合コンポジットレジンを築盛して，形態を回復する．人工歯と光重合レジンは，同じシェードでも光透過性などが異なるので，色調を確かめながら，複数のシェードを重ねて用いるなどの工夫で，審美的な形態回復を目指す．

工歯の形態を，充填用の光重合コンポジットレジンで回復するものです．図3-4-3に示すように人工歯の破折面をサンドブラストなどで粗造にしたのち，シランカップリング剤を配合したボンディング材で表面処理し，充填用光重合コンポジットレジンを築盛します．

サンドブラスト処理では，粒度150〜180番のホワイトアルミナ研磨材を0.2 MPa程度の噴射圧で噴射し，十分に水洗，乾燥します．シランカップリング剤を含んだボンディング材

第3部　メインテナンス編

■硬質レジン人工歯の破折の修理

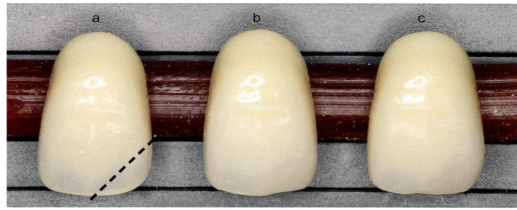

図3-4-4a〜c　硬質レジン歯破折の修理例．a：人工歯の黒い点線部分から先が破折したことを想定し，充填用光重合コンポジットレジンで形態回復を図った．b：人工歯と同じシェードのコンポジットレジンのみで形態を回復した場合．c：人工歯と同じシェードのレジンのうえに，1段階淡いシェードのレジンを積層した場合．この結果から，のっぺりした印象になるのを避けるため，cのように複数のシェードのレジンを使うほうが，ある程度，有効であることがわかる．ただし，より審美性が求められる場面では，新しい人工歯との置換を考える．

■設計に起因する人工歯の破折の原因：その1

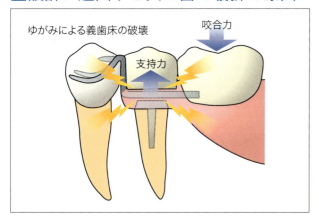

図3-4-5　大臼歯の遊離端欠損で，第二小臼歯には根面板が装着された症例で，欠損部に隣接する第一小臼歯にはレスト付き二腕鉤が設定されていた．この義歯を装着して第一大臼歯でものを噛むと，第二小臼歯の根面板は支持力を発揮し，その結果，第二小臼歯部と第一大臼歯部の間に大きなゆがみが生じる．垂直的な補綴空隙に乏しい第二小臼歯部は，人工歯と鉤脚，薄い床用レジンがサンドイッチされた構造で，ここに生じるゆがみは，人工歯ごと義歯床を破壊するように働いてしまう．

は，各社が工夫を凝らしており，使用方法もそれぞれ異なります．指定の方法に従うことが大切です．

　充填用レジンのシェードは人工歯と同じものを選びます．充填用レジンは，歯質に囲まれた窩洞に充填したとき，歯質と色調が調和しやすいよう，透明度が高めに設計されているようです．このため前歯切縁の破折を修復すると，やや色彩が濃くのっぺりした印象に仕上がります．

　切縁色または人工歯のシェードより淡色の材料を積層すれば多少は改善されますが，光のあたり方の加減で修理部分が浮き上がってみえる瞬間があるものです．

　審美性が強く求められる症例では，人工歯を置換するか，私費診療用の充填用コンポジットレジンを用い，象牙質色やエナメル質色の材料を積層して修復する方法を選ぶべきでしょう．

　図3-4-4は充填用コンポジットレジンのみの修復と複数のシェードレジンを築盛して修復した硬質レジン歯の比較です．充填用コンポジットレジンのみの修復では破折線の跡がうっすらとみえます．

　人工歯の破折修理でもっとも大切なのは，再破折の予防です．破折は人工歯に加わる機能力が設計値を超えたときに生じます．咬合状態の精査など，破折した人工歯に過剰な力が働いた原因を突き止める手立てを尽くすことです．

■設計に起因する人工歯の破折の原因：その２

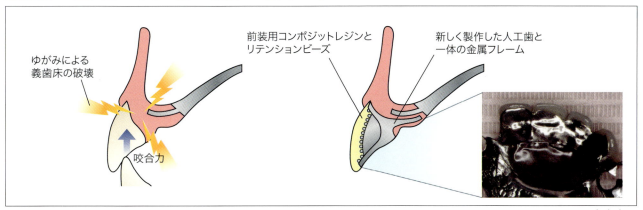

図3-4-6 前歯部の金属フレームが咬合力作用点に届いていない．前歯で食物を噛むと，前歯人工歯直下の義歯床にゆがみが生じて破折し，人工歯が義歯床ごと外れ落ちた．この場合，原状を回復するだけの修理では対応として不十分なので，やむなく人工歯を維持する金属フレームを製作する規模の大きな修理を行った．

IV 義歯床の破折

特別に硬い食物を噛み砕いたり，洗浄中の義歯を誤って洗面台に取り落としたりして起きた義歯床部分での破折の場合，適切な対応は義歯床の修理による原状回復です．

破折片同士の正しい位置関係が明確な場合は，口腔外で，瞬間接着剤を用いて仮着することもできますが，人工歯のそばで生じた破折の場合，破断部の面積が小さく，破折片同士の位置付けが難しいことも少なくありません．このような場合，可能な限り口腔内で破折片同士を正しく位置づけ，即時重合レジンで仮着したら，義歯を外し，床粘膜面に石膏を盛って補強します．

このとき仮着に用いたレジンと破折線周囲の義歯床を粘膜面側の石膏に届くまで削除し，即時重合レジンを追加し，形態修正と研磨を行ったら，修理は完了です．義歯床を楔状に削除して即時重合レジンとの接合面積を十分確保することと，有機溶媒による接合面の表面処理を推奨します．

とくにきっかけもなしに義歯床が破折した場合には，原状回復だけの対応では不十分かもしれません．不適切な設計のパーシャルデンチャーには，図3-4-5のようにしばしば局所的に過剰な機能力が働きます．そこで亀裂が生じ，徐々に成長して，やがて破折にいたるのです．

もしそうならば，元通りに修理しても，破壊の過程が繰り返されかねません．通常の方法での修理に加えて，図3-4-6のように強度不足の箇所を補強するなどの手段を，同時に講じることが大切です．

V 破折・脱離の背景にある原因は何かを探る

人工歯の破折と脱離，人工歯のすぐそばで起きる床の破折は，いずれも外来で応急的に対処できるトラブルです．しかし，応急修理を行うだけで，解決できるトラブルばかりとは限りません．義歯の強度が不足していて，義歯を長く使ってもらうためには大きな改造が必要な症例もあり，また咬合位や咬合高径に問題があり，規模の大きい咬合治療の一環として義歯の新製が望まれる症例も含まれます．

目の当たりにしたトラブルから，その背景にあるさまざまな問題に考えを巡らせる習慣を日常臨床のなかで身につけましょう．

Maintenance Edition 5

診療室でできる床やフレームワークが壊れたときの応急修理法

I 破折の原因を知る

　パーシャルデンチャーの設計において，フレームワークが破折しないよう十分な強度を確保した構造設計をあらかじめ考慮することは言うまでもありません．しかし，長期間の使用，顎堤の吸収などの口腔内環境の変化や材料の劣化により破折のトラブルは避けられません．

　義歯床の破折したパーシャルデンチャーを持参した患者が来院した場合，単に破折部の修理だけを行うのではなく，その原因を精査し解決するような修理をしたいものです．

II 義歯の応急修理法

　多くの義歯床の破折は，機能力に対する義歯の強度不足や義歯の不適合による過剰な動揺を原因として起こります．

1. もとの位置関係に復元できるか

　まず修理を行う際には破折した義歯が破折部を中心にもとの位置関係に復元できるか否かを確認します．口腔外で復元できる場合にはシアノアクリレート系の接着剤を用いて仮固定を行い，口腔内で正しい位置関係かどうかを確認します．口腔外で位置関係が復元できない場合には，口腔内で即時重合レジンを用いて位置関係の復元を行います（図3-5-1）．

　義歯の位置関係が復元できたら技工用のラウンドバーなどを用いて破折線に沿って義歯床を削除し，その後のレジンの強度を増すために削除した部位よりさらに幅広く削除を行います（図3-5-2）．

　削除部に即時重合レジンを盛る前に，義歯表

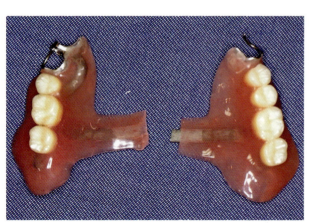

図3-5-1　床が破折した義歯．

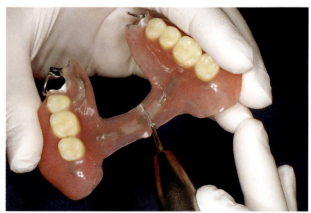

図3-5-2　破折線に沿って削除し，レジンの新鮮面を出す．強度を出すために幅広に削除する．

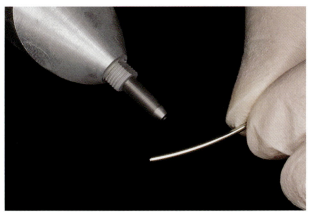
図3-5-3 補強用ワイヤーをサンドブラスト処理する．

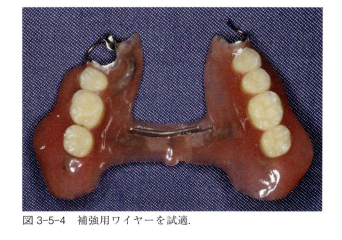
図3-5-4 補強用ワイヤーを試適．

面にリベース用のレジンプライマーを塗布すると義歯床とレジンとの接着が強固になります．つぎに削除部に即時重合レジンを筆で築盛していきます．重合収縮による変形を回避するために1回で多量のレジンを盛ることは避けましょう．重合終了後，口腔内にて適合を確認し，良好ならば修理完了です．

2. 強度不足による破折の修理

破折の原因として強度不足が考えられる場合（とくに補強用のメタルフレームが破折している場合など）は，追加でクラスプ用コバルトクロムワイヤー，あるいはレスト用コバルトクロム半円線を追加埋入する方法があります．

具体的な修理法は，まず破折線に対して垂直に埋入するワイヤーの長さ分の義歯床を削除します．また削除する深さは義歯床の厚みの中央部までです．ワイヤーはそのまま埋入せずに，表面をサンドブラスト処理し（図3-5-3），可能であれば金属接着プライマーあるいは接着性レジンを塗布後，即時重合レジンを用いて埋入します（図3-5-4）．

3. 不適合が原因の動揺による破折

義歯の不適合が原因の動揺によって破折した場合には追加でリラインや支台装置の調整を行い義歯の動揺の最小化を図ります．

しかし，修理前の試適の際にフレームワークの変形が大きく，義歯の位置関係が適切に復元できない場合や，ワイヤーなどの追加を行っても十分な強度が得られない場合は，あらためて義歯修理用のパーツ（大連結子など）の再製作で対応するか，義歯の新製を考慮しなければならないでしょう．

Maintenance Edition 6

診療室でできる支台装置が壊れたときの応急修理法

I 待ってくれる患者ばかりとは限らない

リコール時などに義歯のチェックをするとアームの破折に気がつくことがあります．使用している義歯に複数の支台装置が設定されている場合などでは患者自身から義歯の使用に関して不具合の訴えがなく，また破折自体に気がついていないこともあります．

このような緊急性を認めないケースの一方で，アームの破折により義歯の維持・安定が損なわれたことを主訴とした患者に対する急患対応が日常的に行われています．院内技工室を有する診療所ならば，患者に来院してもらい印象採得を行った翌日に新製した支台装置を義歯に組み込むことも可能かもしれませんが，技工室がない診療所では支台装置の製作に数日は必要です．

患者には「支台装置を製作する期間はご不自由をおかけします」と説明し，納得してもらえることが多いとは思いますが，「すぐに旅行が控えており，その間に支障がないようにしてほしい」「会食の予定があるのだが何とかならないか」などといった要望に応えなければならない場合もあります．

II ワイヤー屈曲で対応できるケース

臨床では，図3-6-1a, bのようなエーカースクラスプの頬側維持腕が破折したケースに高い頻度で遭遇します．

この場合の修理法は線鉤用Co-Crワイヤーを屈曲し，即時重合レジンを用いて直接口腔内で義歯に組み込むのがもっとも簡便な応急修理法です（図3-6-1c）．鉄槌(ハンマー)と鉄砧(金

■ エーカースクラスプの破折の修理

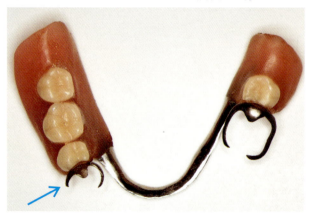

図3-6-1a 下顎右側第一小臼歯に設定されたエーカースクラスプ．頬側維持腕に破折を認める．

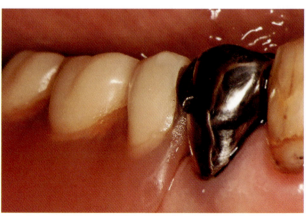

図3-6-1b 同義歯を口腔内に装着した状態．支台歯のカントゥアーに問題がないかも確認する．

診療室でできる支台装置が壊れたときの応急修理法

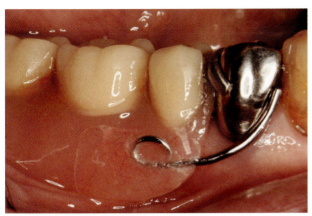

図 3-6-1c 屈曲した線鉤用 Co-Cr ワイヤーを組み込んだ状態．義歯床内の保持部は回転防止のためループ状とした．

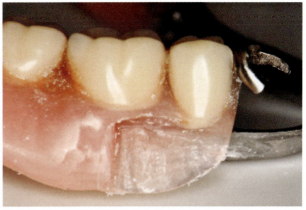

図 3-6-1d 口腔内で組み込む際の位置づけの自由度を高めるために，義歯床はあらかじめ広範囲に削去しておく．

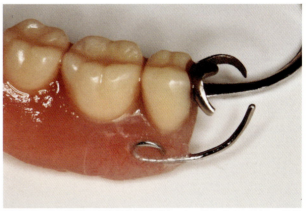

図 3-6-1e 頰側の鉤肩部が残存していることにより，応急修理ながら十分な維持力が得られる．

しき）があれば義歯床内に入る保持部（脚部）を叩いて扁平にすることでレジンの厚みの確保と床内での回転防止を図ることができます．

鉄槌と鉄砧がない場合には保持部をループ状に屈曲することなどでも保持の向上は図れますが，厚みの面ではマイナスです．屈曲したワイヤーの組み込みにあたっては，あらかじめ義歯床を削去しておきますが，ある程度の広い範囲を削去することにより口腔内で直接組み込む際のワイヤーの位置づけの自由度が高まり修理が容易になります（図 3-6-1d）．

この場合の支台装置はワンピースではありませんが，図 3-6-1e に示したエーカースクラスプとローチクラスプのコンビネーションタイプと同様の構成となります．

下顎の犬歯に設定された唇側アームが破折し，鉤肩部も変形をきたしているため把持力も発揮されていないような図 3-6-2a のようなケースでは，図 3-6-2b のように唇側歯冠を取り囲むようにワイヤーを屈曲することにより効果的な維持力を得ることができます．

■唇側アームの破折の修理①

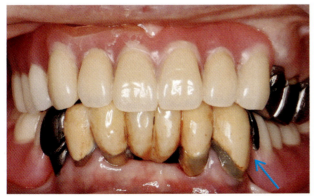

図 3-6-2a 下顎両側遊離端義歯の左側犬歯に設定された支台装置の唇側アームに破折を認める．

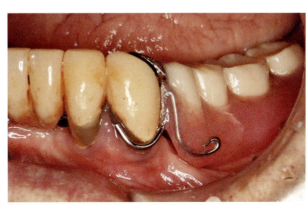

図 3-6-2b 肩部も支台歯に適合するように屈曲を行い，把持効果を獲得する工夫が必要な場合もある．

第3部　メインテナンス編

■唇側アームの破折の修理②

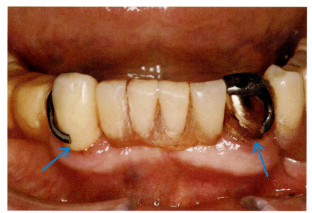

図3-6-3a　下顎左右犬歯の唇側アームに破折を認める．唇側歯頸部歯肉の豊隆が大きく，アンダーカットが存在する．

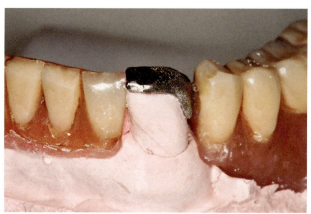

図3-6-3b　支台歯を含めた取り込み印象を行い，速硬性石膏を注入し，作業用模型を製作する．

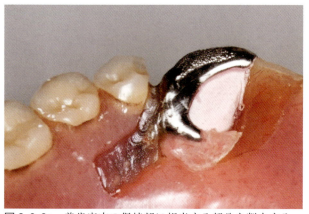

図3-6-3c　義歯床内の保持部に相当する部分を削去する．同時にアームウェイのクリアランスを確保する．

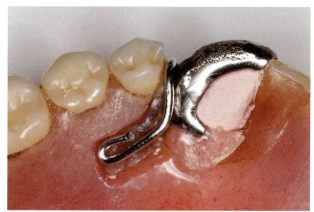

図3-6-3d　屈曲が終了したワイヤーの試適（舌側面観）．

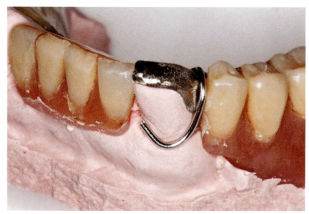

図3-6-3e　屈曲が終了したワイヤーの試適（正面観）．この後，模型上で即時重合レジンを用いて組み込みを行う．

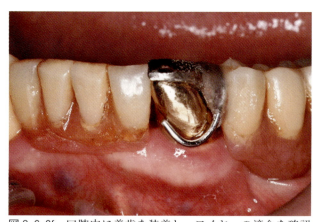

図3-6-3f　口腔内に義歯を装着し，ワイヤーの適合を確認する．必要に応じてプライヤーで維持力の調整を行う．

III 取り込み印象後，石膏模型上でのワイヤー屈曲で対応できるケース

しかし，図3-6-3aのような唇頬側の床にワイヤーを保持するスペースの設定が困難な場合もあります．唇側から舌側にわたるワイヤーの屈曲は三次元的に複雑になりますから，義歯とともに支台歯の取り込み印象後，速硬性の石膏

診療室でできる支台装置が壊れたときの応急修理法

■維持腕の破折の修理

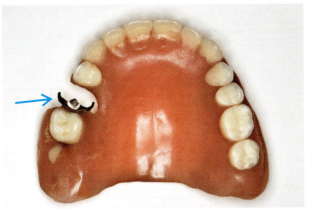

図3-6-4a　唯一の残存歯である第二小臼歯に設定されたエーカースクラスプの頰舌側アームがともに破折している.

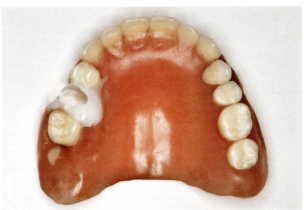

図3-6-4b　破折したクラスプを除去後,粘膜調整材を支台歯周囲に応用し維持安定の向上を図る.

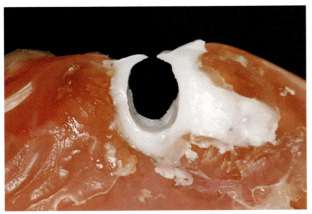

図3-6-4c　支台歯の近遠心および口蓋側のアンダーカットを利用することにより物理的な維持力と把持効果を得る.

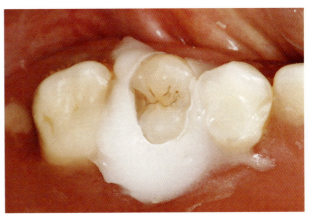

図3-6-4d　支台歯の全周を辺縁封鎖することにより,総義歯に準じた吸着が得られることもある.

で製作した模型上でワイヤーの屈曲を行い,義歯床に組み込みます（図3-6-3b〜f）.

IV　粘膜調整材の応用で対応できるケース

　上顎の1歯残存症例では支台装置の維持腕の破折により,義歯を装着して口腔内にとどめておくこと自体ができなくなります（図3-6-4a）.そのため支台装置が新製されるまでの期間も義歯を使用するためには,必ず何らかの応急処置が必要です.

　屈曲したワイヤーを組み込む以外では,支台歯のアンダーカットを利用し粘膜調整材を応用する方法もあります（図3-6-4b）.アンダーカット部の粘膜調整材による物理的な維持と把持に加えて,支台歯周囲の辺縁が封鎖されることにより吸着が得られることもあります（図3-6-4c, d）.

　床全体の適合が不良な場合には,支台歯周囲だけでなく義歯全体に粘膜調整材を利用することにより維持安定の向上を図ることができます.支台歯のアンダーカットが少ないケースでは粘膜調整材の代わりにシリコーン印象材や弾性裏層材を利用することもできます.

Maintenance Edition 7

増歯への対応

I 増歯を考えるとき

　パーシャルデンチャーは，残存歯の負担過重を避けるよう，設計に工夫を凝らしますが，それでも歯の喪失は起こります．あらたな歯の喪失による審美障害や機能障害への対処として，義歯に人工歯や義歯床の一部を追加するのが増歯です．義歯修理のなかでも比較的頻度の高いものと言えるでしょう．

　増歯の方法は，欠損歯の数や部位，支台歯かそうでないか，欠損歯付近の義歯の材料がレジンと接着するかなど，欠損や義歯の条件によってさまざまです．ここでは予期しない歯の喪失に対して応急的に行う増歯と，義歯設計の段階で歯の喪失を予想し，準備していた増歯に分けて，具体的なポイントを紹介します．

II 残存歯の予期しない喪失の場合

　パーシャルデンチャーにあらたな人工歯や義歯床を追加する際，問題になるのは増歯部分と義歯の連結方法です．連結箇所の義歯材料がレジンであれば即時重合レジンで接着できますが，金属の場合はプライマーを用いても接着強

■増歯のためにフレームに機械的嵌合を付与した症例

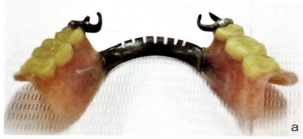

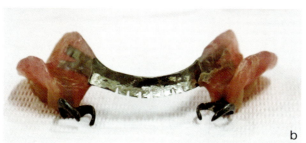

図3-7-1a, b　リンガルバー上縁にディスクを用いて刻みを入れ，粘膜面も削合することによりレジンによる機械的嵌合力の増強を図った．

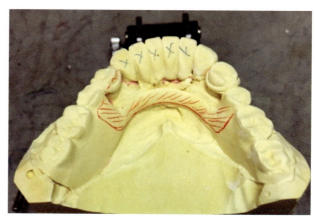

図3-7-2　修理用パーツを斜線部にかかる大きさで製作することにより，チェアーサイドでの接着が容易になる．

増歯への対応

■増歯を予測したレジン床製作のポイント

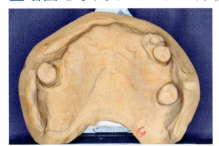
図3-7-3 作業用模型.

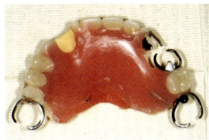
図3-7-4 旧義歯.

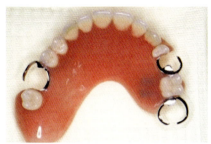
図3-7-5 新義歯.左側臼歯部は長期保存可能と考えられたため右側のみ延長を行った.認知症もあり旧義歯との形態変化を最小限にとどめるため,口蓋を解放した設計とした.

度が不足します.強度を増すためには,レジンと機械的に嵌合する形状の付与が欠かせません.

図3-7-1は訪問歯科診療で経験した症例で,下顎両側の第二小臼歯以降が欠損し,両側の床をリンガルバーで結ぶ義歯を使用中でした.右側側切歯から左側犬歯にかけて歯周病が進行し,抜歯適応です.明らかに義歯床外形や咬合高径が不適切で,義歯新製も考えましたが,体力的に限定的な治療を優先する必要があり,増歯を選択しました.

咬合の変化を最小限にとどめるため,抜歯に先立って義歯装着状態の印象を採得し,即時義歯に準じて残存歯の位置に人工歯を排列し,図3-7-2の斜線で示した部位を義歯床で覆いました.リンガルバーは上縁に刻みを設け,粘膜面側を一層削除しました.リンガルバーにレジンを嵌合させるとともに,バー全体をレジンで被覆し,連結を強化する狙いです.

連結は抜歯後の口腔内で,即時重合レジンを用いて行い,さらに抜歯窩の治癒を待って粘膜面の再適合を図り増歯を完了させました.

喪失歯が支台歯で,義歯の支持と維持安定が損なわれた症例では,追加すべきクラスプを義歯に連結できるかどうかで,修理の可否が決まります.修理の方法自体は前述したとおりです(メインテナンス編第4～6項参照).

一方,増歯に際して金属フレームに刻みを加えたり,厚みを減じる加工を行うと,増歯部分との連結強度と引き換えに,フレームの強度は低下します.義歯床の剛性に注意を払うことを忘れてはなりません.

III あらかじめ増歯が予測される場合

要抜去歯の抜歯は,パーシャルデンチャー製作の重要な前処置のひとつです.しかし,抜歯適応でも抜歯の同意が得られない歯や,予後不良でも直ちに抜歯適応ではない歯が残存歯に含まれたり,治療方針として要抜去歯を段階的に抜去する移行義歯を選択したりと,パーシャルデンチャー製作後に抜歯が予見される場面は少なくありません.大切なのは,増歯を行いやすい構造の義歯,歯の喪失後の欠損形態を想定した義歯を設計することです.

1.レジン床での増歯の準備

図3-7-3～5は訪問歯科診療で上顎に義歯を製作した症例です.図3-7-3からは右側は第一大臼歯が残存,左側は犬歯の残根と第一小臼歯,第二大臼歯の残存が確認できます.装着中の義歯(図3-7-4)の製作以降に右側犬歯と第二大臼歯が失われ,左側犬歯の歯冠が破折したと

第3部　メインテナンス編

■増歯を予測した金属フレームの製作ポイント

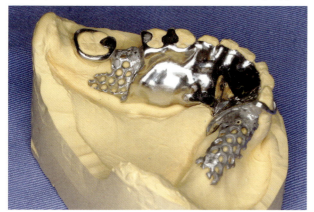

図3-7-6　抜歯後の顎堤吸収を考慮すると，スケルトン部は後方へ大きく延長することができないため，増歯後に舌感を損なうことなく舌遊離端部を補強できる形態とした．

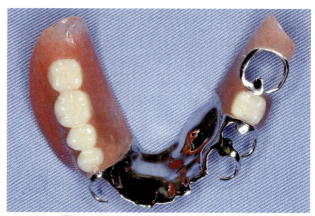

図3-7-7　 7̲ 抜歯後はリングクラスプを脚部で切断し増歯を行う．レトロモラーパッド部を設計しておくことでリラインによる粘膜面最適化を容易に行うことができる．

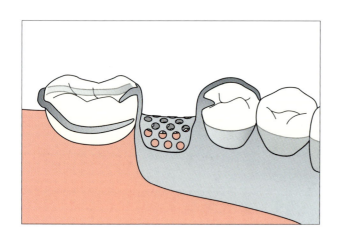

図3-7-8　 7̲ の状態に問題がなければ， 7̲ にリングクラスプ， 5̲ にレスト付きクラスプを製作することが妥当であると考えられる．

のことです．

　粘膜面は右側犬歯の喪失以前に適合不良だったようで，リラインが行われています．患者は認知症でしたが，意思疎通は十分にできる段階で，この時期を逸さず義歯を新製すべきと考えました．

　新義歯の支台歯に用いる右側第一大臼歯は歯周病で，2度の動揺があり，長期的には喪失の可能性が高いと判断されます．抜歯や増歯を行うとすれば訪問先の居宅であろうことや，認知症が進んでからの増歯になる可能性を考え，図3-7-5のようにクラスプを除去して人工歯を追加するだけで増歯が完了する設計としました．

　なお新義歯の受容に不安があったので，口蓋部を広く開放した旧義歯に準じた床外形としました．

2. 金属フレームでの増歯の準備

　金属フレームのパーシャルデンチャーの増歯は，レジン床義歯の場合に比べて困難が多く，まったく不可能な場合すらあります．増歯が予想される症例では，それが可能な金属フレームの設計を行うことです．

　図3-7-6，7および図3-7-8は，下顎の右側が第一小臼歯以降の遊離端欠損，左側が第一大臼歯の中間欠損の症例で，近心傾斜する左側第二大臼歯が歯周病による喪失の危険をはらんでいます．この歯の予後に不安がなければ，左側は第二大臼歯と第二小臼歯にレストを設け，第二大臼歯には近心のアンダーカットを利用するリングクラスプを用いたいところです（図3-7-8参照）．

しかしこの設計で第二大臼歯の抜歯・増歯を行うと，レトロモラーパッド部まで拡大される義歯床と金属フレームとの連結強度が不足しかねません．そこで，スケルトンを舌側方向に延長して断面をL字型とすることで，スケルトン自体の曲げ強さを増すとともに，スケルトンとレジン床との連結強度を高めました．左側第一小臼歯にもレストを設けたのは，遊離端欠損部分の拡大に備えた結果です．

IV 増歯のポイント

増歯の難易度は増歯部分と連結する箇所の義歯床が金属かレジンかで大きく異なります．増歯の可能性が高い残存歯の近くには，レジン床を設置しておくことです．

パーシャルデンチャーは支台歯を失うと，支台歯間線が減り，維持安定が損なわれます．増歯に際してレストやクラスプを再配置することを忘れてはいけません．増歯が予定される症例では，あらかじめ必要になる部位に設置しておくことを考慮します．

あらたにクラスプを設ける場合，脚部の走行にも配慮します．抜歯窩周囲の骨萎縮は，数か月以上の期間をかけて進行します．増歯後の床の調整には，粘膜面の不適合の解消と，研磨面の不要な豊隆の削除が含まれますが，クラスプ脚部が研磨面近くに埋められていたのでは，それ以上の研磨面の削除ができません．床口蓋部など研磨面形態の機能への影響が大きい部位には，脚部を埋設しないほうが賢明です．

増歯の成否は，こうした配慮をどれだけできたかにかかっているのです．

Maintenance Edition 8

診療室でリラインが適応できる症例とは
～リラインの適応症，禁忌と直接法～

I リベースはめったにない

　長期間にわたり義歯を使用している患者では，義歯により回復された下顎位と咬合関係は正常ですが，義歯床粘膜面の適合が不良となった場合に，義歯床粘膜面の一層を新しい義歯床用材料に置き換え，義歯床下粘膜との適合を図ることをリライン，人工歯部のみを残して義歯床全体を置き換えることをリベースといいます．

　リラインは床裏装法，リベースは改床法あるいは床交換法とも呼ばれ，広義，あるいは慣習的に両者を併せてリベースということもあります．

　経年劣化や繰り返しの修理による義歯床の変色・強度低下が認められる場合にはリベースが必要となりますが，パーシャルデンチャーにおいてリベースが行われることはめったになく，多くの場合，新義歯製作が選択されます．そこで本項では主にリラインの適応症と禁忌，その手順を解説したいと思います．

II リラインの種類

　リラインには，即時重合型のリライン用材料を直接，義歯床内面に塗布し，口腔内で粘膜面に圧接，筋圧形成（筋形成，辺縁形成）を行いながら処置をする直接法と，義歯床を利用してダイナミック印象（動的印象）などを行ったのちに義歯を預かり技工室で新たな義歯床用材料に置き換える間接法とがあります．

　直接法は，モノマーや重合反応熱により顎堤粘膜を刺激する場合がありますが，義歯を預かることができない場合や，一定の義歯床用材料の厚みを義歯床内面に確保でき，咬合高径が変化しない軽度の不適合の修正の場合には直接法が推奨されます．義歯を預かることができる場合や，義歯床縁が短い場合や義歯床内面の不適合が中等度以上の場合には，間接法が推奨されます．

III リラインの適応症と禁忌

1．適応症
　下顎位と咬合関係が適切（正しい下顎位にて，残存歯と義歯人工歯が均等に咬合接触している），もしくは咬合調整や咬合面再形成で改善可能であり，義歯床粘膜面の適合のみが不良な場合にリラインの適応となります．

2．禁忌
①下顎位が不適切，人工歯の摩耗などにより咬合高径が著しく低下している場合など，調整による咬合関係の修正ができない場合
②義歯床の強度が不足している場合
③長期間の使用によりレジンの劣化や変色がみられる場合

④義歯床の修理やリラインの繰り返しにより義歯床が厚くなる場合
⑤粘膜が過敏な患者で直接法により顎堤粘膜への刺激が予想される場合

なお下顎位や咬合高径に問題がなく，かつ②～④の場合は，リベースでも対応可能ですが，パーシャルデンチャーにおいては臨床上，新義歯製作となる場合がほとんどです．

■潰瘍や圧痕などの異常

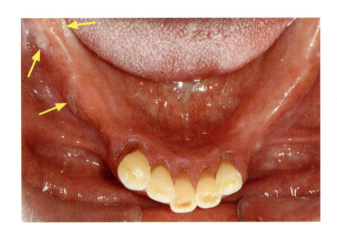

図3-8-1　顎堤粘膜に潰瘍（矢印）を認める．

■義歯床縁形態の不備，クラスプやレストに破損や変形などはないか

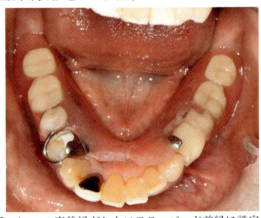 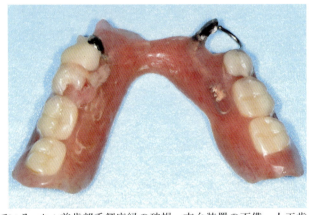

図3-8-2a, b　a：床後縁がレトロモラーパッド前縁に設定されている．b：前歯部舌側床縁の破損，支台装置の不備，人工歯部と義歯床の修理痕を認める．

IV　リラインの可否を判断する検査と診断

1. 顎堤粘膜の検査

顎堤粘膜に潰瘍あるいは圧痕などの異常が認められる場合には（図3-8-1），前処置として粘膜調整（ティッシュコンディショニング）を行います．

2. 義歯床縁と支台装置の検査

床縁が適切な位置に設定されているか，クラスプやレストなどの支台装置に破損，変形などの異常がないかを検査し（図3-8-2），必要に応じて床縁の延長や支台装置の修理をリラインの前に行います．

■粘膜面と顎堤粘膜の適合は良好か

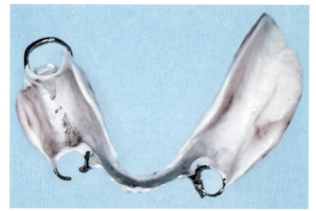

図3-8-3 適合試験材の厚みが不均一である．このときの適合試験材の厚みに応じてリライン材を盛る量を調整する．

■咬合関係・人工歯は改善できるか

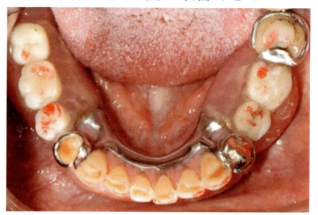

図3-8-4 中心咬合位および側方運動時に残存歯と義歯人工歯部で均等に咬合接触が得られている．

3. 義歯床粘膜面と顎堤粘膜との適合検査

義歯床粘膜面と顎堤粘膜との適合状態を適合試験材によって検査し，過圧部があれば削合調整を行います．また，義歯の維持・安定を口腔内で確認します（図3-8-3）．

義歯床粘膜面は適合しているが，咬合すると脱離する，あるいは顎堤粘膜に疼痛が生じる場合は，下顎位と咬合関係を検査し，咬合調整，義歯床粘膜面の調整により改善がみられるか否かを検査します．

4. 人工歯，咬合関係（下顎位・咬合高径・咬合接触）の検査

長期間使用された義歯では人工歯の咬耗により，咬合関係が不正になっていることがあります．人工歯の咬耗の程度，下顎位や咬合高径，咬合接触などの咬合関係を検査し，咬合調整，あるいは咬合面再形成により改善できるかどうかを検査します．

図3-8-4のように咬合関係が適切である場合や咬合調整や咬合面再形成により改善できる場合がリラインの適応症となり，図3-8-5のように人工歯の咬耗が著しく，改善ができない場合は新義歯製作が必要となります（本項の「Ⅲ．リラインの適応症と禁忌」参照）．

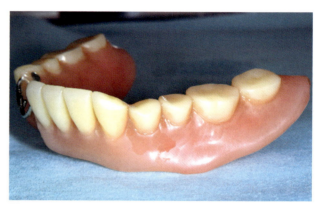

図3-8-5 リラインの適応とはならない人工歯の著しい咬耗．

Ⅴ リラインの方法

現在，臨床現場で広く用いられている常温化学重合型レジンによる直接法を解説します．

① 適合検査において義歯床粘膜面に過圧部があれば削合調整します．
② 義歯床粘膜面および床縁を厚さ約1〜2mm程度削除し，義歯床粘膜面の新鮮面を露出させるとともに，リライン材のスペースを確保し，浮き上がりを防止します．その後，義歯床粘膜面および床縁に接着剤を塗布します．
③ 残存歯および義歯研磨面・人工歯部にワセリンを塗布します．
④ 金属床部にリライン材を盛り足す場合は，メタルプライマーを塗布します．

■ リラインの重要ポイント

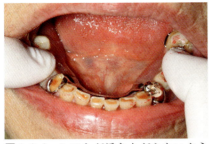

図3-8-6 レストが浮き上がらないように手指圧で保持する.

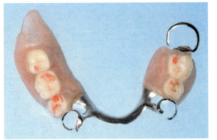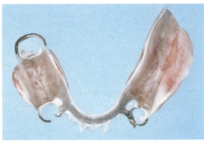

図3-8-7a, b　a：均等な咬合接触．b：義歯床内面の適合状態も良好であった．

a | b

表3-8-1　リライン失敗回避のためのポイント

①下顎位と咬合関係が適切である場合に行う
②レストシートからレストが浮かないように，咬合させずに手指圧で押さえる
③硬化前に口腔外へ撤去し，余剰なレジンを除去後，口腔内で着脱を繰り返す

⑤常温重合型レジンを使用する場合には，歯間部や顎堤のアンダーカット部にレジンが侵入，硬化し，義歯の撤去が困難になることがあるので，歯間鼓形空隙などのアンダーカットを封鎖しておきます．

⑥リライン材を混和し，適合試験材の厚みに応じて適量を義歯床粘膜面に盛り上げ，口腔内に挿入します．義歯床縁の延長が必要な場合は，リライン材の流動性が低下するのを待ってから口腔内に挿入します．

⑦⑥のとき，咬合をさせてしまうと義歯が本来の位置から沈下してしまうため，咬合をさせずにレストをレストシートに適合させ，義歯が口腔内の所定の位置に収まるように手指圧で保持し，レストが浮き上がらないように十分注意します（図3-8-6）．

⑧筋圧形成を行い，リライン材が硬化する前に（リライン材が餅状よりやや硬くなったら）義歯を口腔外に一旦撤去し，歯間部などに侵入した余剰レジンを金冠ハサミやメスなどで除去後，口腔内に再度適合させます．リライン材が硬化するまで，口腔内で何度か着脱を繰り返します．

⑨リライン材の硬化後，バリを削合して形態修正を行い，リリーフすべき部位の調整，辺縁研磨を行います．

⑩口腔内へ挿入し，粘膜面の適合状態や咬合接触を確認，調整を行います（図3-8-7）．

なお，表3-8-1にリラインの失敗回避のためのポイントをまとめておきます．

参考文献

1. 社団法人日本補綴歯科学会（編）．リラインとリベースのガイドライン．2007；補綴誌．51(1)：1-29．
2. 藍　稔，五十嵐順正（編著），佐々木啓一，馬場一美，鱒見進一，山下秀一郎ほか（著）．スタンダードパーシャルデンチャー補綴学．東京：学建書院．2016．

Maintenance Edition 9

入れ歯洗浄剤と義歯用ブラシの効果的な使用法

I 支台歯清掃の重要性について

パーシャルデンチャー装着者は，総義歯装着者とは異なり残存歯が存在するため，まずは基本的なデンタルプラークコントロールが必要です．

とくに支台装置が装着される支台歯の歯頸部や欠損部顎堤に隣接する部分にはデンタルプラークが付着しやすいため，入念に清掃しなければ，二次う蝕や歯周病になってしまいます．メインテナンスで患者が受診した際には，支台歯のチェックを必ず行いましょう．

II デンチャープラークコントロール

義歯の清掃は義歯機能の保持さらに口腔組織の保全にとって非常に重要です[1]．義歯装着者に多く認められる義歯性口内炎の発生頻度は，義歯装着者の68％以上[2]といわれており，その主な原因は，細菌感染や義歯の機械的刺激が挙げられます．

このようなことから，日本補綴歯科学会の有床義歯補綴診療のガイドライン[3]および日本義歯ケア学会のガイドライン[4]においても，デンチャープラークコントロールの推奨レベルはGrade Bとなっています．

義歯の清掃法には，義歯用ブラシや超音波洗浄器を用いる機械的清掃法と義歯洗浄剤を用いる化学的清掃法に大別できますが，パーシャルデンチャーは総義歯と異なり，構成要素として支台装置と連結装置が追加されており，義歯の形態そのものが複雑なために清掃が困難となります．

また機械的清掃のみでは多孔性である義歯床用材料に付着している菌を完全には除去できないため，定期的に義歯洗浄剤を用いて清掃する必要があります．

Dillsら[5]は，可撤性パーシャルデンチャー装着者14名および上顎総義歯装着者16名を，①義歯用ブラシと義歯用歯磨剤による30秒間洗浄群，②45℃義歯洗浄剤液浸漬12分群，③義歯洗浄剤浸漬後義歯用ブラシと義歯用歯磨剤による洗浄群および，④洗浄しない群の4グループに分類して，デンチャープラーク中のバクテリア除去率の比較を行ったところ，パーシャルデンチャー群では，コロニー数は，④洗浄しない群，①義歯用ブラシと義歯用歯磨剤による30秒間洗浄群，②45℃義歯洗浄剤液浸漬12分群，③義歯洗浄剤浸漬後義歯用ブラシと義歯用歯磨剤による洗浄群の順に有意に少なくなり，義歯洗浄剤洗浄群と義歯用ブラシ義歯洗浄剤併用群間以外は，それぞれの洗浄方法間で有意差が認められました．

そして，この結果は総義歯群でも同様であったことから，デンチャープラークコントロールには義歯用ブラシと義歯用歯磨剤に加え，義歯洗浄剤を併用することが効果的であると報告しています．

入れ歯洗浄剤と義歯用ブラシの効果的な使用法

■義歯用ブラシと使用法

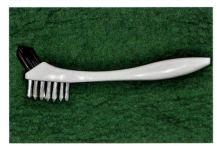
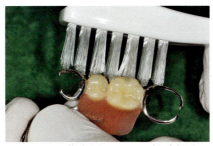
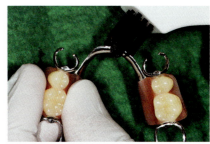

図3-9-1a　市販義歯用ブラシ（サンスター）．

図3-9-1b　義歯用ブラシの軟毛部分で義歯床や人工歯の機械的清掃を行う．

図3-9-1c　連結装置などの金属部分は義歯用ブラシの硬毛部分で清掃する．

a｜b

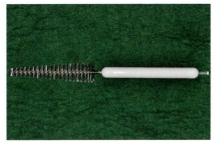
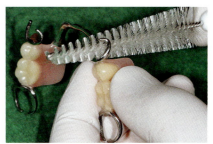

図3-9-2a　クラスプ専用ブラシ（サンスター：バトラー®）．

図3-9-2b　支台装置の部分はクラスプ専用ブラシを使用する．

■義歯用歯磨剤

a｜b

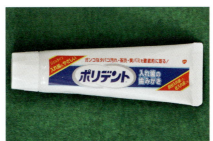
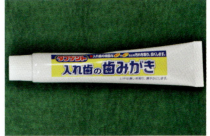

図3-9-3a, b　市販義歯用歯磨剤．a：ポリデント®．b：タフデント®．

c｜d

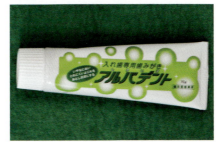
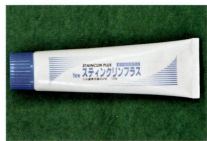

図3-9-3c, d　市販義歯用歯磨剤．c：アルバデント®．d：スティンクリンプラス®．

III　義歯用ブラシと歯磨剤

　一般的な義歯用ブラシは2か所に植毛部分がありますが（図3-9-1a），これは磨くポイントに合わせて毛の固さや形が異なるためです．大きい植毛部分は，軟毛で義歯床や人工歯全体を磨くのに適していますが，小さい植毛部分は硬毛で，クラスプや細かい溝などを磨くのに適しています（図3-9-1b, c）．なおクラスプ専用のものも市販されています（図3-9-2）．

　義歯清掃時は，通常の歯磨剤ではなく義歯用歯磨剤（図3-9-3）を使用しなければなりません．これは通常の歯磨材には研磨剤が多く含まれているため，義歯床を傷つけてしまうからです．

　加齢による心身の機能低下により身体的，精

第3部　メインテナンス編

■各種義歯洗浄剤の長所と短所

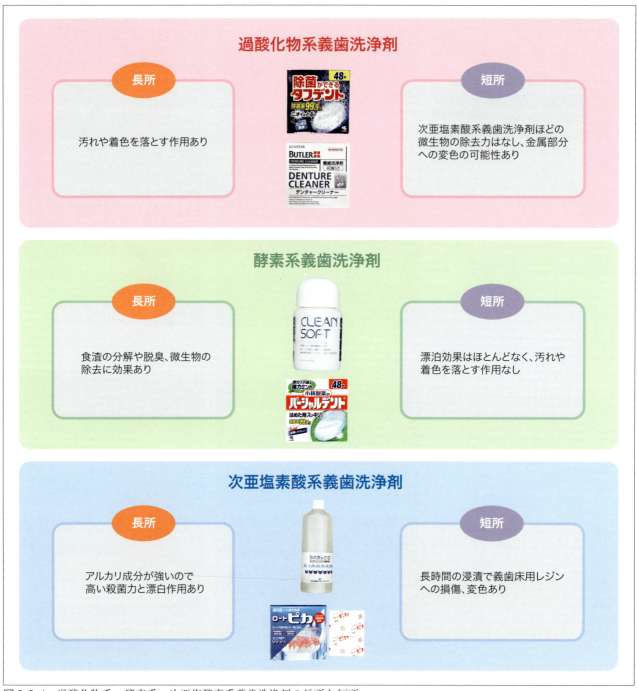

図3-9-4　過酸化物系，酵素系，次亜塩酸素系義歯洗浄剤の長所と短所．

神・心理的，社会的側面の虚弱（フレイル）を経て要介護状態となっている患者などの診療に携わっている先生も多いと思います．患者自身が適切な義歯清掃が不可能な場合には，介助者やご家族の方に対し，このようなブラシや歯磨剤を用いた義歯清掃法の指導を行うくことを推奨したいと思います．

IV　主な義歯洗浄剤の種類・作用と注意点

義歯洗浄剤は，図3-9-4に示すように過酸

化物系，酵素系，次亜塩酸素系の3種に分けられます．それぞれの特徴と注意点の詳細を以下に述べます．

1. 過酸化物系義歯洗浄剤

義歯洗浄剤のなかでももっとも使用されている発泡タイプで，汚れや着色を落とすのに適しています．

次亜塩素酸系と比較すると洗浄力は劣り，微生物の除去に対してそれほど効果は期待できません．またパーシャルデンチャーの金属部分が変色する可能性があるため注意が必要です（ポリデント®，バトラーデンチャークリーナー®，タフデント®，ステラデント®，エファデント®など）．

2. 酵素系義歯洗浄剤

酵素でタンパク質の分解を促すため，食渣の分解や脱臭，微生物の除去に効果のある洗浄剤です．しかし漂白効果はほとんどないため，着色汚れを落とす作用はありません（パーシャルデント®，ピカ®・青，クリーンソフト®，ブラキック®など）．

3. 次亜塩酸素系義歯洗浄剤

アルカリ性成分が非常に強く，高い殺菌力と漂白作用が特徴です．洗浄成分が強いため，長時間浸漬すると義歯床用レジンを痛めたり変色したりする恐れがあります（ピカ®・赤，ラバラックD®など）．

V 義歯洗浄剤の選択とデンチャープラークコントロール

現在，市販の義歯洗浄剤の作用で，殺菌，バイオフィルム除去，除石，消臭の全作用を有するものはないため，洗浄目的に応じた洗浄剤の選択をする必要があります．とくにクラスプや連結装置などの金属部分があるパーシャルデンチャーの場合には，過酸化物系洗浄剤は避ける

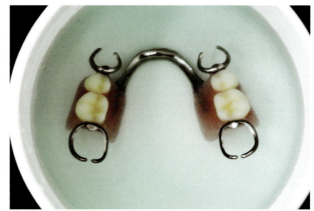

図3-9-5　水を入れた専用容器に義歯洗浄剤を入れ，義歯を浸漬する．

ほうが良いでしょう．

総義歯にも言えることですが，デンチャープラークコントロールの適正な方法は，ガイドラインで就寝中の装着が推奨されている場合以外は，就寝前に義歯を外して義歯用ブラシ（図3-9-1, 2参照）で，丁寧に義歯を磨いた後，水を入れた専用容器に洗浄剤を入れて義歯を浸漬します（図3-9-5）．

翌朝，義歯を取り出し，流水下で義歯用ブラシを用いて薬液の残留がないよう清掃して装着しますが，超音波洗浄器を併用するとより効果的です[6]．

IV 丁寧な患者教育

健常な人は，普段の日常生活で話す，食べるという行為により，唾液分泌を促すことで，口腔内の自浄作用が保たれており，毎食後のブラッシングを行えば，良好な口腔衛生状態を保つことができます．しかし，脳血管障害・認知症・パーキンソン病などの神経変性疾患のある人，寝たきりの高齢者，全身状態が著しく低下した人などは，口腔内の自浄作用が働かず，ブラッシングも十分行うことができないため，残存歯や義歯にプラークが多く付着し，口腔衛生状態が不良になります．

したがって，口腔内に多くの細菌が繁殖した状態となり，誤嚥することによりこれらの細菌が気管や肺へと侵入し，誤嚥性肺炎を起こしてしまいます．

誤嚥をしたからといって，必ずしも肺炎が起こるわけではありませんが，肺に大量の細菌が入り込んだ場合や免疫力が低下している人などでは，肺炎を起こす恐れがあります．肺炎が生じると発熱や倦怠感などの全身症状，せき，たん，呼吸困難などの呼吸器症状がみられますが，高齢者では発熱やせきなどの症状が現れないことがあり，気づいたときには症状が進行していることも珍しくありません．このように，日常の口腔清掃を怠ると全身疾患にまで及ぶ危険性がありますから，デンチャープラークコントロールの重要性を認識し，丁寧な患者教育を行うことが大切なのです．

参考文献

1. 佐藤博信，竹内敏洋，鱒見進一ほか：義歯裏装材および機能印象材に対する義歯清掃剤の影響（第1報）．1982；補綴誌．26：840-848．
2. 浜田泰三：デンチャープラークコントロール．1981；日歯評論．466：87-103．
3. 社団法人日本補綴歯科学会（編）：有床義歯補綴診療のガイドライン（2009改訂版）．2009；補綴誌．1(2)：15．
4. 日本義歯ケア学会：日本義歯ケア学会ガイドライン．平成26年8月1日版．
5. Dills SS, Olshan AM, Goldner S: Comparison of the antimicrobial capability of an abrasive paste and chemical-soak denture cleaners. 1988；J Prosthet Dent. 60：467-470.
6. 鱒見進一，有田正博，中村恵子．義歯洗浄剤について．In：鱒見進一，大久保力廣，皆木省吾，水口俊介（編著）．総義歯治療失敗回避のためのポイント45．東京：クインテッセンス出版．2014；170-171．

索引

INDEX

索引
(五十音順)

あ

アームウェー ……………………………… 101
アイヒナー(Eichner)の分類
　……………………… 19, 50, 66, 97, 102, 160
悪習癖 ……………………………………… 48
アタッチメント ………………… 34, 35, 76, 78, 86
アルジネート印象材 ………………… 146, 151
アンダーカット ………………… 38, 68, 70, 183, 184
アンダーカット量 ………………………… 82
アンダーカット領域 …………………… 78, 83
アンレーレスト …………………………… 126

い

囲繞性 …………………………………… 129
維持 …………………… 36, 44, 72, 76, 92, 126
維持構造 ………………………………… 76
維持鉤腕 ……………………………… 184, 185
維持力 ………………………………… 183, 185
維持を担う構造 ……………………… 76, 78
一次固定 ………………… 56, 73, 76, 92, 110
一次性障害 ……………………………… 40
インジケーター ………………………… 175
印象 ……………………………………… 182
インプラントアシステッドリムーバブルパーシャルデンチャー(IA-RPD) ………………… 30

う

う蝕 ……………………………………… 72
う蝕罹患率 ……………………………… 72

「動かない」義歯 ………………………… 80

え

エックス線写真 ………………………… 22
嚥下 …………………………………… 187
延長ブリッジ …………………………… 86

お

オトガイ隆起 …………………………… 108
オルタードキャストテクニック ………… 159

か

加圧因子 …………………………… 65, 103
概形印象 ……………………………… 144
概形線 ………………………………… 151
外向性腫瘤性病変 ……………………… 60
回転揺動運動 …………………………… 93
ガイドプレーン ……………………… 70, 73, 74
ガイドプレーン形成 …………………… 68
解剖学的ランドマーク ………………… 152
下顎枝の中心 ………………………… 108
下顎頭の形態異常 ……………………… 23
下顎隆起 ……………………………… 59
下顔面高 ……………………………… 108
顎位の偏位 …………………………… 80
顎関節4分割エックス線画像 ………… 25
顎機能障害 ……………………… 48, 119
顎舌骨筋線 …………………………… 183
顎堤粘膜 ……………………………… 37

INDEX

緩圧 …………………………………………… 84
患者指導 ………………………………………… 192
緩徐な抜歯鉗子 ………………………………… 81
間接支台装置 …………………………… 45, 92, 93
カントゥア ………………………………… 75, 152

き

技工指示書 ……………………………… 170, 171, 172
義歯床 …………………………………………… 126
義歯床の破折 …………………………………… 210
義歯床部分での破折 …………………………… 209
義歯性線維症 ……………………………… 58, 63
義歯洗浄剤 ……………………………………… 226
義歯調整 ………………………………………… 188
義歯の強度不足 ………………………………… 210
義歯の着脱方向 ………………………………… 73
義歯の不適合 …………………………………… 210
義歯の離脱に抵抗する維持力 ………………… 78
義歯用歯磨剤 …………………………………… 225
義歯用ブラシ …………………………………… 225
既製アタッチメント …………………………… 91
既製トレー ………………………………… 144, 151
拮抗作用 …………………………… 72, 77, 79, 93, 129
基底結節レスト ………………………………… 127
基底結節レストシート ………………………… 127
機能力 …………………………………………… 76
キャストクラスプ ……………………………… 184
旧義歯 …………………………………………… 26
臼歯部咬合支持 ………………………………… 106
矯正学的分析法 ………………………………… 108
頬側維持腕 ……………………………………… 212
近心レスト ……………………………………… 92

金属アレルギー …………………………… 47, 135, 140
金属材料 ………………………………………… 138

く

グライディング ………………………………… 48
クラスプ ………………………… 78, 82, 182, 183, 184, 185
クラウンの歯冠形態 …………………………… 72
クレンチング …………………………………… 48

け

形態検査 ………………………………………… 22
外科的前処置 …………………………………… 58
血液凝固阻止剤 ………………………………… 61
血管新生阻害薬 ………………………………… 63
欠損補綴 ………………………………………… 64
ケネディーの分類 ……………………………… 18
研究用模型 ……………………………… 38, 144, 150, 171
限局型中等度慢性歯周炎 ……………………… 112
肩部 ……………………………………………… 185

こ

コーヌスタイプ ………………………………… 131
コーヌステレスコープ義歯 ………………… 111, 203
コーヌステレスコープクラウン ……………… 84
誤嚥性肺炎 ……………………………………… 228
構音障害 ………………………………………… 188
口蓋隆起 ………………………………………… 59
咬合 ………………………………………… 37, 183
咬合干渉 ………………………………………… 38
咬合高径 …………………………… 80, 106, 107, 187
咬合再構成 ……………………………… 52, 67, 108, 197
咬合採得 ………………………………… 160, 182, 187

231

索引

咬合紙	184
咬合支持域	19
咬合支持数	64, 103
咬合接触	106
咬合面レスト	126
咬合面レストシート	127
咬合様式	37
咬合力	36, 37
口腔ケア	63
口腔前庭	186
口腔内の自浄作用	227
硬質レジン歯	141
咬頭嵌合位	106, 160
個人トレー	154
骨移植併用GTR法	112
骨隆起部	183
コバルトクロム合金	138, 140

さ

最終印象	38, 159
作業用模型	164, 172, 182, 183
サベイヤー	82, 165
サベイライン	69, 165, 200
サベイング	38, 68, 70, 152, 164, 165, 182
残根部	183
三次性障害	41
残存歯	58, 76

し

歯科技工士法	170
自家製アタッチメント	91
歯冠形態修正	68, 201
歯冠歯根比	25, 55, 72
歯冠崩壊	72
歯冠補綴治療	72
歯根膜	36, 37
歯根膜腔	37
歯根膜支持	36, 76
歯根膜支持型	44
歯根膜粘膜支持型	44
歯根膜負担	84
支持	36, 44, 72, 76, 92, 126
支持構造	76, 87
支持能力	79
支持を担う構造	76
磁性アタッチメント	35, 132, 204
歯周疾患	110
歯周組織再生療法	112
歯周病	72
歯周ポケットの深さ	55
支台歯	36, 37, 38, 182, 184
支台歯間線	37, 45, 93, 127, 219
支台歯保護	79
支台装置	126, 212
支台装置の維持	128
支台装置の支持	126
支台装置の把持	128
受圧条件	65, 103
受動性	129
床外形	94
床の可動方向の制御	86
床の機能時の変位	86
床の形態	94
小連結子	45

INDEX

シリンダータイプ ················· 131
人工歯 ················· 37, 138, 141
人工歯内部での破壊 ················· 207
人工歯の脱離 ················· 206
人工歯の破折 ················· 206
人工歯の破折修理 ················· 208

す

スケルトン ················· 101
スティップル ················· 197
ステロイド長期投与患者 ················· 61
ストッパー ················· 154
スペーサー ················· 154
すれ違い咬合 ················· 30, 38, 87, 96

せ

生理学的動揺の許容範囲 ················· 79
切縁レスト ················· 127
切縁レストシート ················· 127
舌側シングラムレスト ················· 104
セファロ分析項目 ················· 109
線鉤 ················· 75
全身疾患 ················· 61, 228
選択的加圧印象 ················· 157
前鼻棘 ················· 108

そ

総義歯 ················· 36, 37, 38, 162
総義歯の床の役割 ················· 94
増歯 ················· 216
即時義歯 ················· 120
側面頭部エックス線規格写真 ················· 108

咀嚼 ················· 37, 38
咀嚼機能 ················· 90
咀嚼嗜好側 ················· 90
咀嚼障害 ················· 49
咀嚼能力 ················· 38

た

大連結子 ················· 93
多隙性 ················· 93
タッピング ················· 186, 188
短縮歯列（SDA） ················· 42, 86
弾性率 ················· 140

ち

チタン ················· 140
チタン合金 ················· 140
中間欠損 ················· 38, 91, 93
着脱方向 ················· 78, 79
着脱方向の決定 ················· 164
鋳造欠陥 ················· 182
鋳造鉤 ················· 75
直接支台装置 ················· 93
治療用義歯 ················· 49, 106, 108, 116

て

ティッシュコンディショニング ················· 221
適合試験材 ················· 184
テレスコープクラウン ················· 130
デンタルエックス線画像 ················· 23, 25
デンチャープラーク ················· 46
デンチャープラークコントロール ················· 224, 227

233

索引

と
陶歯 … 141
糖尿病患者 … 61
トランスミッションユニット … 73
取りこみ印象 … 198, 203, 214

な
ナイトガード … 35
長い遊離端欠損 … 86, 87, 92
難症例 … 31, 48

に
二次う蝕 … 73
二次固定 … 56, 111
二次性障害 … 41
認知症 … 218, 227

ね
粘膜 … 37
粘膜支持 … 36, 76
粘膜調整 … 221
粘膜調整材 … 215

の
ノンメタルクラスプデンチャー … 28, 47, 134, 204

は
パーシャルデンチャー … 36, 37, 38, 188
パーシャルデンチャーによる欠損補綴 … 44
パーシャルデンチャーによる補綴治療 … 126
パーシャルデンチャーの各構成要素 … 44
パーシャルデンチャーの床の役割 … 94

パーセンタイル表 … 64
把持 … 36, 44, 72, 76, 92, 126
把持構造 … 76, 87
把持を担う構造 … 76, 77
破折 … 212
発音 … 180
発語障害 … 196
発語明瞭度 … 197
パッチテスト … 140
歯の動揺 … 54
パノラマエックス線画像 … 23
パラトグラムパターン … 196
パラトグラム法 … 188

ひ
被圧変位性 … 84
被圧変位量 … 37, 79, 86, 156, 188
非アンダーカット領域 … 128
被蓋関係 … 199
鼻下点-オトガイ点間距離 … 109
非緩圧 … 84
ヒンジ … 85

ふ
フィニッシュライン … 95, 169, 181
フィメール … 76, 78
部分欠損歯列 … 106
プラーク … 72, 73, 128
プライヤー … 185, 202
ブラキシズム … 48
フラビーガム … 58, 63
フレームワーク … 174, 210

INDEX

プロービング時の出血 56, 112
ブロックアウト 124, 154, 182, 183
プロビジョナルデンチャーの活用 64
分子標的薬 63

へ

偏心運動 38
偏心咬合位 106
片側設計 91

ほ

ボーダーモールディング 158
放射線性骨壊死 62
訪問歯科診療 217
補綴スペースの不足 51
補綴前処置 120
補綴装置 160

み

短い遊離端欠損 86, 87, 91
宮地の咬合三角 102
宮地の歯の生涯図 64

め

メール 76, 78
メタルフレーム 182, 183, 184, 186

や

薬剤関連顎骨壊死 63
ヤング率 128

ゆ

有床義歯補綴診療のガイドライン
　　　　　　　　　　　 22, 58, 62, 190, 224
遊離端義歯 86
遊離端欠損 92, 188

よ

要抜去歯 217

ら

ライトクレンチング 48

り

リカントゥアリング 68, 73
リコール 188
リジッドコネクション 84, 91, 126
リジッドコネクション・ウィズアウト・
　ヒンジ 85, 87, 91, 92
リジッドコネクション・ウィズ・
　ヒンジ 85, 87, 91
リジッドサポート 84, 85, 92
リップサポート 179
リベース 220
両側性の設計 92
両側設計 91
リライン 201, 220, 222
リリーフ 154, 169, 188
隣接面板 45, 73, 97, 126, 185

れ

レシプロケーション 80, 93
レジリエンス 140

索引

レジンクラスプ ･････････････････････ 136
レジン歯 ･･･････････････････････････ 141
レジン床 ･･･････････････････････････ 183
レスト ･･･････････････ 45, 126, 184, 186
レストシート ････････････ 70, 74, 126, 127
レストシート形成 ･･･････････････････ 68
レストの機能 ･･･････････････････････ 127
レスト部 ･･･････････････････････････ 183
レトロモラーパッド ･･･････････････ 144

連結装置 ･･･････････････････････････ 126

ろ

ろう義歯試適 ･･･････････････････････ 178
ろう堤 ････････････････････････････ 172
ロケーターアバットメント ･････････ 35

わ

ワルファリンカリウム ･････････････ 61

(英字)

A
ANS ･････････････････････････････ 108
ARONJ (Anti-resorptive agents-related
　ONJ : Osteonecrosis of the jaws) ････ 63

B
BOP (Bleeding on Probing) ･･･････ 56, 112
BP製剤 ･･･････････････････････ 61, 63

F
fulcrum line ････････････････････････ 127

I
IA-RPD (Implant Assisted Removable Partial
　Denture) ･･･････････････････････ 31

K
Käyser ･･･････････････････････････ 42
Kellyのシンドローム ･･･････････････ 38

L
LFH (Lower Facial Height) ･･････ 108, 109

O
O'LearyのPCR値 ･･･････････････ 112, 115

P
PD (Probing Depth) ････････････････ 112
Pm ･･････････････････････････････ 108

R
RPI支台装置 ････････････････････ 104

S
SDA (Shortened Dental Arch) ････････ 42
SPT (Supportive Periodontal Therapy) ･･･ 114

T
TCH (Tooth Contacting Habit) ･･･ 42, 119

X
XI ･･･････････････････････････････ 108

クインテッセンス出版の書籍・雑誌は、歯学書専用通販サイト『歯学書.COM』にてご購入いただけます。

PCからのアクセスは…
歯学書 検索

携帯電話からのアクセスは…
QRコードからモバイルサイトへ

QUINTESSENCE PUBLISHING 日本

パーシャルデンチャー治療失敗回避のためのポイント47
―診断・前処置・印象・設計・応急修理と術後管理の問題解決法―

2017年11月10日　第1版第1刷発行

編 著 者　山下秀一郎／佐々木啓一／鱒見進一／谷田部 優／馬場一美／服部佳功

発 行 人　北峯康充

発 行 所　クインテッセンス出版株式会社
　　　　　東京都文京区本郷3丁目2番6号　〒113-0033
　　　　　クイントハウスビル　電話(03)5842-2270(代表)
　　　　　　　　　　　　　　　　(03)5842-2272(営業部)
　　　　　　　　　　　　　　　　(03)5842-2279(編集部)
　　　　　web page address　http://www.quint-j.co.jp/

印刷・製本　横山印刷株式会社

©2017　クインテッセンス出版株式会社　　　　禁無断転載・複写
Printed in Japan　　　　　　　　　　　　　　落丁本・乱丁本はお取り替えします
ISBN978-4-7812-0585-4　C3047　　　　　　　定価は表紙に表示してあります

今日の"転ばぬ先の杖"を実践し，明日の"後悔先に立たず"を実感しないために！

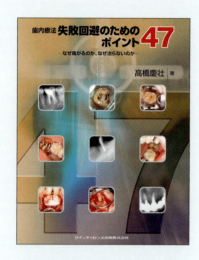

歯内療法 失敗回避のためのポイント 47
―なぜ痛がるのか，なぜ治らないのか―

高橋慶壮：著

本書は多くの歯科医師が困難に直面する歯内療法について，第1部「診断編」では，患歯のリスク診断，エックス線写真の読影法，歯痛の解釈などを，第2部「治療編」では，主にJHエンドシステムを用いた根管形成・拡大の手技を解説しています．第3部の「外科的歯内療法編」では外科手技とともに根管治療で治癒しなかった症例を示し，その原因と対策を論じています．

■サイズ：A4判変型　■224ページ　■定価本体13,000円（税別）
モリタ商品コード：208050262

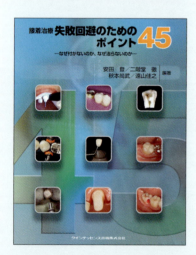

接着治療 失敗回避のためのポイント 45
―なぜ付かないのか，なぜ治らないのか―

安田 登／二階堂 徹／秋本尚武／遠山佳之：編著

本書はこれから接着治療を始めようと考えている，あるいは過去に試してみたが，うまくいかなかった経験をもつ歯科医師を対象に，「わかりやすさ」をコンセプトに難しい理論はできるだけ避け，本当に必要と思われる接着治療のエッセンスだけを平易に解説しています．本書を読めば，接着を用いるあらゆる臨床状況にも落ち着いて対処することができます．

■サイズ：A4判変型　■212ページ　■定価本体13,000円（税別）
モリタ商品コード：208050379

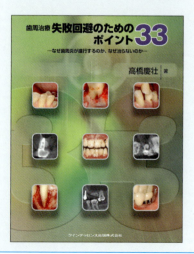

歯周治療 失敗回避のためのポイント 33
―なぜ歯周炎が進行するのか，なぜ治らないのか―

高橋慶壮：著

本書は歯周治療がよくわからない，歯周外科治療をやったことがないので歯周疾患の治療に今一歩深く踏み込めない歯科医師を対象に患者ごとの歯周疾患のリスク評価やその実践方法，患者のコンプライアンスを得た治療，外科的および内科的な知識と治療技術について，「診断編」「歯周基本治療編」「歯周外科治療編」の3部にわけて，歯周治療の要点を平易に解説しています．

■サイズ：A4判変型　■216ページ　■定価本体13,000円（税別）
モリタ商品コード：208050427

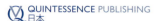

クインテッセンス出版株式会社　http://www.quint-j.co.jp/

クインテッセンス出版の"失敗回避シリーズ"を読んで臨床での失敗を回避しよう！

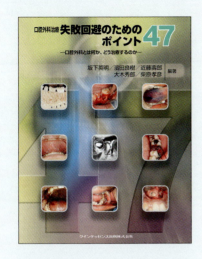

口腔外科治療 失敗回避のためのポイント 47
―口腔外科とは何か，どう治療するのか―

坂下英明／濱田良樹／近藤壽郎／大木秀郎／柴原孝彦：編著

本書の第1部「術前編」では，CTなどの画像診断法，有病者への問診や治療法の選択などを，第2部「手術の基本編」ではスタンダードプリコーションに基づく感染予防法，局所麻酔法，切開，剥離，縫合法などの基本手技を，そして第3部「口腔内処置編」では抜歯，囊胞の手術など診療室でも行われる外科手術の各論を解説しています．第4部「術後管理編」では，術野の化膿，疼痛，ドライソケット，神経麻痺，気腫などへの対策も言及しました．

■サイズ：A4判変型　■260ページ　■定価本体14,000円（税別）
モリタ商品コード：208050509

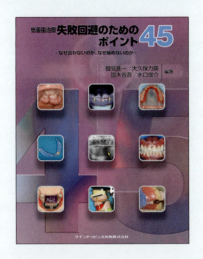

総義歯治療 失敗回避のためのポイント 45
―なぜ合わないのか，なぜ嚙めないのか―

鱒見進一／大久保力廣／皆木省吾／水口俊介：編著

現在の総義歯治療では，健全な顎堤を有する患者ばかりでなく，高度顎堤吸収により義歯の維持安定が不良なケースが増加し，今までの術式がそのまま通用しない「難症例」が一般的な症例となりつつあります．このような時代的背景を受けて，本書は従来の画一的な総義歯理論・術式の単なる解説書にはない難症例の治療やトラブル対策について，すばやくその状況を理解し，改善できる対処法を解説しました．

■サイズ：A4判変型　■184ページ　■定価本体11,000円（税別）
モリタ商品コード：208050618

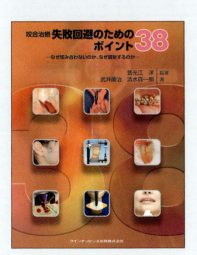

咬合治療 失敗回避のためのポイント 38
―なぜ咬み合わないのか，なぜ破折するのか―

普光江 洋：監著　武井順治／清水真一郎：著

咬合治療は咬合異常の要因の特定のみならず，補綴，ペリオ，エンド，矯正，インプラントなど広範囲の治療に関連し，「歯科医師の総合力」が求められる治療です．本書では，近年の咬合病の概念や基礎用語，治療立案に必要な審査項目などの解説に加え，咬合再構成の症例を展開し，一口腔単位の咬合治療に対するアプローチのための知識，診断法，治療法の要点をまとめました．

■サイズ：A4判変型　■216ページ　■定価本体13,000円（税別）
モリタ商品コード：208050698

〒113-0033 東京都文京区本郷3丁目2番6号　クイントハウスビル　TEL. 03-5842-2272（営業）　FAX. 03-5800-7592　e-mail mb@quint-j.co.jp

オーラルメディシンに基づいた次世代の歯科診療

かかりつけ歯科医にすぐに役立つ初診時のリスク評価

監著 片倉　朗　　**著** 野村武史／佐藤一道／澁井武夫

日常診療を行う際にオーラルメディシン（口腔内科学）の視点で診査・診断していますか？

Chapter 1　口腔内科学（オーラルメディシン）を必要とする時代がやってきた
　Ⅰ．超高齢社会における歯科医療のニーズはどこにあるか　　Ⅱ．口腔内科学（オーラルメディシン）とは

Chapter 2　現在の歯科診療とこれからの歯科診療との違い

Section 1.　★診療室へ入る前に

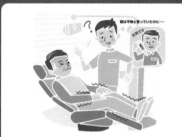
●体温測定をしてもらっていますか？

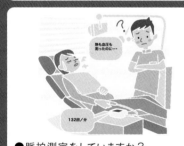
●脈拍測定をしていますか？

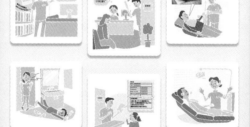

Section 2.　★口腔内を診る前に

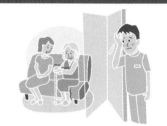
●動作が緩慢ではないか診ていますか？
手足に震えはないか診ていますか？

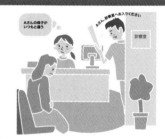
●目がうつろではないか診ていますか？

Section 3.　★口腔内を診るときに（隠された疾患はないか？）

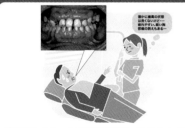
●歯周ポケットだけを診ていませんか？

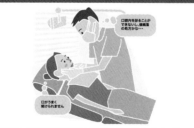
●顎の開閉状態だけを診ていませんか？

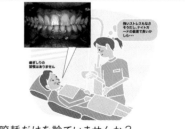
●咬耗だけを診ていませんか？

QUINTESSENCE PUBLISHING 日本　●サイズ：A4判変型　●80ページ　●定価　本体5,500円（税別）

クインテッセンス出版株式会社

〒113-0033　東京都文京区本郷3丁目2番6号　クイントハウスビル
TEL. 03-5842-2272（営業）　　FAX. 03-5800-7592　http://www.quint-j.co.jp/　e-mail mb@quint-j.co.jp